Think Green!
Love Lohas!

자연과 사람을 공경하는
당신이 아름답습니다!

인간과 지구는 함께 살아가는 동반자입니다.
살림로하스는 개인의 건강뿐만 아니라 사회의 건강, 자연의 건강을 추구합니다.
잘 먹고 잘 사는 웰빙을 넘어 인류와 지구를 생각하는 작지만 큰 실천을 담고 있습니다.
지구도 살고 인간도 사는 로하스 라이프!
작은 습관의 변화가 큰 변화를 만들어 냅니다.

| 일러두기 |

1. 호흡을 결합시킨 요가는 단순한 스트레칭을 넘어 몸과 마음을 하나로 아우르고
   자신을 진지한 모습으로 바라보게 해 줍니다. 하는 사람에게 부담스러운 것이라면
   요가가 될 수 없습니다. 어떠한 운동보다 편안하고 쉽게 다가갈 수 있는 것이 요가입니다.

2. 요가를 할 때 동작의 순서나 틀을 만드는 것은 중요한 것이 아닙니다.
   요가의 동작인 아사나는 하나하나가 몸 전체에 미치는 영향력이 결코 적지 않으므로
   한 동작 한 동작 바르게 익히다 보면 적지 않은 시간이 소요됩니다.
   이 책에 나온 6~7가지 요가 동작을 자신에 맞게 잘 엮어 30분가량 실행한다면
   몸과 마음을 자연으로 되돌려 건강한 상태로 만들어 줍니다.

내 몸을 자연으로 되돌리는

참 쉬운 느림요가 30분

송태영

살림Life

에코人이 함께 만든 책!
먼저 읽어 봤어요!

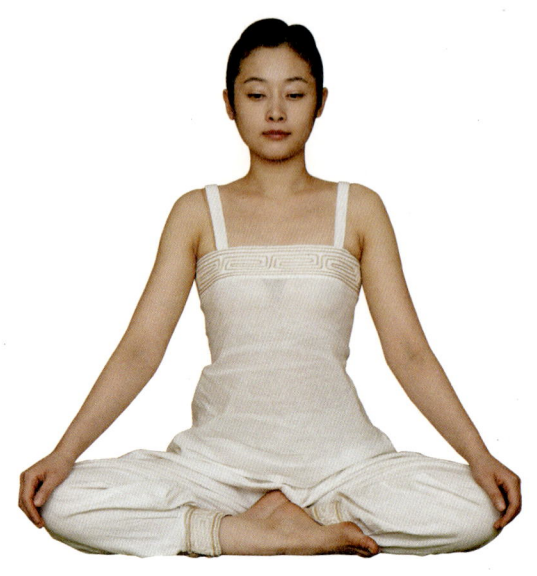

권혜련 | 서울시 송파구 풍납동

'황새처럼 걸어라. 천천히 걷고 천천히 먹고 천천히 숨쉬라. 그러면 몸과 마음이 맑아질 것이다.' 음양의 조화로움에 우리의 신체를 자연스레 맞추어가자는 책 같습니다. 요가 책이지만 호흡이나 음식명상 등과 가볍게 연관 짓고 아울러 설명을 해 주니, 이러한 부분들이 각각 실행되어야 할 것이 아니라 건강을 위해 요가와 더불어 실행해야 할 성질의 것이라는 점을 알려 주어 유익했습니다.

곽남희 | 경기도 군포시 군포동

몸과 마음을 건강하게 하는 명상과 요가가 핵심이네요. 요가가 주 내용이지만 단순히 요가의 동작만을 알려 주는 것이 아니라 명상, 호흡, 음식, 요가를 아울러 다룬 점이 상당히 좋습니다. 원고의 앞부분에서 나오는 내용들은 재미도 있고 생각할 거리도 만들어 주더군요.

남효 | 전북 전주시 덕진구

명상의 기본원리를 이해하고 몸의 불편함을 해소할 수 있는 요가 자세를 소개하는 책입니다. '요가를 배우고 싶다'는 마음을 가지고 처음 책을 선택할 때 도움이 될 듯합니다. 특히 요가 자세를 설명할 때 각 요가 아사나가 몸에 어떤 작용을 하는지를 자세히 풀어 주어 도움이 되었습니다. 명상이 거창한 것이 아니고 우리 생활 속에서 자연스럽게 터득하고 실천해 나갈 수 있는 것임을 알려 주는 편하고 무섭지 않은 책일 듯합니다.

우미숙 | 경기도 성남시 분당구

요가는 하는 사람에게 무척 부담스러운 건강법으로 알려져 있지만 이 책에서는 그런 부담이 안 보입니다. 편안하게 다가갈 수 있는 장점이 있습니다. 몸의 잘못된 곳을 바르게 잡아 주고 몸을 자연 그대로의 상태로 돌려주는 생활건강법을 알게 되어 유익했습니다. 실용성이 강조된 어렵지 않은 요가 자세라 따라하기도 쉽고 효과와 유의사항을 친절하게 설명해 준 것도 마음에 듭니다. 특히 하루단식 같은 내용은 간편하게 시작해 볼 수 있는 것으로 편안하게 다가오네요.

※ 「살림로하스」 원고 모니터링에 참여해 주신 한살림, 파주두레생협, 마포두레생협 조합원 100여 분께 감사드립니다.

들어가는 글

몸과 마음이 새롭게 태어나는 경험이 되기를

창조는 고요함을 바탕으로 서서히 이루어지는 것이며 소란하고 시끄럽고 복잡한 가운데에서는 탄생되지 않는 법입니다. 빠르게만 움직이는 생활 속에서는 기존의 있는 것을 조금 더 확장시켜서 표현할 수 있을 뿐 창조가 이루어지는 것은 아니지요. 느리게 움직이고 여유로운 사유 속에서 고요함을 이루어 낼 때 창조가 이루어지고 보다 나은 삶으로의 선택권이 주어지는 것입니다. 생활의 습관을 변화시키는 것에 있어서도 그러할진대 몸을 변화시키고 나를 변화시키는데 있어서 어려운 것은 당연한 일입니다.

요가가 사람들의 관심을 받기 시작한 지 어언 10여 년이 흘렀지만 서구를 통해 여과 없이 급속도로 보급되면서 요가의 본질은 사라지고 운동이라는 개념으로만 자리 잡았습니다.

물론 운동과 건강이라는 상관관계에서 비교할 때 요가는 다른 운동에 결코 손색이 없습니다. 하지만 조금만 더 요가의 깊은 뜻을 받아 들여 배우고 실천해 나간다면 보다 유익한 생활습관으로 자리 잡을 수 있을 텐데 하는 아쉬움이 남습니다. 요가는 삶의 중심을 잡는 데 크나큰 보탬이 될 수 있으며 건강 면에서도 효용성이 뛰어난 건강법이요, 수행법이기 때문이지요.

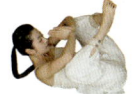

요가는 우리 몸의 잘못된 곳을 바르게 잡아 주고 몸을 자연 그대로의 상태로 되돌려 주는 데 탁월한 효과를 발휘합니다. 다양한 스트레스에 노출되어 있는 현대인에게 진정한 휴식을 제공해 주며 평정심을 잃지 않고 마음의 중심을 잡아 주는 데도 부족함이 없습니다. 하지만 이런 요가가 단순히 몸매를 가꾸고 살을 빼기 위한 운동이 되었을 때에는 그 효율성이 낮아질 수밖에 없습니다.

요가와 명상은 결코 어렵거나 복잡한 것이 아닙니다. 많은 사람이 요가와 명상에 관심을 가지면서도 잘 되지 않는 것은 명상을 생각으로만 하려고 하기 때문이며 효과에 대한 만족감을 얻으려는 욕심이 크기 때문입니다. 요가와 명상의 본질은 단지 지금 이 순간에 존재하고자 하는 것입니다. 몸을 움직이고 마음의 작용을 바라보면서 그 순간에 최선을 다할 때 요가의 길에 머물고 있는 것이며 명상적인 삶이 될 수 있습니다.

그러한 의미에서 이 책은 요가뿐만 아니라 명상과 생활습관 등 생활에서 쉽게 실천할 수 있는 건강한 생활습관을 함께 엮었습니다. 명상은 거창한 것이 아니고 우리 생활에서 자연스럽게 실천해 나갈 수 있어야 하기에 되도록 쉽게 기본 원리를 설명하고 몸의 불편함을 해소할 수 있는, 그래서 우리 몸을 자연으로 되돌리는 요가 자세를 서서할 수 있는 자세, 앉아서 할 수 있는 자세, 누워서 할 수 있는 자세로 나누어 소개했습니다. 순서에 구애 없이 몸의 움직임에 마음을 싣고 움직이는 마음의 작용에 호흡을 고요하게 담아 보세요. 밝은 지혜가 움트고 청정심이 갖추어져 건강한 신체로 거듭나고 바른 삶으로 이어지는 경험을 하게 될 것입니다.

송태영

한눈에 보는 요가

누워서 하는 요가 자세

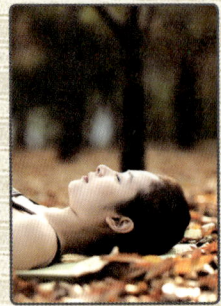
몸을 이완시키고 마음을 안정시키는 복식호흡 046

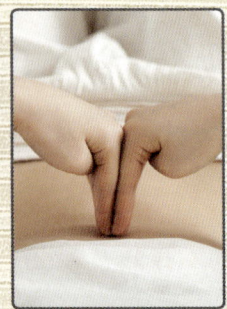
내장 기능을 향상시키는 복부마사지 048

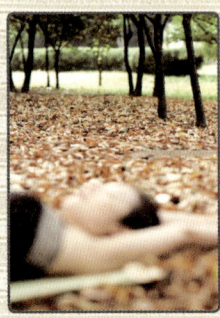
척추를 이완시키는 자세 050

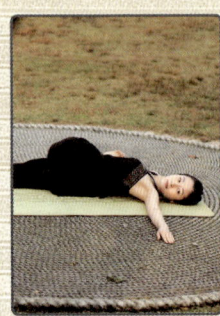
척추를 교정하는 자세 052

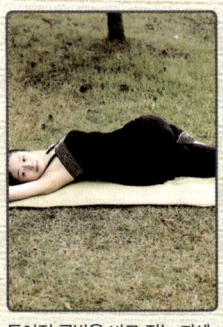
틀어진 골반을 바로 잡는 자세 056

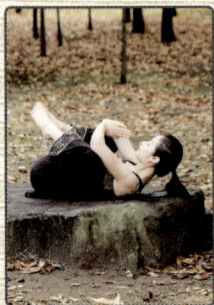
몸의 좌우대칭을 바르게 유지시키는 자세 057

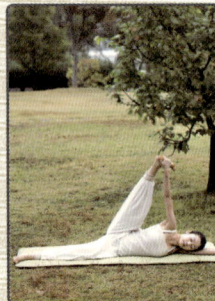
다리와 등허리를 아름답게 만드는 자세 062

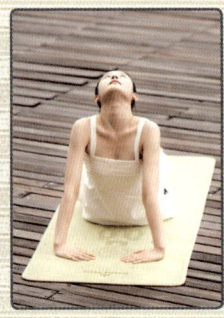
굽은 등을 펴 주는 자세 063

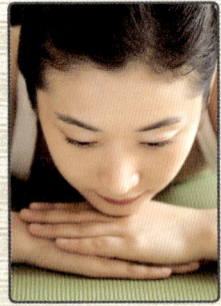
등과 허리의 군살을 제거하는 자세 068

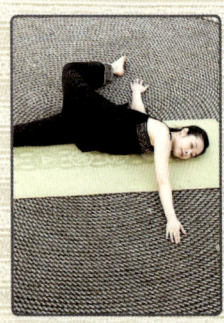
허리와 엉덩이 라인을 살리는 자세 069

앉아서 하는 요가 자세

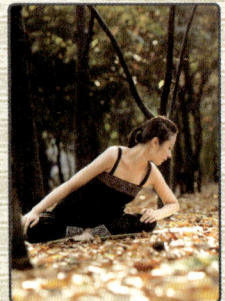
숙면을 도와주는 자세 080

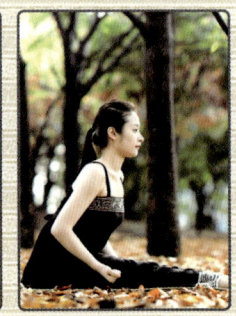
다리를 날씬하게 만드는 자세 083

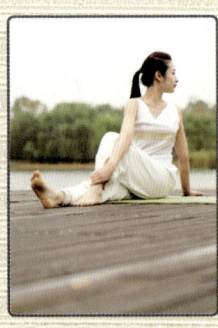
유연성을 강화하고 허리를 날씬하게 만드는 자세 084

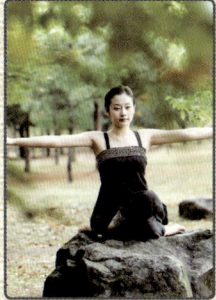
골반과 척추를 교정하여
요통을 없애는 자세 085

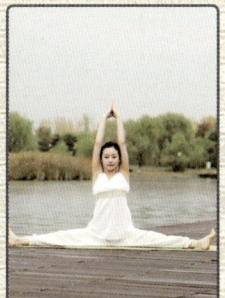
장기의 기능을 향상시켜
노화를 지연시키는 자세 090

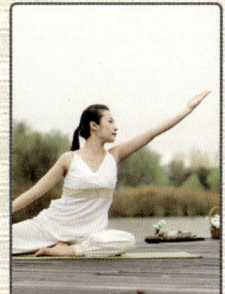
오장육부를 잇는 경락을
건강하게 하는 자세 091

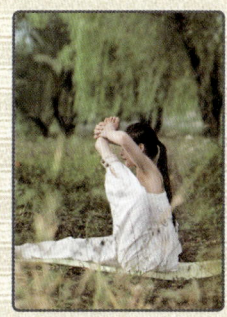
고관절의 유연성을 길러 주는
활쏘기 자세 096

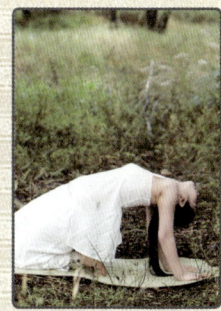
몸의 내력을 길러 신진대사를
촉진시키는 자세 097

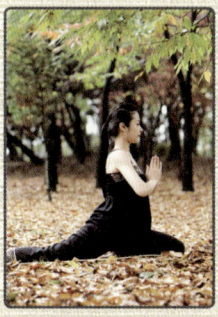
몸의 균형을 잡아 심장과 심폐
기능을 강화하는 자세 102

서서 하는 요가 자세

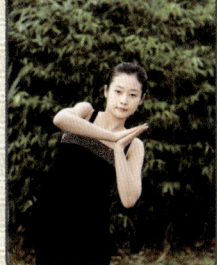
비만 해소에 탁월한 삼환공
자세 111

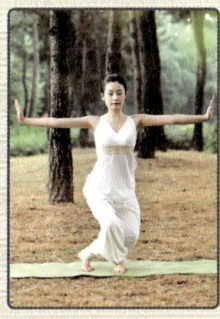
체내 노폐물을 배출시켜 강인한
체력을 길러 주는 자세 112

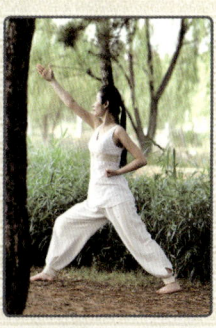
간 기능을 좋게 하고 유연성을
키우는 자세 113

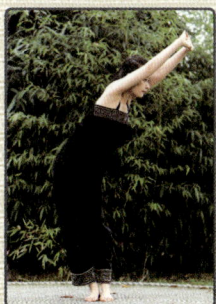
허리를 강하고 유연하게 하는
자세 118

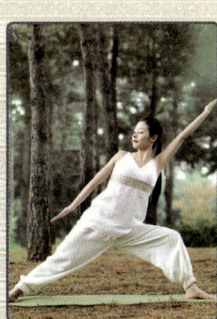
근력과 내력을 함께 키워
스트레스 해소에 좋은 자세 119

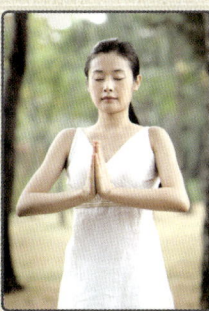
기의 균형을 잡고 머리를
맑게 하는 108배 자세 125

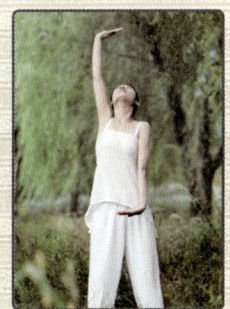
몸의 기운을 조절하는
움직이는 선 128

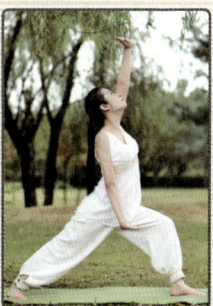
다리의 힘을 길러 내장에 활력을
주는 자세 129

Contents
차례

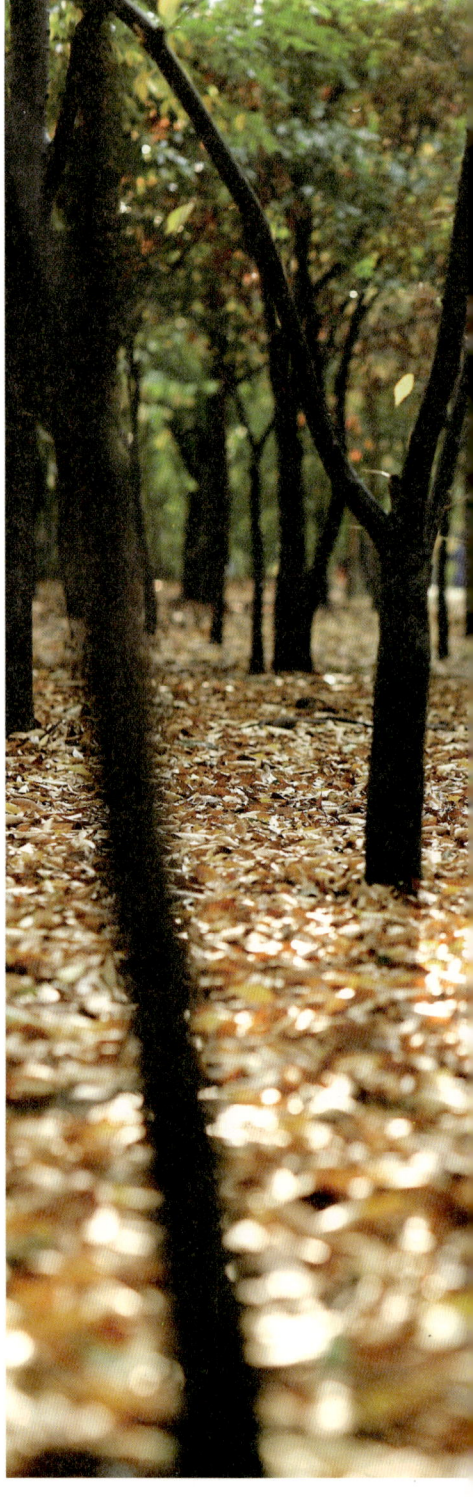

CHAPTER 01
느림의 미학과 명상

- 013 내적 아름다움을 갖추는 바른 명상
- 014 명상을 제대로 하기 위한 준비
- 016 앉아서 하는 명상
- 018 서서 하는 명상
- 021 움직이면서 하는 명상
- 025 마음을 평화롭게 하는 요가 아사나
- 026 바르게 쉬는 숨
- 029 열 까지만 헤아린다
- 030 바른 음식을 선택할 수 있는 지혜, 음식명상
- 032 단식의 일반적인 방법
- 034 심신의 안정을 찾아주는 하루단식
- 036 몸이 균형을 잡는 바른 몸가짐
- 042 건강한 생활습관과 요가의 만남

CHAPTER 02
누워서 하는 요가 자세

- 046 몸을 이완시키고 마음을 안정시키는 복식호흡
- 048 내장 기능을 향상시키는 복부마사지
- 050 척추를 이완시키는 자세
- 052 척추를 교정하는 자세
- 056 틀어진 골반을 바로 잡는 자세
- 057 몸의 좌우대칭을 바르게 유지시키는 자세
- 062 다리와 등허리를 아름답게 만드는 자세
- 063 굽은 등을 펴 주는 자세
- 068 등과 허리의 군살을 제거하는 자세
- 069 허리와 엉덩이 라인을 살리는 자세

LOHAS People | 풀무농업기술고등학교 홍순명 선생님
- 074 스스로 살 만한 곳을 만드는 즐거움

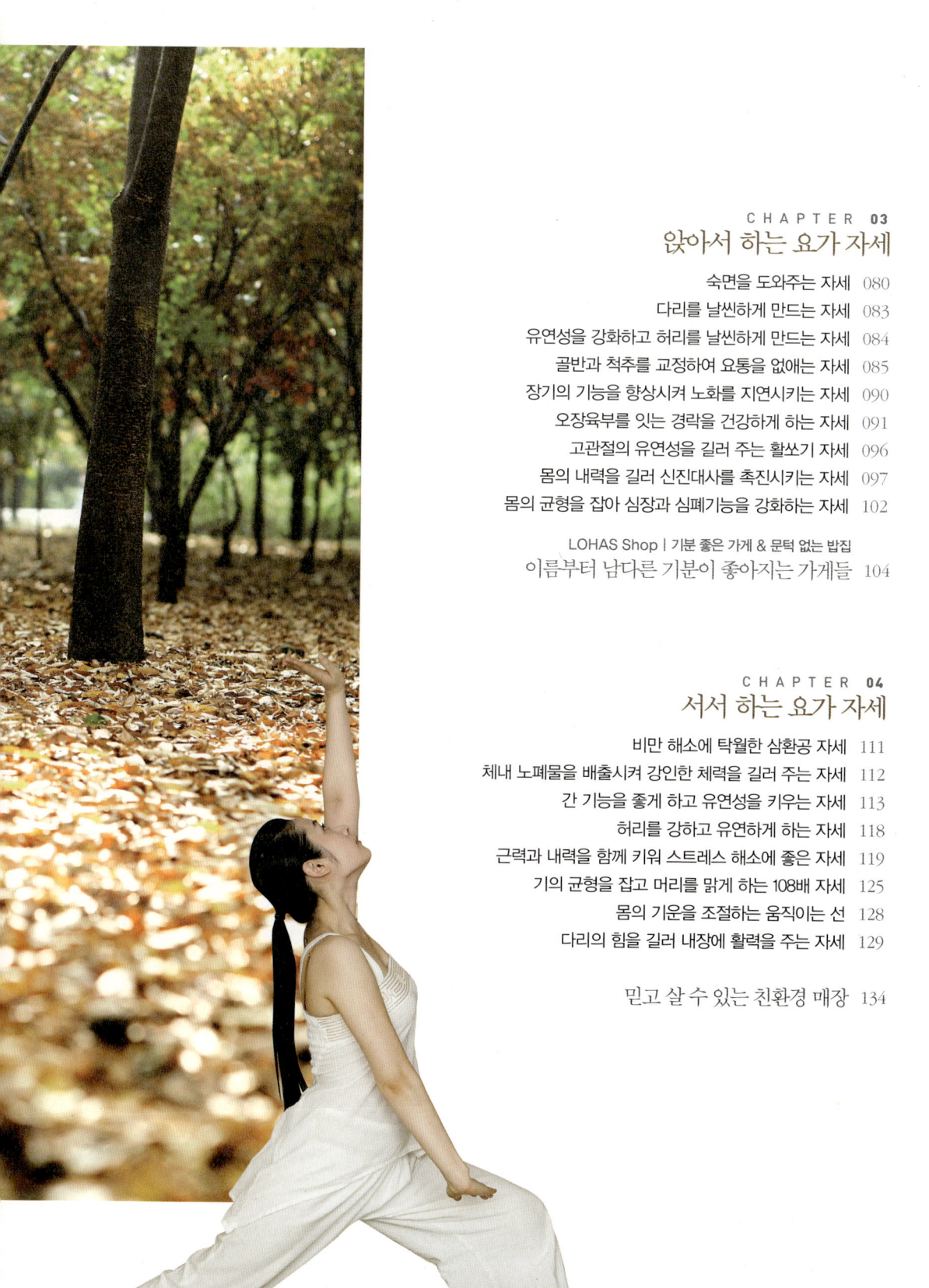

CHAPTER 03
앉아서 하는 요가 자세

- 숙면을 도와주는 자세　080
- 다리를 날씬하게 만드는 자세　083
- 유연성을 강화하고 허리를 날씬하게 만드는 자세　084
- 골반과 척추를 교정하여 요통을 없애는 자세　085
- 장기의 기능을 향상시켜 노화를 지연시키는 자세　090
- 오장육부를 잇는 경락을 건강하게 하는 자세　091
- 고관절의 유연성을 길러 주는 활쏘기 자세　096
- 몸의 내력을 길러 신진대사를 촉진시키는 자세　097
- 몸의 균형을 잡아 심장과 심폐기능을 강화하는 자세　102

LOHAS Shop | 기분 좋은 가게 & 문턱 없는 밥집
이름부터 남다른 기분이 좋아지는 가게들　104

CHAPTER 04
서서 하는 요가 자세

- 비만 해소에 탁월한 삼환공 자세　111
- 체내 노폐물을 배출시켜 강인한 체력을 길러 주는 자세　112
- 간 기능을 좋게 하고 유연성을 키우는 자세　113
- 허리를 강하고 유연하게 하는 자세　118
- 근력과 내력을 함께 키워 스트레스 해소에 좋은 자세　119
- 기의 균형을 잡고 머리를 맑게 하는 108배 자세　125
- 몸의 기운을 조절하는 움직이는 선　128
- 다리의 힘을 길러 내장에 활력을 주는 자세　129

믿고 살 수 있는 친환경 매장　134

CHAPTER 01
느림의 미학과 명상

요가는 나쁜 습관을 버리게 하고 좋은 습관을 끌어들여 행복한 삶이 되도록 한다.
우리는 지금 무엇을 받아들여야 하고 무엇을 내버려야 하는가!
느림의 미학은 생명의 존엄성을 일깨워 주고 마음을 내면으로 집중시켜 자아에 대한 허전함을 채워 준다.

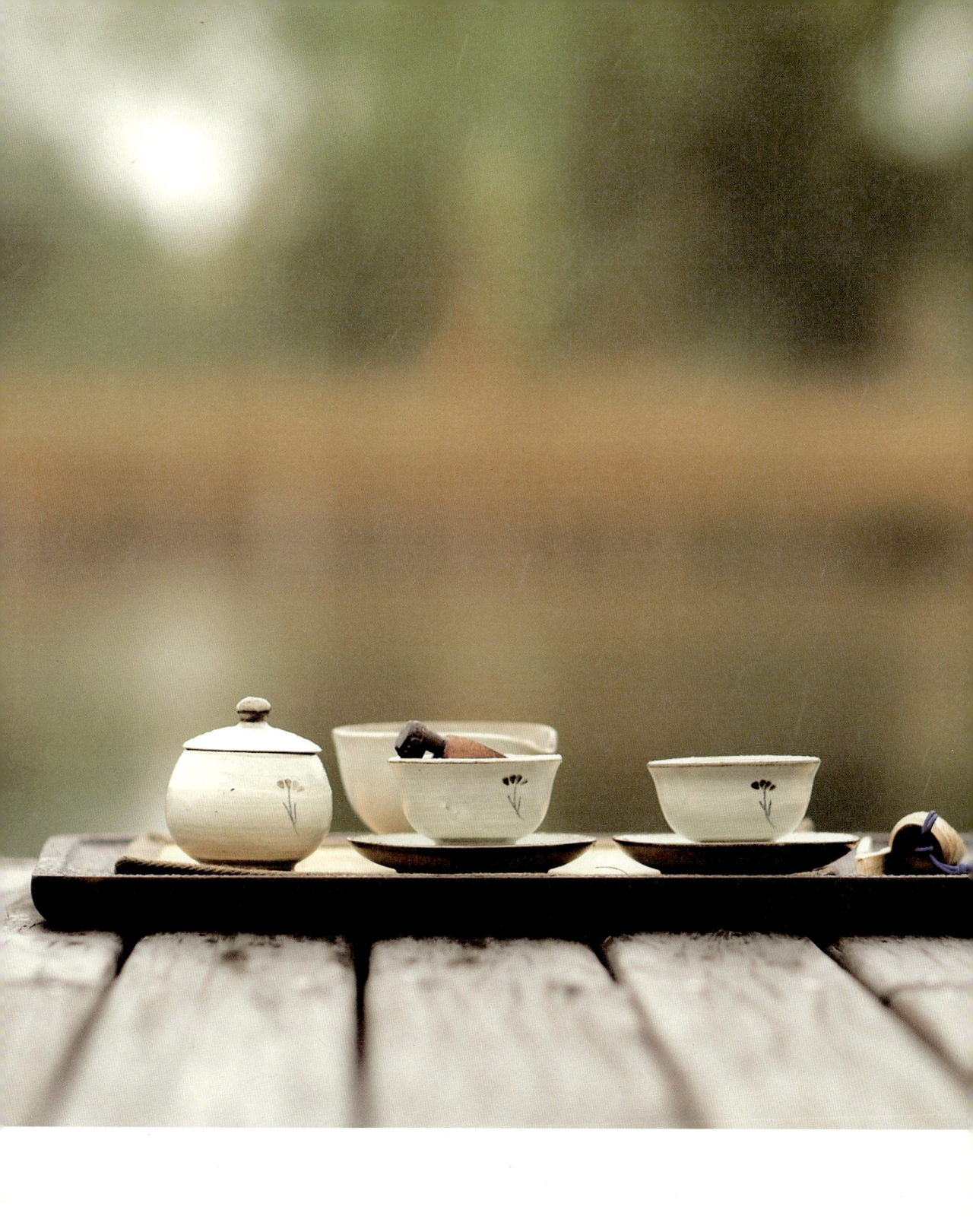

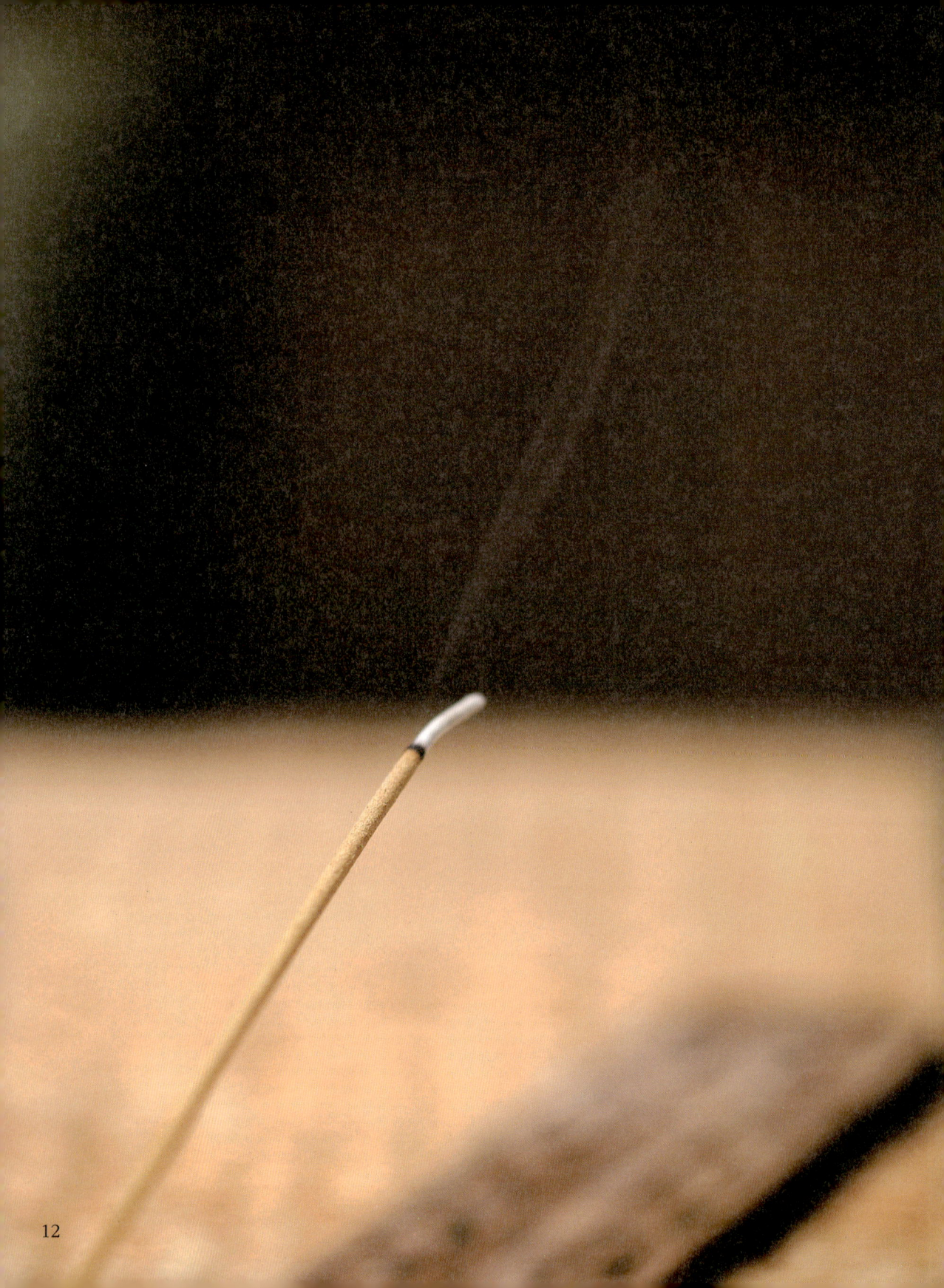

내적 아름다움을 갖추는 바른 명상

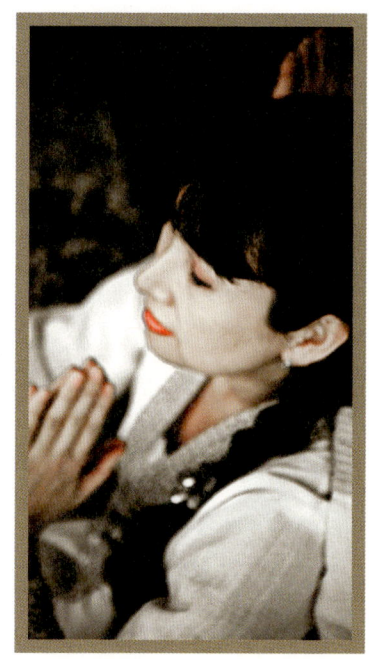

오랜 세월, 물질에 초점이 맞추어진 사회를 살아오면서 사람들은 점차 무엇인가가 빠진 듯 피폐해지고 가난해졌다. 명상에 대한 관심이 높아진 것은 이 때문이다. 정신과 마음에 대해 무관심하게 살아온 사람들이 이제야 비로소 몸과 마음이 지극히 건강하고 건전한 상태로 어우러질 때라야 가장 사람다운 모습이 될 수 있음을 깨달았기 때문이다.

명상은 인간이 지니고 있는 무한한 잠재력을 일깨워 주며 굳게 닫혀 있던 마음의 문을 활짝 열어 주고 몸을 가장 이상적으로 형성시킨다. 기존의 낡은 패러다임으로부터 벗어나는 새로운 경험을 가져온다.

명상을 하는 가장 중요한 이유는 나 자신을 뒤돌아보며 자신의 진실한 모습을 알게 해 주기 때문이다. 세상의 이치를 바로 알아 보다 적극적이고 진취적인 마음을 지닐 수 있게 해 주기 때문이다. 기존의 틀에 박힌 모습으로 살아가던 습관을 깨뜨리고 더욱 열린 마음을 지니게 하여 보다 행복한 삶을 향해 눈 뜨게 하기 때문이다.

명상은 어느 한 대상에 머물러 있는 것이 아니라 전체적인 상황에 대하여 밝고 뚜렷하게 깨어 있는 것을 말한다. 그저 마음을 고요히 하여 시끄러움을 피하는 것이 아니요, 나의 삶에서 잘못된 부분을 바로 잡고 그릇된 마음을 보다 정갈히 다듬어 잘못된 습관들을 바르게 수정해 나가는 것이다. 그래서 지금 이 순간 이 자리에서 최선을 다하는 삶의 모습으로 이끌어 준다. 올바르게 배우고 익히며 실천해 나가는 과정을 통해 몸과 마음 모두의 수행법으로 명상을 시작해 보자.

명상을 제대로 하기 위한 준비

고요함 자체에만 머물러 있어서는 안 되며 명상을 한다는 마음 역시 내어서도 안 된다.
처음에는 어느 한 대상에 집중하는 단계가 필요하지만 명상 상태에 들어가면 집중한다는 의식마저도 없어지며 일체의 잡념이 사라진 허공과도 같은 무한한 고요함의 상태에 도달하게 된다.
명상은 규칙적인 시간과 장소를 정해 놓고 하는 것이 좋다. 그래야 '명상은 어렵다'는 편견으로부터 벗어날 수 있다. 별다른 느낌 없이 지나쳤던 장소가 내 삶을 즐겁게 채워 주는 공간으로 자리매김할 때 그 새로운 느낌은 또 다른 경험을 안겨 줄 것이다. 명상을 할 때 절대적인 규칙은 없지만 몇 가지 알아 두면 보다 효과적인 명상이 될 수 있다.

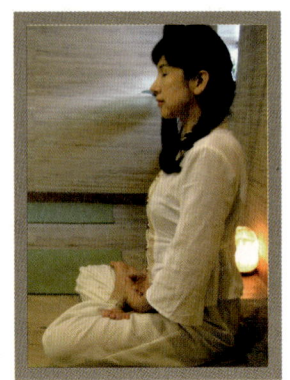

첫째 장소는 너무 밝지도 어둡지도 않은 조용한 장소가 좋다. 명상을 하기에 적절한 시간은 아침 해가 뜨기 직전이고 그 다음은 잠자리에 들기 전이다. 하지만 시간에 얽매이지 않고 자신에게 편안한 시간을 선택해서 수시로 하는 것이 가장 바람직하다.

둘째 최대한 느긋함을 가지고 고요하고 부드러운 몸동작에 따라 마음이 함께 하도록 한다. 호흡 또한 가장 자연스럽게 이루어지도록 한다. 몸과 마음이 고요해지고 모든 것이 편하고 걸림이 없이 바라보는 자세로 만드는 것이다. 그래야 침묵의 진정한 뜻을 받아들이게 되고 내면에서 일어나는 몸과 마음의 작용을 뚜렷하게 이해하는 능력이 생긴다. 모든 대상을 올바르게 보는 지혜의 힘을 기를 수 있다.

셋째 식후에 바로 하는 것은 피한다. 소화기관이 제대로 활동하도록 도와주는 배려 역시 명상적인 생활이라 할 수 있다.

넷째 요가와 명상이라는 틀에 갇히면 싫증을 느끼게 된다. 따라서 초심자는 짧은 시간 동안 자주 하는 것이 좋다. 아무리 좋은 방법이라도 적응하는 데는 시간이 걸리므로 열심히 하려 하기보다는 즐겁고 재미있는 시간으로 여기고 짧더라도 정확하게 한다.

다섯째 명상을 하기 전에는 서서히 몸을 이완시키고 마음을 평온하게 하는 몸동작을 한다. 명상은 몸과 마음이 맑게 깨어 있는 상태에서 행하는 것이 바람직하다. 뒤에 서술할 요가의 실행 동작들을 참고하여 자신에게 가장 적합한 몇 가지 요가 동작을 명상 전에 활용하면 될 것이다.

여섯째 명상은 앉아서 하는 것을 기본으로 하지만 서거나 움직이면서도 할 수 있으므로 명상에 대한 고정된 관념을 버리고 자신에게 가장 적합한 방법을 선택하도록 한다.

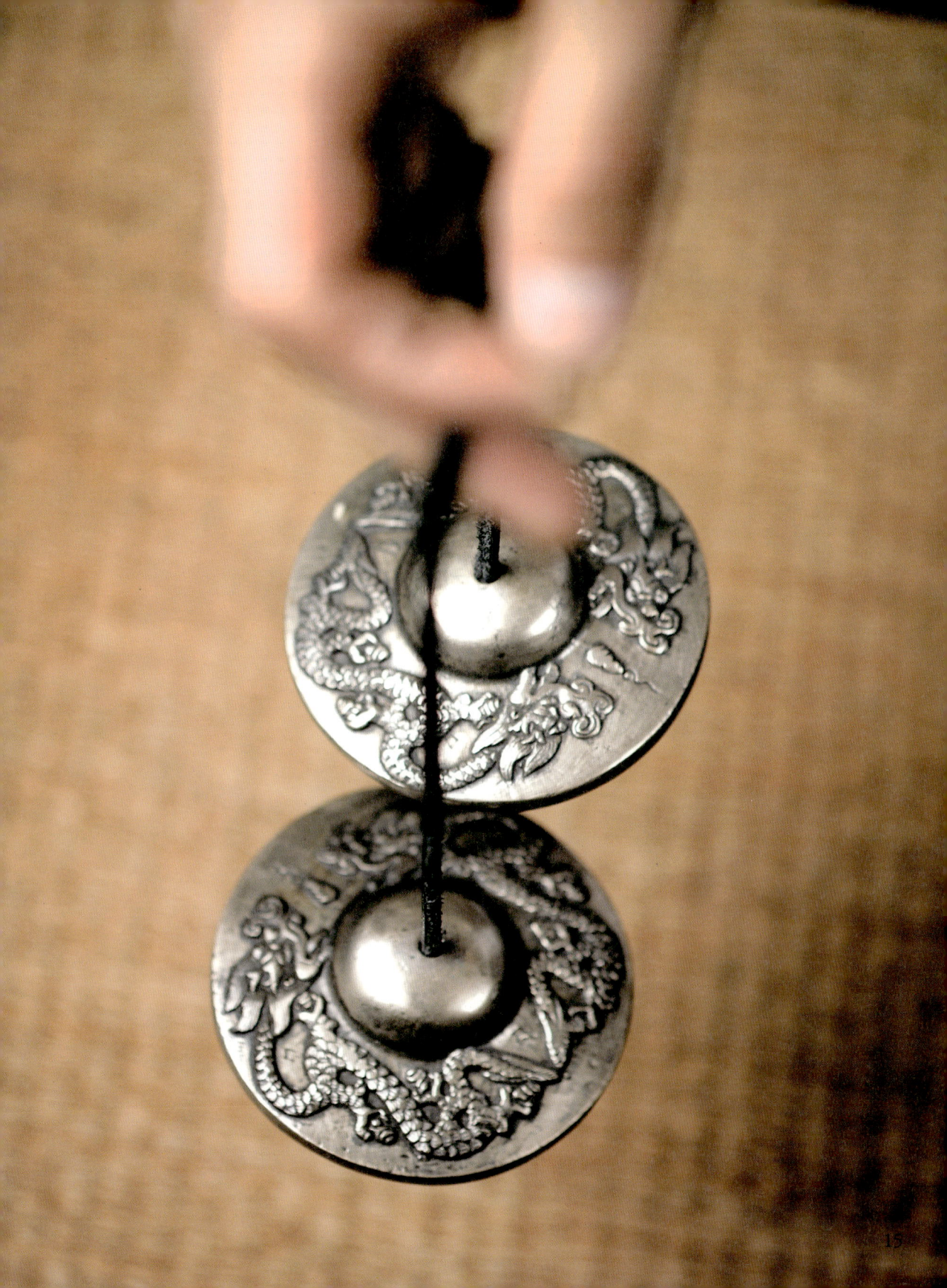

앉아서 하는 명상

바른 앉음새가 되지 않으면 몸과 마음이 긴장을 하고 호흡 또한 거칠어진다.
좋은 인연이 좋은 결과로, 나쁜 인연이 나쁜 결과로 이어지 듯 바른 좌법은
바른 호흡과 바른 마음을 이끄는 선행조건임을 명심해야 한다.
결가부좌 자세는 피라미드와 같은 매우 안정된 자세이다.
좌우 균형을 잡아 몸속의 에너지가 원활하게 흐르도록 해 준다.
기를 하단전으로 차분히 낮추어 주기 때문에 자세가 흔들리지 않고 마음의 안정을 쉽게 이루게 한다.

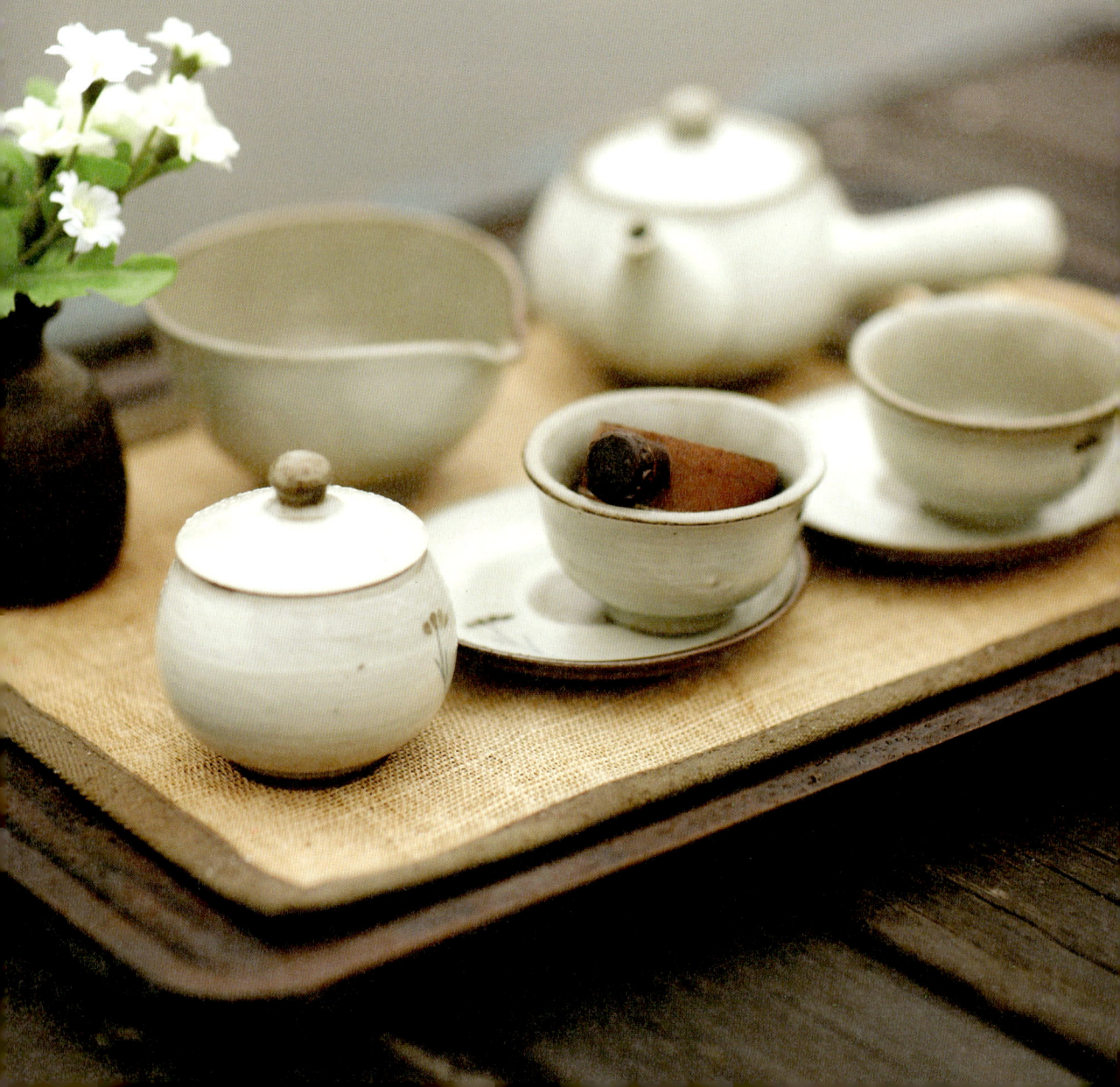

자세

1 왼발을 오른쪽 다리 허벅지 위에 깊숙이 올리고 오른발 또한 왼쪽 허벅지 위에 올려놓는다. 두 발바닥이 모두 위를 향하도록 한다. 발의 위치를 반대로 바꾸어 주어도 상관없다.
2 허리와 등을 바로 세워 주되 너무 긴장이 되지 않도록 한다. 허리와 등을 곧바로 세워 주지 않으면 내장기관이 압박을 받아 호흡 또한 자연스럽지 못하다.
3 가슴을 열어 주되 힘을 주어서는 안 되며 쇄골이 펴질 수 있도록 어깨를 살짝 뒤로 잡아 당긴다. 어깨가 앞으로 숙여지거나 위로 들리지 않도록 유의한다.
4 턱을 잡아 당겨 머리를 똑바로 세운다. 머리를 천장에서 끈으로 매달아 놓은 듯이 하면 자연적으로 정수리가 맨 위에, 턱은 자연스럽게 당겨진다. 목을 너무 긴장시켜서는 안 된다.
5 결인(決印, 인계, 수인이라고도 하며 앉아서 명상을 할 때 열 개의 손가락으로 만드는 여러 가지 모양인데 초보자는 사진처럼 취한다)하여 몸의 정중선과 일직선상에 놓이도록 서혜부 앞(사타구니 윗부분)에 가볍게 놓는다.
6 자연스럽게 눈을 반 쯤 떠 바닥 앞 2~3미터 지점을 응시하도록 한다. 살며시 두 눈을 감는 것도 무방하다.
7 혀끝을 앞 치아 뒤쪽 입천장에 살짝 갖다 댄다.

몸을 좌우, 전후로 움직이며 엉덩이가 가장 편하게 자리할 수 있도록 체중을 균등 배분해서 앉는다. 반드시 방석을 접어 엉덩이 밑에 깔도록 한다. 초심자의 경우 조금 높은 방석 (5~7센티미터)을 준비하도록 한다.

방법

1 자리에 단정히 앉아 몸과 마음을 고요히 하여 움직이지 않도록 한다. 긴장된 곳이 없는지 세밀하게 살펴서 긴장된 곳이 있으면 이완하면서 충분히 힘을 빼 준다.
2 코로 숨을 깊이 들이쉬며 배가 나오도록 한다. 이때 무리하게 배의 움직임에 신경을 쓰지 않는다. 코끝에 의식을 집중하여 숨의 들고 남에 의식을 집중하도록 한다.
3 숨을 길게 내쉬며 배가 들어가도록 한다. 모든 의식을 숨을 들이쉬고 내쉬는 코끝에 집중시키며 끊어짐이 없이 고요하게 이어지도록 한다.
4 명상을 마친 후에는 살며시 눈을 뜨고 두 손이 따뜻하도록 비벼서 얼굴을 가볍게 마사지하고 천천히 일어나서 주위를 몇 분간 걷고 따뜻한 차 한 잔을 들이쉬며 여운을 느끼도록 한다.
5 처음에는 쉽지 않으므로 5분 정도에서부터 시작해서 조금씩 늘린다. 어느 정도 숙달되면 하루에 최소 20분 이상을 하도록 한다. 명상이 잘 되지 않으면 가벼운 몸동작으로 몸과 마음을 안정시킨 후 다시 시작해 본다.

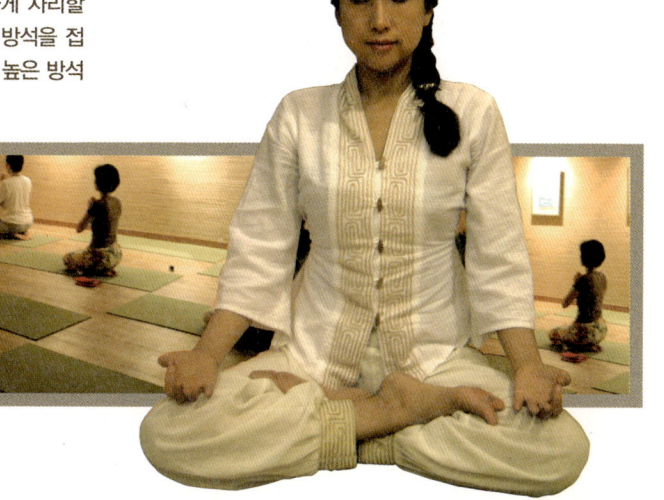

서서 하는 명상

초보자들이 쉽게 따라할 수 있고 효과도 가장 빠르다. 어느 한 곳에 의식을 집중시키므로 하기에도 편리하고 에너지의 흐름을 잘 알아차릴 수도 있다. 말뚝처럼 우두커니 서서 주위의 나무와 하나가 되는 일체감을 느끼며 자연의 한 부분이 되어 보자. 자세를 취하는 방법에는 여러 가지가 있으나 가장 보편적이고 실용적인 방법을 소개한다. 참장공으로 알려져 있는 이 자세는 마치 말을 타는 듯한 자세라고 해서 마보참장이라고도 한다. 참장이란 우두커니 설 '참(站)'에 말뚝 '장(樁)'이라 풀이하며 땅속 깊숙이 단단하게 박힌 말뚝처럼 굳건히 서서 하늘과 땅의 기운을 받으며 기혈의 흐름을 조화롭게 한다. 움직이지 않고 제자리에서 가만히 서 있는 지극히 단순한 방법이지만 결코 쉬운 자세는 아니다. 정신적인 안정감을 찾아준다.

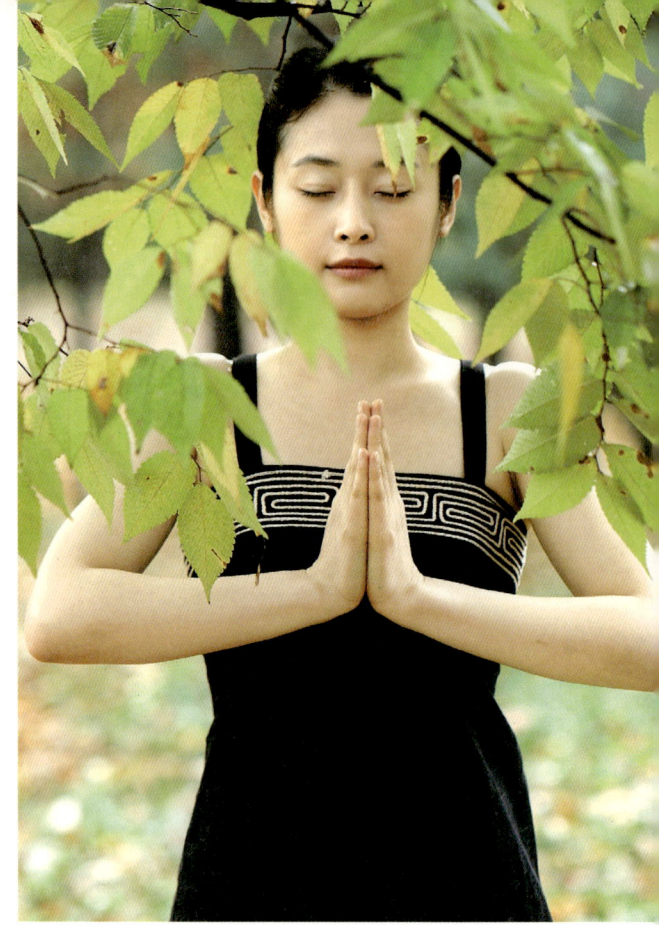

1 양발을 붙이고 엉덩이 근육을 긴장시키면서 항문의 괄약근을 조여 주고 다리에 힘을 주어 굳건히 선다. 상반신은 최대한 이완시킨다. 배를 자연스럽게 집어넣고 가슴을 살짝 내밀어 척추를 바로 세우고 어깨를 뒤쪽으로 약간 잡아당겨 쇄골(빗장뼈)이 펴지면서 최대한 이완되도록 한다. 머리는 뒤로 잡아당겨 머리의 정수리와 꼬리뼈가 일직선이 되게 하고 턱을 가볍게 잡아당긴다. 혀끝을 앞 치아 뒤쪽 입천장에 살짝 갖다 댄다(산자세-타다 아사나).

2 두 손을 가슴 앞에서 합장을 하여 밖으로만 나가있는 마음을 내면으로 돌아오도록 한다. 모든 의식을 합장한 두 손바닥에 집중시킨다. 몸과 마음을 안정시키고 호흡이 거칠어지지 않도록 자연스럽게 숨을 쉬면서 고요한 상태를 유지한다.

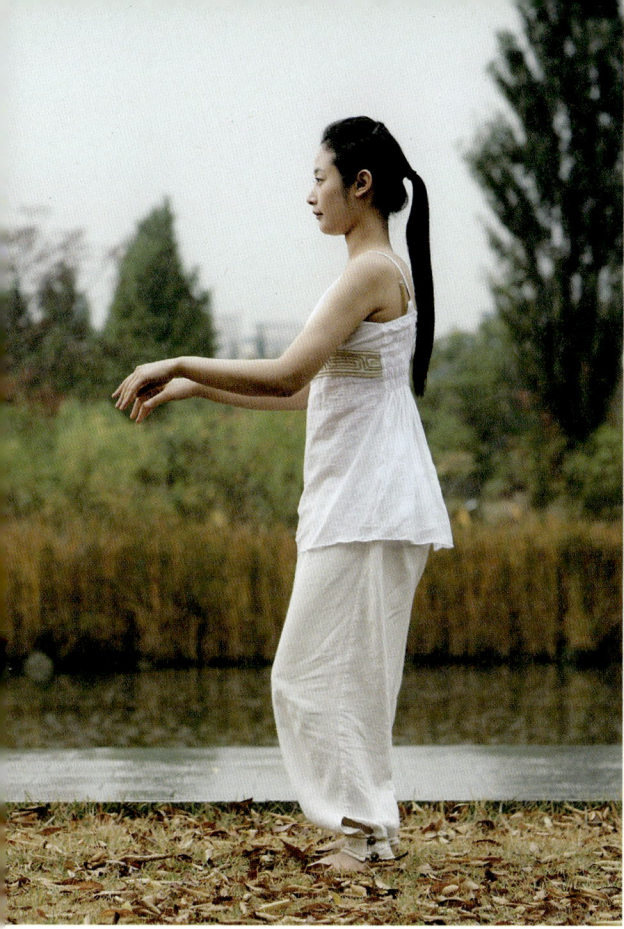 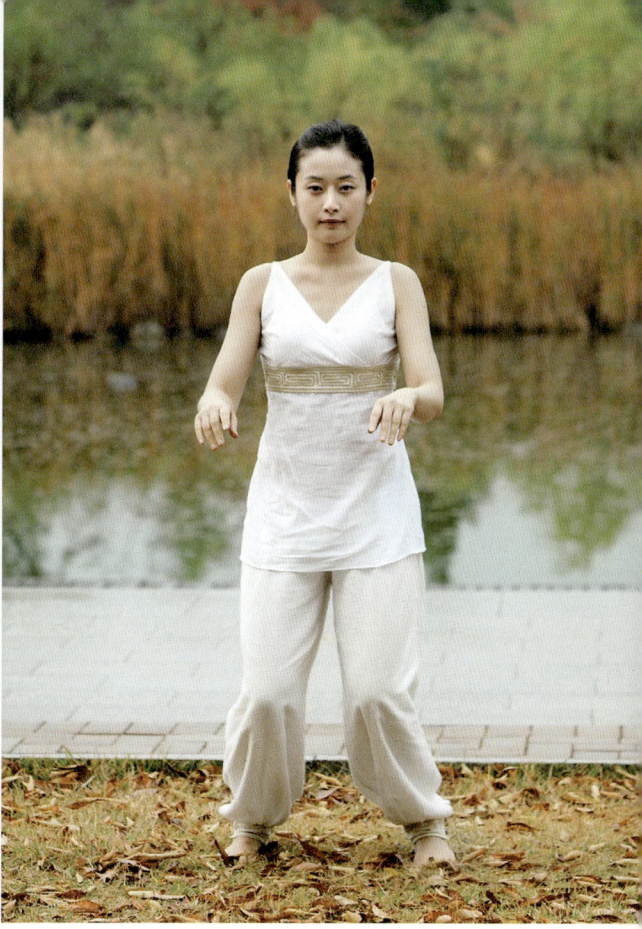

몸을 최대한 이완시켜서 편안한 상태가 되도록 한다. 특히 어깨가 쉽게 긴장할 수 있으므로 수시로 점검하고 얼굴 또한 편안한 상태로 이완한다. • 누구에게나 부작용이 전혀 없는 명상법이지만 생소한 자세를 취한 탓에 어지럽거나 호흡이 불편해진다면 즉시 자세를 풀고 가만히 누워 안정을 취한다. • 혈압이 낮은 사람은 가슴의 한가운데에 의식을 집중하도록 한다. • 팔을 올리는 것이 부자유스러운 경우 자연스럽게 뒷짐을 지도록 한다. • 처음에는 5분 정도에서부터 시작하여 시간을 차츰 늘려나간다. • 호흡은 세밀하고 길고 고르고 고요하게 한다.

3 양발을 어깨 넓이로 벌리고 발끝이 11자가 되도록 한다. 무릎을 구부리되 허벅지를 약간 안쪽으로 모여지도록 하여 체중을 허벅지 양쪽에 골고루 배분되도록 한다. 무릎의 구부리는 각도는 자신의 체력에 맞게 조절한다.

4 척추를 바로 세워 꼬리뼈가 기울지 않고 그대로 수직으로 내려오도록 한다. 엉덩이가 뒤로 나오거나 배가 앞으로 나오지 않도록 유의한다. 몸통이 어느 한 쪽으로 기울지 않도록 좌우 대칭을 이루도록 한다.

5 양손을 가볍게 들어 올려 배꼽 앞에서 손가락을 가지런히 펴 주고 팔꿈치를 느슨하게 한다. 손바닥 밑으로 흐르는 한줄기의 바람을 느끼며 몸과 마음을 고요히 한다.

6 두 눈을 지그시 감고 모든 의식을 양발바닥 장심인 움푹 들어간 곳에 집중시킨다. 그곳을 용천혈이라고 하는데 전신의 기혈을 원활하게 해 주는 신장의 정혈이다.

7 명상이 끝난 뒤에는 두 무릎을 펴고 양 손을 몸 옆으로 가지런히 내린 후 손바닥이 위를 향하게 해서 숨을 들이쉬면서 어깨 높이까지 천천히 들어 올렸다가 숨을 내쉬면서 손바닥을 뒤집어 안개가 가라앉듯이 천천히 내린다. 이 동작을 3회 반복 실시한다.

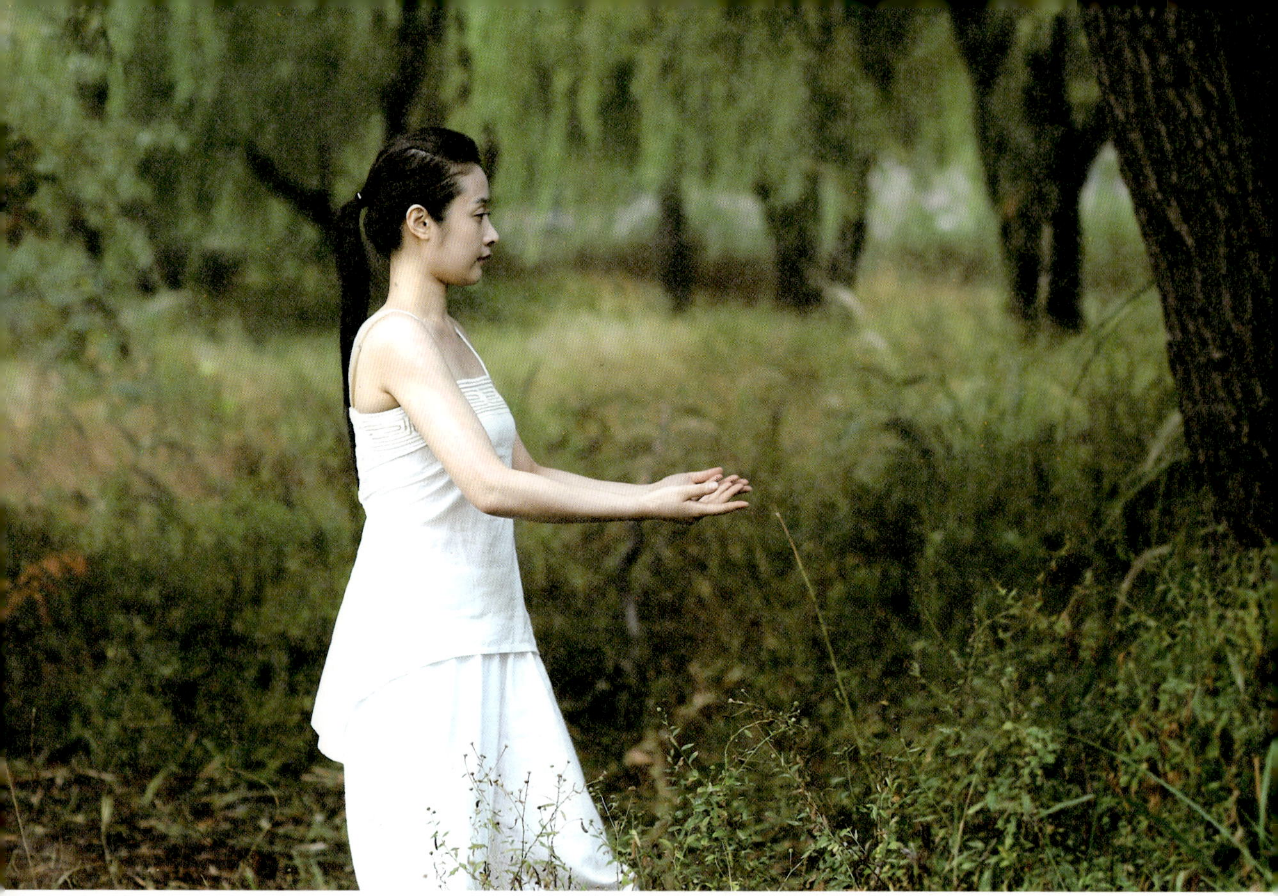

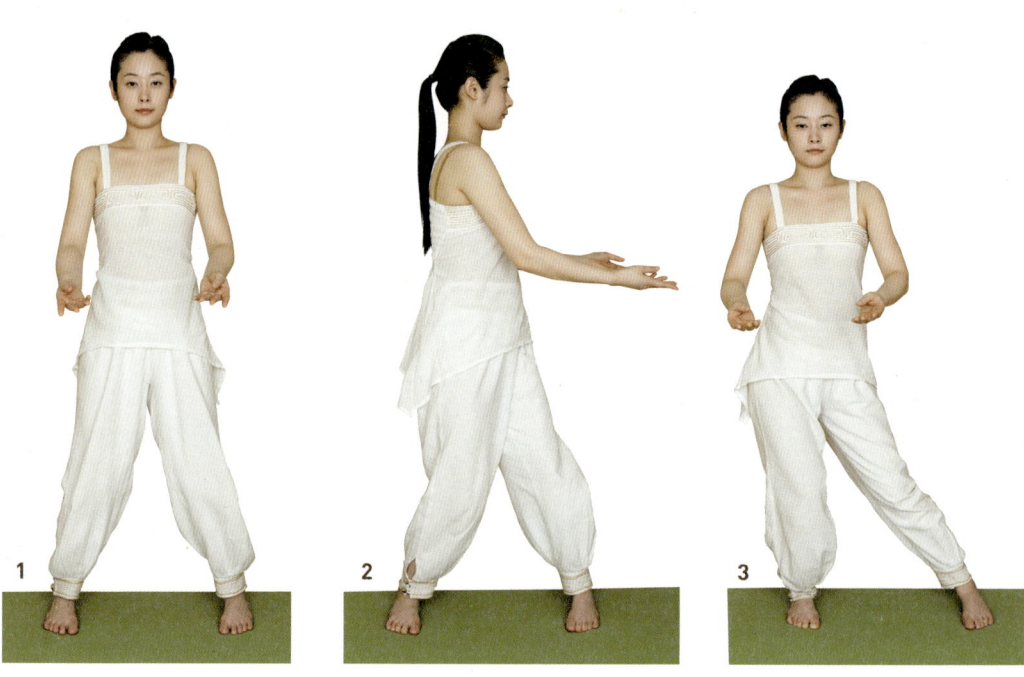

움직이면서 하는 명상

움직임 속에 마음을 담아 고요한 명상의 상태를 유지하는 방법이다.
움직이는 선이라 해서 '동선(動禪)'이라고도 한다. 가만히 정지된 자세에서 하는 명상은 자칫 잠이 오거나 혼침에 빠질 수 있지만 몸을 움직이면서 하는 명상은 몸의 피로를 풀어 주고 정신을 맑게 해 주어 보다 자연스러운 명상 상태를 만들어 준다. 음악을 틀어 놓고 고요히 몸을 움직이면서
구름 속에서 거니는 듯한 평온함을 느껴 보자.

1 발을 어깨 넓이로 벌리고 무릎을 조금 느슨하게 해서 바닥에 선다. 이때 발끝을 11자로 해 준다. 몸을 전체적으로 이완시킨다. 손바닥을 위로 향하게 어깨 너비로 하여 배꼽 높이에 위치시킨다. 호흡을 자연스럽고 고르게 쉬며 몸과 마음을 안정시킨다.
2 허리와 골반을 중심으로 상체를 90도 왼쪽으로 돌린다.
3 오른쪽 다리를 구부려 골반과 상체의 체중을 오른쪽으로 이동시킨다.
4 다리의 형태를 변화시키지 않고 몸을 오른쪽 방향으로 돌린다.
5 왼쪽 다리를 구부려 체중을 왼쪽으로 이동시킨다.
6 몸을 왼쪽 방향으로 돌린다. 이와 같은 방법으로 좌우로 체중을 옮겨 실으며 몸을 고요히 움직이는 것을 반복한다.

※ ✦ ✦ ✦

허리와 골반을 좌우로 움직일 때 다리의 형태가 변하지 않도록 한다. 상반신을 의식적으로 움직이는 것이 아니라 허리와 골반의 움직임에 따라 상반신이 움직이는 것이다. 팔은 따라갈 뿐이니 의도적으로 상반신과 팔을 움직이지 않도록 한다.

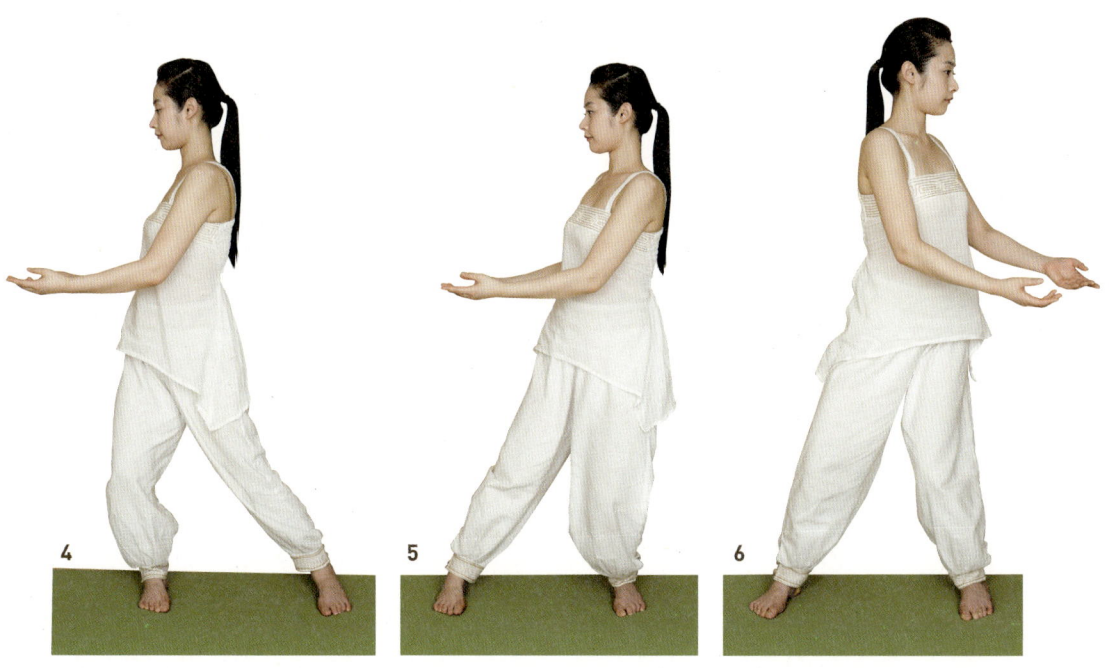

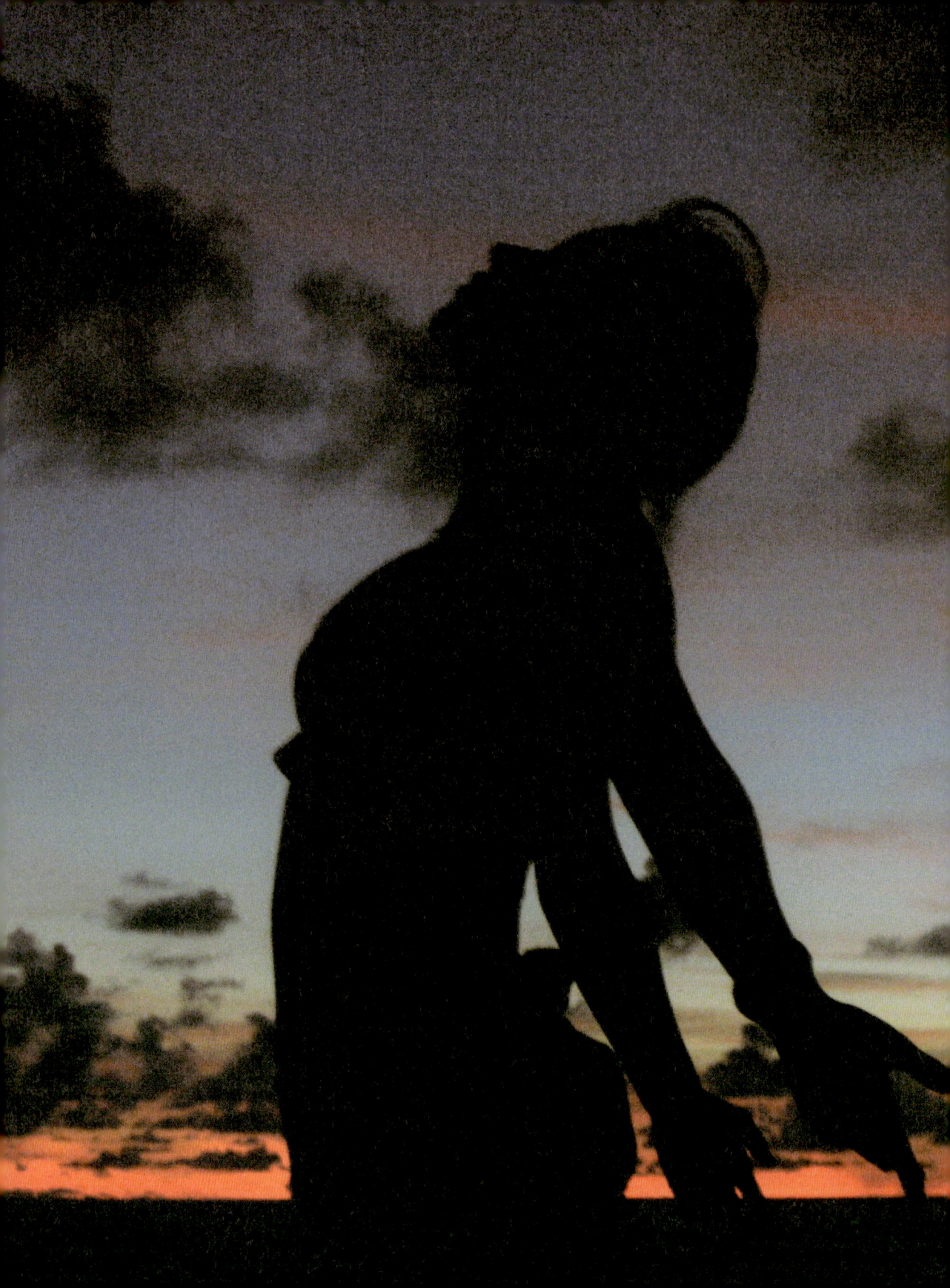

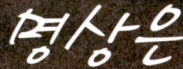

명상은
고요함, 소박함, 간결함, 유연함을 몸과 마음에 지니게 하여
무엇을 하더라도 서두름이 없게 한다.
모든 환경과 사물에 대해 바른 인식을 갖게 하는
깊은 지혜를 지니게 한다.
무엇을 채우려고 욕심을 일으키지 않게 되고
비우고 낮추는 청정한 생활을 추구하게 한다.
기존의 낡은 습관과 나쁜 습관을 버리게 한다.
세상을 향해 열린 마음이 되어 타인에게는 관대한 인성을,
자신에게는 더욱 엄격할 수 있어
바른 삶을 사는 데 큰 힘이 되게 한다.

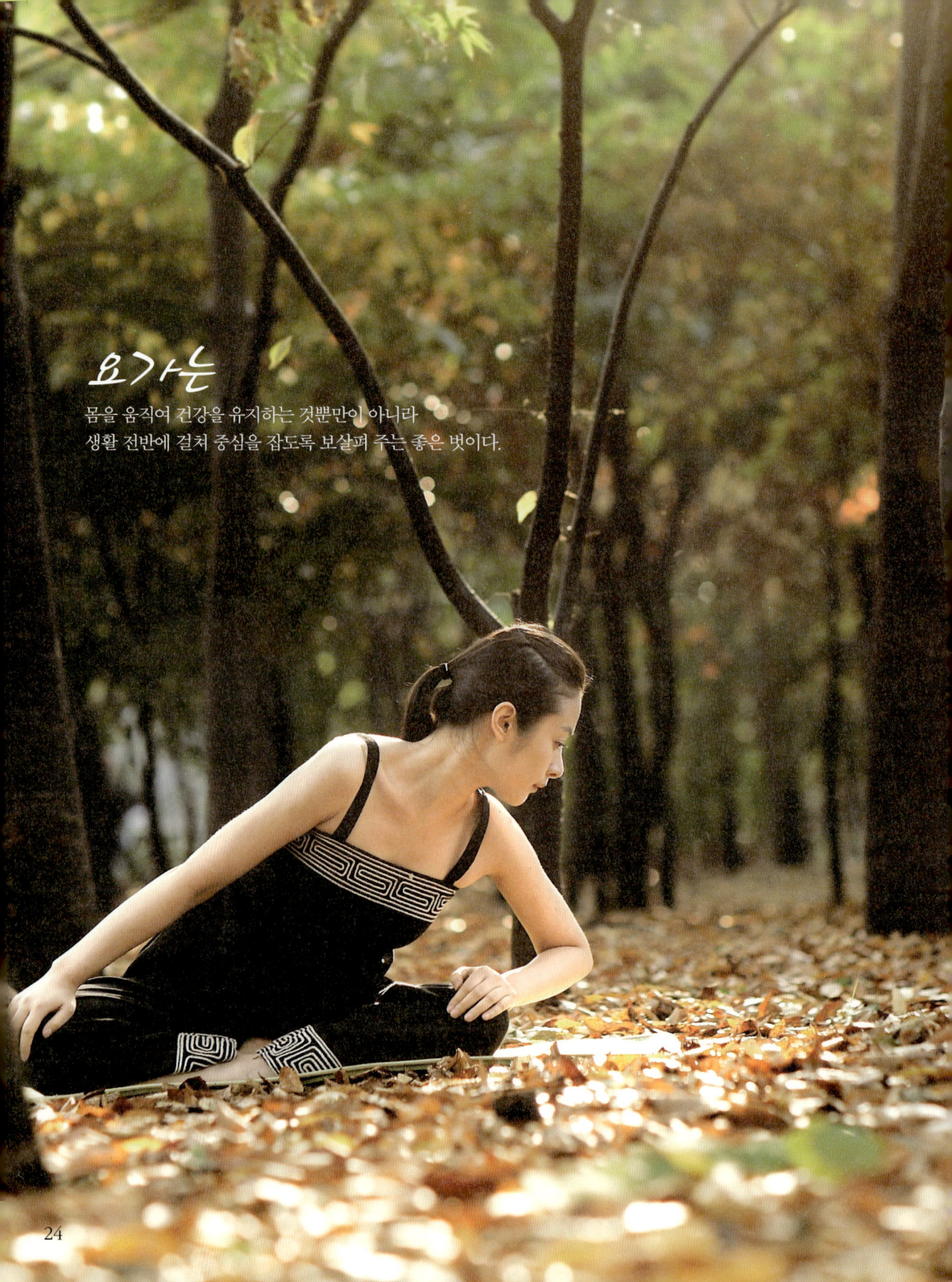

요가는
몸을 움직여 건강을 유지하는 것뿐만이 아니라
생활 전반에 걸쳐 중심을 잡도록 보살펴 주는 좋은 벗이다.

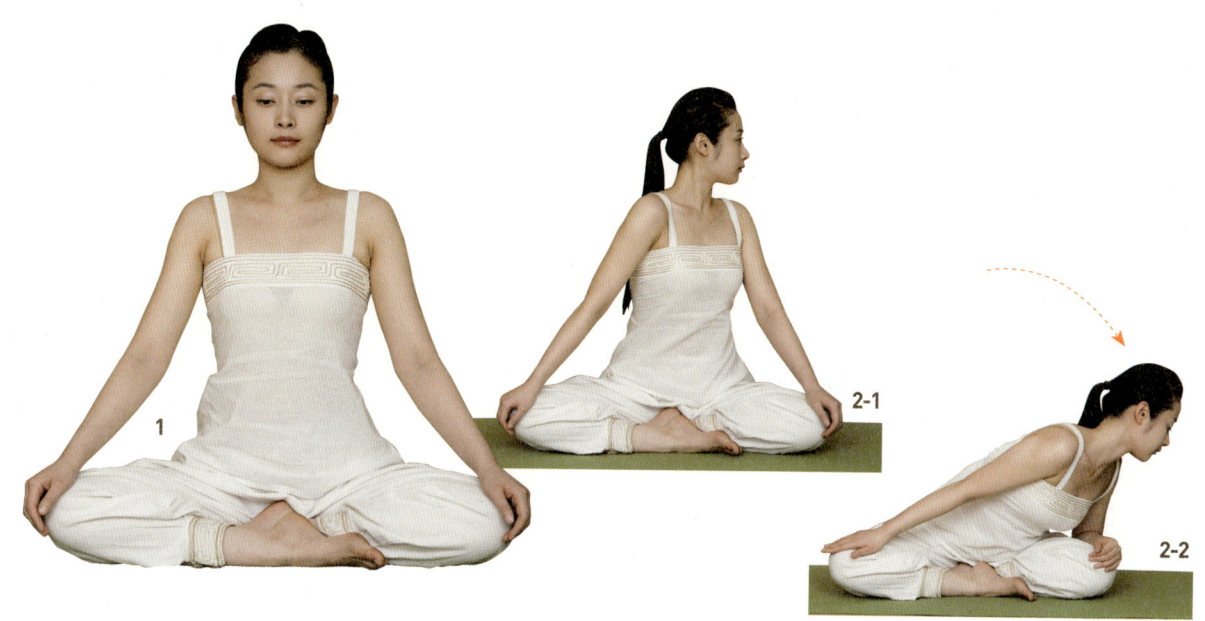

마음을 평화롭게 하는 요가 아사나

1. 바닥에 책상다리로 편안히 앉아 양손을 양무릎에 갖다 댄다.
2. 허리를 왼쪽으로 돌려 상체를 숙이고 오른쪽 방향으로 상체를 돌린다.
3. 상체를 일으켜 허리를 펴주고 계속해서 뒤쪽으로 상체를 돌린다.
4. 이때 원을 최대한 크게 하여 돌리고 동시에 머리도 같이 회전시킨다.
   9회를 반복한 후 반대 방향으로 9회를 반복한다.

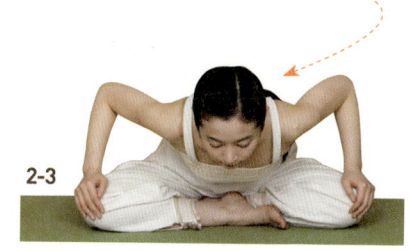

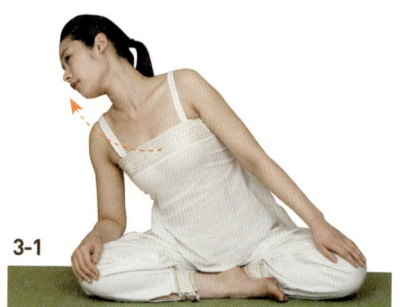

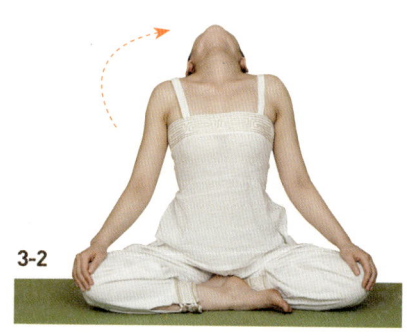

바르게 쉬는 숨

바르게 호흡을 한다는 것은 모든 것을 충족시키는 디딤돌이 될 수 있다. 숨을 바르게 들이쉬고 내쉰다고 하는 것은 호흡의 중요성을 깨닫고 행한다는 것을 의미한다.
호흡을 바르게 한다는 것은 매우 중요하다. 숨을 바르게 쉴 수만 있다면 그동안 경험하지 못했던 많은 것들을 깨닫게 되고 삶의 형태가 유익한 쪽으로 크게 변화되는 기쁨을 누릴 수 있다.

자연스러운 호흡 수련법

자연스러운 호흡이란 '세밀하고 길며 고르고 고요하게 쉬는 숨'을 말한다. 인위적인 호흡은 숨을 들이쉬고 멈추고 내쉬는 것이 자연스럽지 못해 거칠고 작은 숨이 된다. 감정의 변화에 따라 들이쉬고 내쉼에 조화를 잃어 숨이 막히기도 하고 그치기도 한다. 자연스럽게 숨을 들이쉬고 내쉬다 보면 단전의 호흡은 자연적으로 이루어진다. 강한 호흡과 정신작용을 필요로 하지 않는다.

호흡은 고요한 가운데 자연스럽게 이루어져야 하며 호흡의 들고 남이 무엇보다 중요한 것임을 인식해야 한다. 호흡 수련을 처음 하는 사람들은 의식에 집중하는 '수식법'을 사용하지만 호흡 수련이 깊어지면 저절로 의식의 집중 단계를 지나 고요한 가운데 몸과 마음이 하나로 모이는 자연스러운 호흡에 도달하게 된다.

고요한 가운데 호흡에 의식을 집중시키자. 정(定)에 들어 잡념이 사라지고 호흡이 조화롭게 되는 경험을 하게 된다. 호흡과 마음이 하나가 되어 몸이 편안해지고 마음이 고요해진다.
호흡 수련은 보통 고요히 자리에 앉아 행하는 좌선이 주가 되지만 숨은 한시도 쉬지 않고 이루어져야 하므로 걸으면서도 행할 수 있다. 특히 요가를 할 때 몸의 움직임에 마음을 담아 호흡을 하면 올바른 수련으로 이어져 움직임이 자유롭고 아름다운 몸매를 가꿀 수 있다. 이것이 바로 걸으면서 하는 행보선이요, 움직이면서 하는 동선이며 서서 행하는 입선이다.

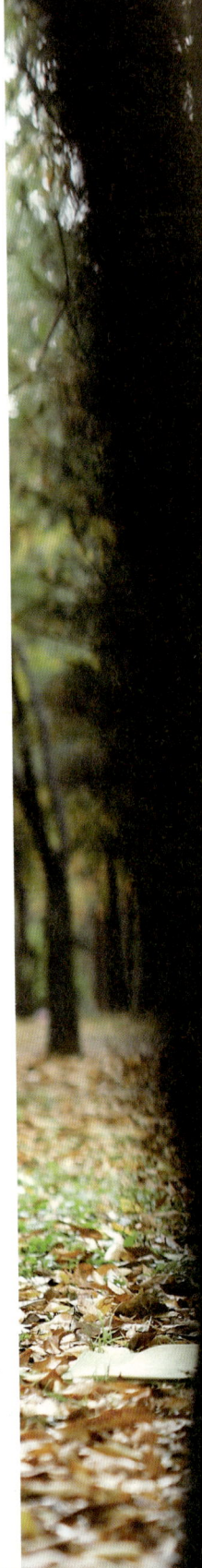

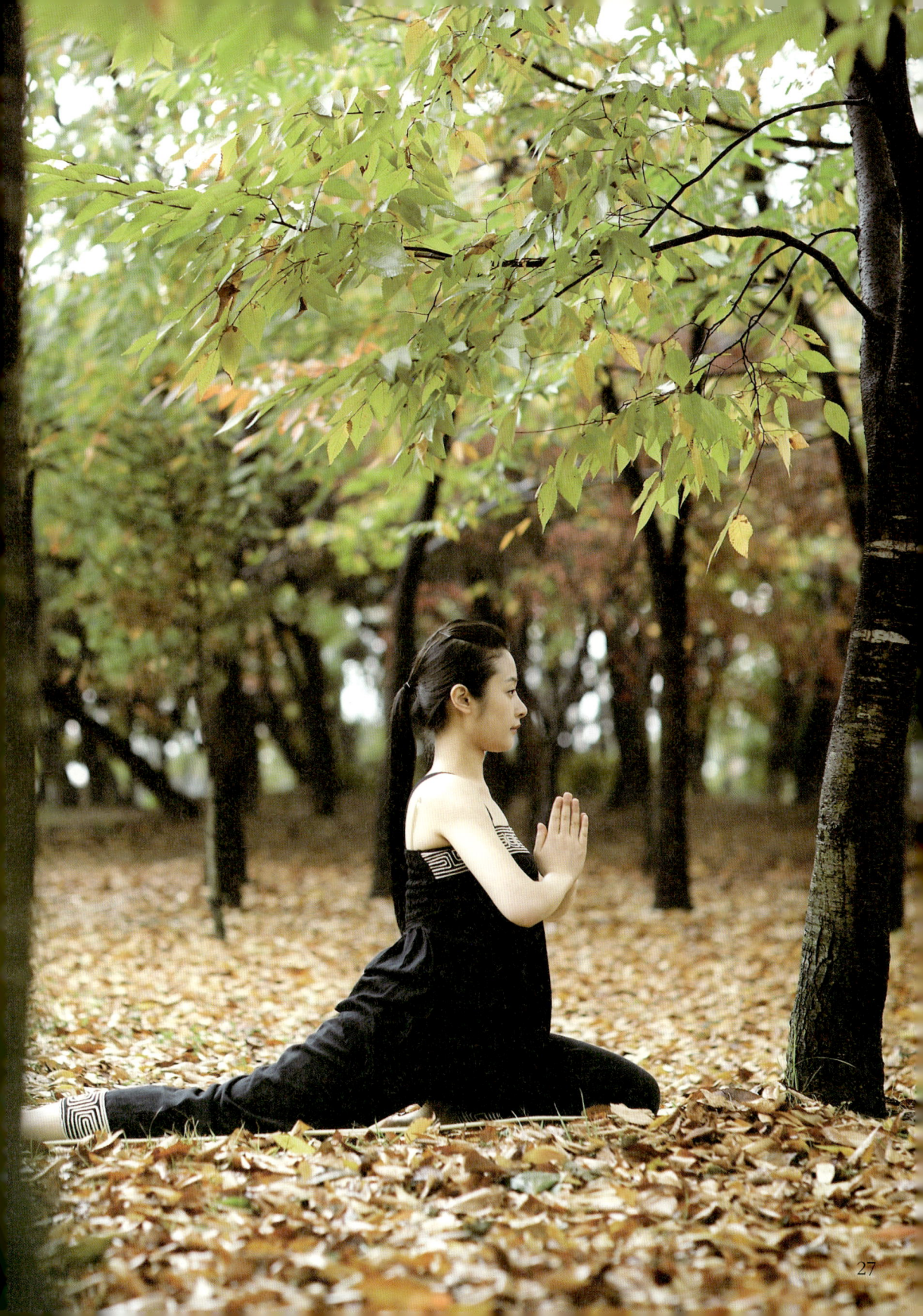

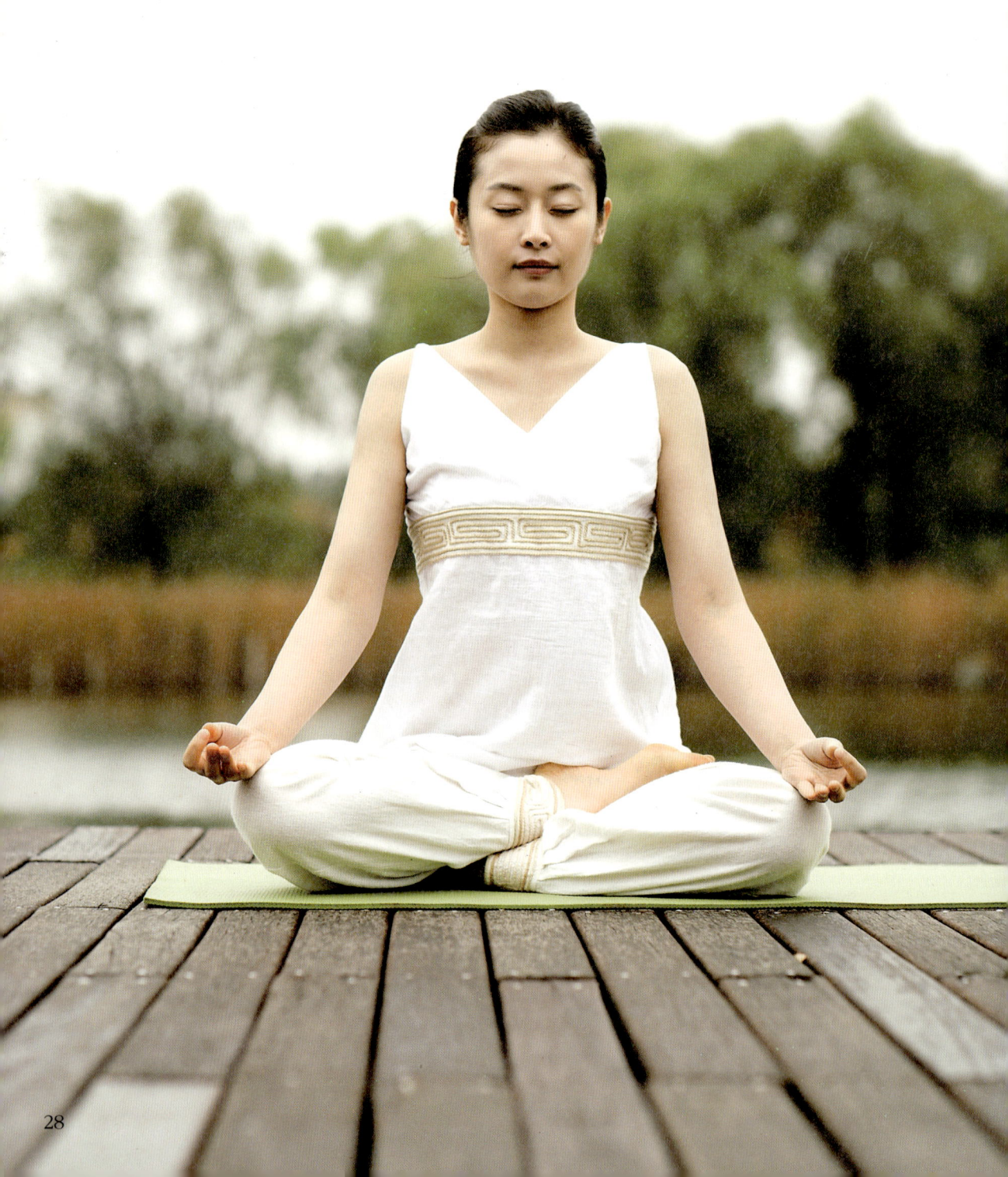

열 까지만 헤아린다

내쉬는 숨에 맞추어 "하~나"를 헤아리며 마지막 여운에 숨을 들이쉬며 준비하고, 다시 내쉬면서 '두~울' 하며 헤아린다. 이렇게 하여 열까지 헤아렸으면 다시 하나에서부터 헤아리도록 한다.

들숨과 날숨에 맞추어 수를 헤아리는 수식법은 생명의 유지뿐만 아니라 생멸의 법칙에 따르는 무상함을 깨닫게 하고 자연의 원리에 순응하는 삶이 되게 한다. 인과 법칙에 따르는 자연스러운 삶을 도모할 수 있게 한다.

열이라고 하는 숫자는 완전을 의미하는 것으로 그 이상의 수를 더 이상 헤아릴 필요는 없다. 열을 넘기면 욕심이 일어나는 마음이 된다. 열에 모자라게 헤아려서도 안 된다. 숫자를 모자라게 헤아리는 것은 급한 마음을 드러내는 것이요, 마음이 안정되어 있지 않음을 나타내는 것이다. 열을 마지막 숫자로 하여 한 번의 헤아림을 끝내고 다시 돌아가서 열까지 헤아리는 것을 반복하면서 수련을 하자. 호흡과 수, 몸과 마음이 하나가 되는 단계에 도달하게 될 것이다.

숨을 헤아릴 때에는 날숨과 들숨 또는 들숨에서 날숨으로 이어지는 과정에 끊어짐이 있어서는 안 된다. 지극히 안정되고 고요해야 하고 평화로운 우주의 숨결과 하나가 되어야 한다. 숨을 들이쉬고 내쉬는 것까지가 하나요, 내쉬는 것으로부터 들이쉬는 것까지를 둘로 헤아리기도 하지만 편안하고 길게 호흡을 할 수 있는 것은 내쉬는 숨부터 시작하여 들이쉴 때까지 이어가는 것이다.

호흡은 시작과 끝이라는 개념이 없다. 여기서 말하는 시작과 끝이란 숫자에 따른 헤아림의 끝을 말하는 것이지 호흡에서 끊어짐을 말하는 것은 아니다. 호흡은 이어진다고 하는 생각마저도 없을 정도로 자연스럽게 행해져야 한다. 다만 들이쉬면서 시작을 하게 되면 내쉬는 시점에 가서 숨이 잠깐 끊어질 수도 있기 때문에 날숨에 의식을 집중하는 것이 좀 더 자연스럽다. 더욱이 내쉬는 숨을 헤아리는 것이 몸과 마음을 안정시키는 데 훨씬 도움이 된다.

바른 음식을 선택할 수 있는 지혜
음식명상

음식명상이란 음식을 받아들면서 혀끝의 즐거움만을 추구하는 욕구에서 벗어나 음식의 바른 성품을 경험하는 과정이다. 음식을 많이 섭취하면 오히려 피로감이 심해지는 것을 경험할 수 있는데 몸을 해치는 활성산소가 늘어나기 때문이다. 먹는다는 행위는 호흡과 마찬가지로 몸과 마음에 큰 영향을 미치는 생리작용이다. 따라서 음식에 대한 진지한 자세를 갖추는 것이 보다 중요하다. 무엇을 먹어야 좋은가에 대한 판단도 중요하지만 먹은 음식을 체내에서 어떻게 변화시키느냐 하는 것은 더욱 중요하므로 바른 식습관을 형성하도록 하고 평상시 유연한 몸과 마음을 유지하는 데 노력하는 자세를 지녀야 할 것이다. 음식을 대할 때 온전히 자연인으로 돌아가 음식과 나 자신이 하나가 되고 자연과 나 자신이 하나가 되는 일체감을 느끼며 자연의 삶 속에 존재하는 자신을 느껴 보는 것은 뜻 깊은 경험이 될 것이다. 이러한 마음자세로 음식을 대하는 습관을 들이면 저절로 바른 음식을 선택할 수 있는 지혜가 길러진다.

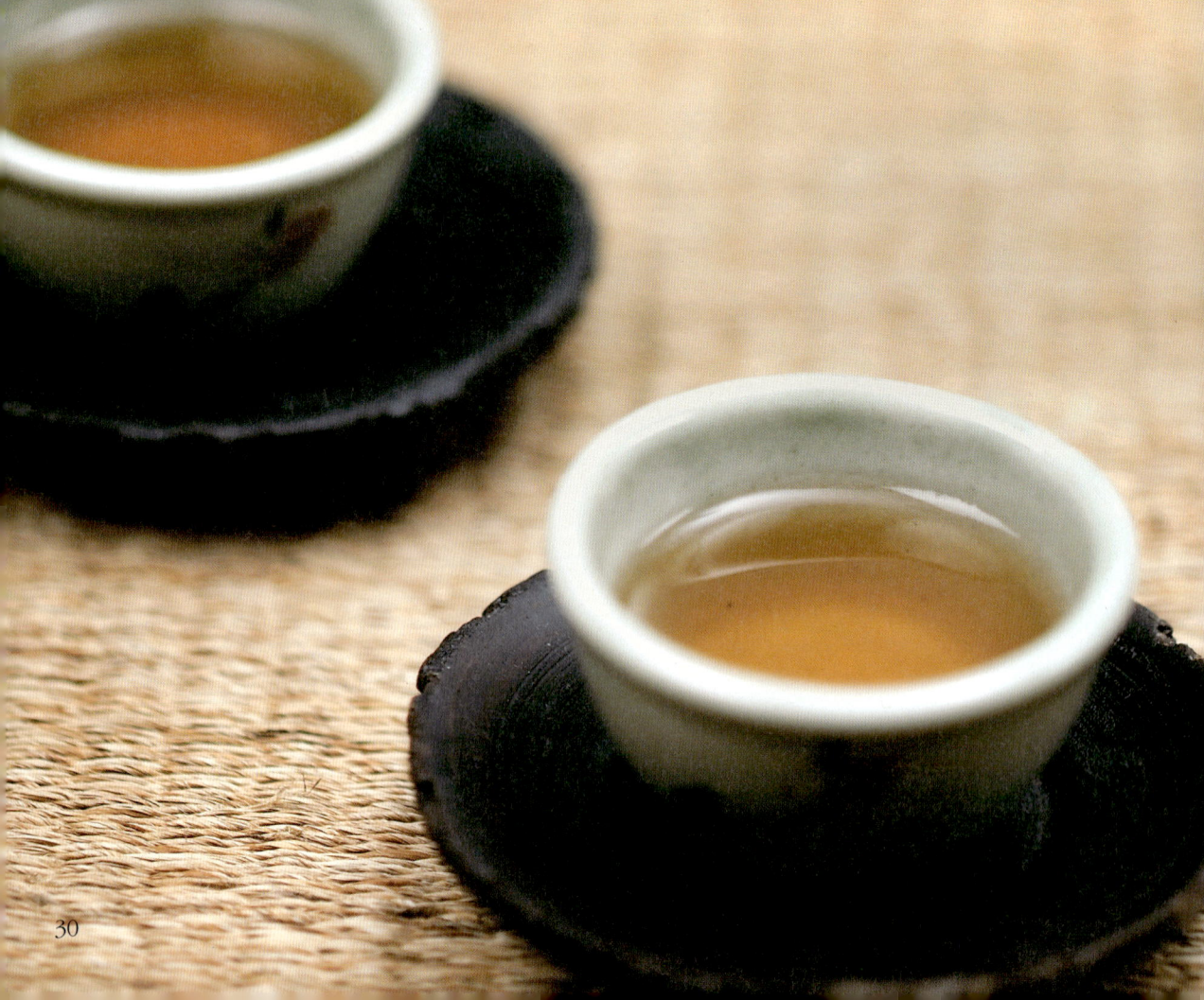

하나, 식사 30분 전에는 물을 마시지 않도록 한다. 식후 2시간 전까지도 되도록 물을 마시지 않는다. 특히 식후에 바로 물을 마시면 소화흡수력이 현저하게 떨어져 정성스럽게 먹은 음식물이 체내에 제대로 흡수되지 않는다. 뿐만 아니라 충분하게 연소가 이루어지지 않으므로 영양 공급에 차질을 빚게 된다.

둘, 음식을 받기 전에 3배를 올려 음식의 소중함을 가슴 깊이 새기도록 한다. 음식을 베푸는 사람과 음식을 받는 자신 모두가 자연의 향기와 같은 아름다운 존재가 되기를 마음속으로 서원하면서 실시한다.

셋, 내가 받은 이 음식이 어떻게 오게 되었는지 그 인연을 생각해 본다. 나와 마주하게 된 음식을 받을 자격이 있는지 다시 한 번 나의 삶을 되돌아 본다. 또한 소식을 함으로써 낭비가 없는 절제와 검소, 청결의 정신인 소욕지족(所欲知足)의 삶을 배우는 계기로 삼는다.

넷, 소화 과정은 입에서부터 시작된다. 음식에 대한 감사한 마음으로 정성껏 음식을 씹어서 삼킨다. 음식을 꼭꼭 잘 씹어먹는 것은 소화기능을 향상시킬 뿐만 아니라 체내에서의 영양 흡수도 돕는 활동이다. 최소한 50번 이상을 씹도록 한다. 식사시간이 길어져 적은 양을 먹더라도 포만감을 느낄 수도 있고 오래 씹을수록 음식의 맛이 더 좋아짐을 느낄 수 있다.

다섯, 음식물을 씹는 자신의 모습을 가만히 바라보며 음식이 아닌 마음을 먹고 있다는 생각으로 입의 움직임 하나하나에 집중한다. 음식물을 먹으면서 자기 자신을 뚜렷이 바라보는 습관을 들이면 빠르게 먹는 습관과 요란한 모습이 점점 사라지게 된다.

여섯, 음식을 소중하게 인식하는 것이 거짓이 아니라면 음식물을 하나도 남김없이 먹어야 마땅하다. 일체의 쓰레기 없이 모든 것을 정갈하게 마무리하며 마지막 설거지물도 오염되지 않도록 한다. 설거지물을 먹고 사는 다른 미물들에 대한 배려심과 자비심 또한 음식명상에서 빠져서는 안 될 성품이다.

일곱, 흔한 음식이라 할지라도 맛있고 즐겁게 먹는다. 같은 음식이라도 먹는 사람의 마음가짐에 따라 그 음식은 최고가 될 수도 있고 최상의 명약이 될 수도 있다. 그러므로 이 음식이 내 몸에 들어와서 어떠한 일을 할지 설레는 마음이 되어야 내 몸에 적합한 음식이 될 수 있다. 건강을 지키는 비결은 음식을 즐겁게 먹을 수 있는 마음을 지니고 있음과 다름이 아니다.

단식의 일반적인 방법

단식은 인내를 요구하기 때문에 철저한 이해가 필요하며 단계적으로 몸과 마음이 적응하는 기간을 마련해야 한다. 단식을 할 때에는 보통 감식기, 단식기, 보식기라 하여 3단계로 나눠 몸과 마음이 적응하는 기간을 마련해야 한다. 보식기 후에 식이요법기를 두어 보다 근본적으로 먹을거리에 대한 개념을 정립할 수도 있다.

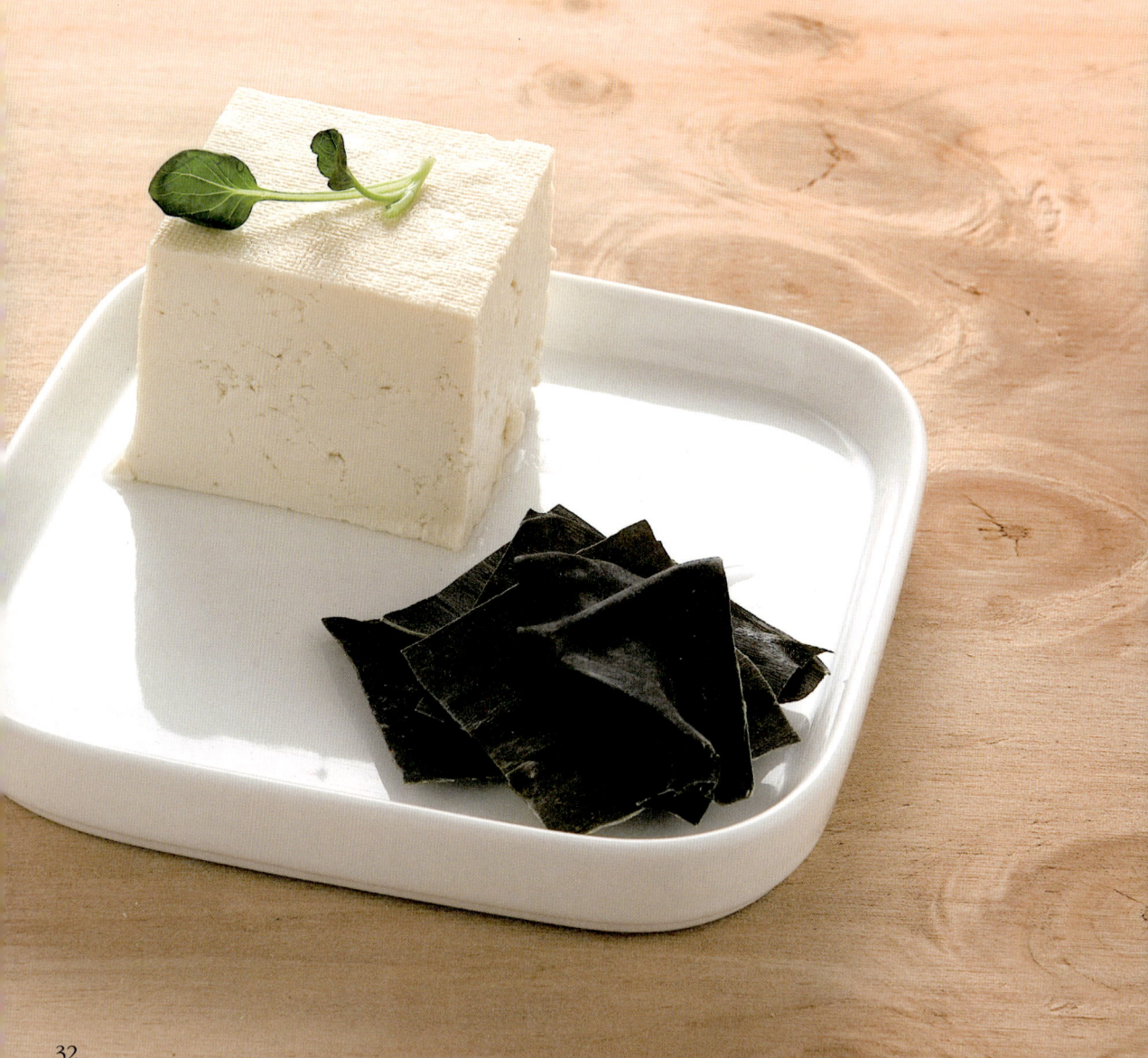

감식기

음식의 섭취를 평상시보다 서서히 효율적으로 줄여 단식기 동안 바르게 적응할 수 있도록 한다. 단식에 대한 목적의식이 뚜렷해야 하며 심신이 충분히 안정된 상태가 되도록 유도한다. 기간은 단식하는 기간과 동일하게 한다.

단식기

음식을 끊음으로써 영양 공급을 일시적으로 중단시켜 몸과 마음을 적극적으로 비워 내는 기간이다. 마음의 안정을 잃지 않도록 몸과 마음을 고요히 하여 올바로 적응하도록 한다. 이 시기에는 수분을 충분히 공급해 주어 탈수현상을 방지하고 체내의 온갖 노폐물과 독소, 사기를 몸 밖으로 배출해야 한다. 저항력을 잃지 않도록 비타민C를 공급해 주는 것도 잊지 않도록 한다. 비타민C와 각종 미네랄의 공급원으로는 감잎차가 좋다. 수시로 마시도록 한다.

보식기(회복식기)

서서히 정상적인 식생활로 돌아가기 위한 마무리 기간으로 단식의 성패는 이 시기에 달려 있다고 해도 과언이 아니다. 단식의 효과는 단식 그 자체보다는 단식 후의 식습관에 달려 있으므로 보식기간에는 물도 씹어 먹을 정도로 식습관에 중심 잡기를 권한다. 기간은 보통 단식 기간의 두 배에 해당하도록 한다.

식이요법기

더하고 덜함도 없는 균형 잡힌 식생활이 되도록 한다. 영양상으로도 부족함이 없어야 하겠지만 보다 중요한 것은 생명력이 있는 먹을거리를 섭취해야 한다는 것이다. 단식 프로그램에 참여할 때 자신에게만큼은 엄격해야 한다. 그렇지 않으면 올바른 식습관을 익히기가 쉽지 않으며 다이어트를 하는 경우 요요현상이 발생할 가능성이 크다. 식이요법 기간 안에 자연식 위주의 좋은 식습관을 형성시키면 몸의 건강은 물론이요, 자연치유력 또한 놀랄 만큼 향상된다. 기간은 단식기의 약 5~6배가 기본이다.

단식을 하면서 알아두어야 할 것들

- 단식을 하려면 의지를 굳건히 하여야 한다. 사전 준비를 철저히 하여 부족함이 없도록 한다.
- 단식 기간에는 뼈를 잡고 있는 인대와 건 그리고 근육들이 이완됨에 따라 몸이 부드러워지므로 이때 요가 동작을 통해 비뚤어진 척추와 잘못된 자세를 바르게 교정하도록 한다.
- 살을 빼는 수단으로 삼기보다 더 나은 삶을 위한 수행으로 삼는다면 훨씬 긍정적인 시간이 된다.
- 단식 기간 중에는 영양 공급이 일시적으로 차단이 되므로 피부를 보호하는 기능이 상대적으로 떨어진다. 따라서 피부를 자극하지 않도록 화장품과 세정제 사용을 제한하도록 한다.
- 단식은 몸을 깨끗하게 정화하고 의식을 고도로 확장시켜 대상을 바라보는 마음을 보다 자유롭게 하기 위함이다. 그러므로 단식을 할 때에는 명상과 산책을 통해 몸과 마음을 평온하게 유지하고 자연과의 일체감을 느끼는 명상적인 시간이 되도록 한다.
- 단식에 도움이 되는 명상서적이나 명상음악은 마음을 보다 긍정적이고 적극적이 되도록 도와준다. 향 한 자루를 피워 놓고 차 한 잔을 마시면서 느긋한 시간을 보내는 것도 좋다.
- 단식을 하는 동안에는 되도록 목욕을 삼가고 가벼운 샤워 정도로 끝내는 것이 좋다.

심신의 안정을 찾아주는
하루단식

단식은 끼니를 굶어가며 고통을 불사하는 기아체험과는 확연히 달라야 한다. 단식은 음식만을 끊어내는 절식이나 금식과는 다른 것이며 단순히 음식을 차단하는 것이 아니라 음식에 대해 바르게 이해하고 육체적인 이로움에 더해 마음마저도 끊어내는 단심(斷心)이 되어야 한다. 여기에서 단심이란 마음을 닫는 것이 아니라 마음의 작용에 따른 욕심을 덜어내고 집착에서 벗어나 고요한 가운데 평정심을 유지하는 것을 말한다. 다시 말해 단식은 육체적인 건강뿐만 아니라 마음을 다스리고 마음을 비워내는 수행이다.

늘 바쁘게 뛰어다니는 현대인에게 단식은 쉬운 일이 아니다. 7~10일이라는 시간을 따로 마련해서 단식 프로그램에 참여한다는 것은 매우 어렵다. 그래서 하루단식을 마련해서 적용시켜 보았는데 참여자 모두 심적인 부담도 덜하고 매우 효과적이었다. 시간에 따른 불편함이 없으며 절식으로 인한 고통도 훨씬 덜했다. 매월 규칙적으로 실시하면 심신 양면에 좋은 효과가 있으리라 본다.

특히 피로가 누적이 되어 몸이 많이 피곤할 경우나 과식 등 불규칙한 식습관으로 소화기능이 순조롭지 않을 때 하루단식을 하면 효과가 있다. 자신의 생활환경과 몸의 상태를 고려하지 않고 무작정 오랜 기간 하는 단식은 위험할 수도 있으므로 단식을 할 때에는 자신의 몸과 마음의 상태를 잘 살펴 실행해야 할 것이다.

감식기 (1일)
'생식 + 감자 삶은 것 1개 + 방울토마토 5개'를 한 끼 식사로 정하여 하루 세 끼를 먹도록 한다. 생식을 먹은 후에는 충분한 양의 생수를 섭취한다. 감잎차를 수시로 마신다.

단식기 (1일)
1안 하루 세 끼를 기준으로 하여 매끼 생수를 충분한 양을 마시되 천천히 씹어 먹듯이 하고 감잎차를 수시로 마시도록 한다.
2안 매끼 '생식 + 생수'를 먹고 생수와 감잎차를 수시로 마신다.

보식기 (1일)
'생식 + 감자 삶은 것 1개'를 아침과 점심 때 먹도록 하고 저녁에는 오행비빔밥을 먹는다.
오행비빔밥 : 오장육부에 해당하는 색깔의 식품을 재료로 한 자연식 비빔밥. 버섯, 콩나물, 당근, 우엉, 김, 오이, 방울토마토을 기본 재료로 한다.

> 하루단식 제안으로 1안은 생수만을 섭취하는 것으로 2안은 생식을 섭취하는 것으로 구성해 보았다. 생명력이 있는 먹을거리로 장을 더욱 깨끗하게 해 주고 단식하는 것이 힘겨운 사람들을 위해서 단식의 본질인 바른 몸과 마음의 취지를 살려서 마련한 차선안이라고 생각하면 될 것이다.

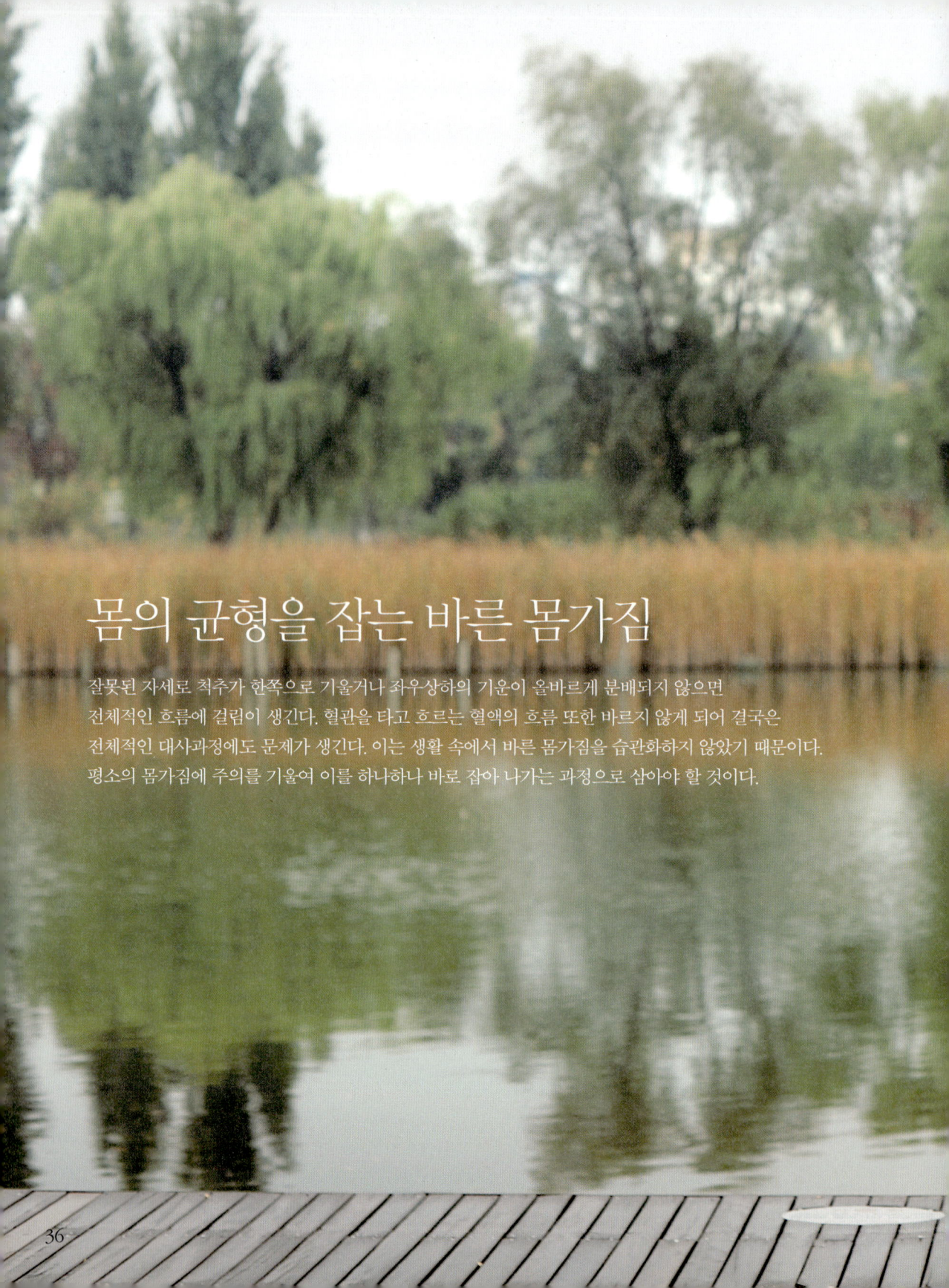

몸의 균형을 잡는 바른 몸가짐

잘못된 자세로 척추가 한쪽으로 기울거나 좌우상하의 기운이 올바르게 분배되지 않으면
전체적인 흐름에 걸림이 생긴다. 혈관을 타고 흐르는 혈액의 흐름 또한 바르지 않게 되어 결국은
전체적인 대사과정에도 문제가 생긴다. 이는 생활 속에서 바른 몸가짐을 습관화하지 않았기 때문이다.
평소의 몸가짐에 주의를 기울여 이를 하나하나 바로 잡아 나가는 과정으로 삼아야 할 것이다.

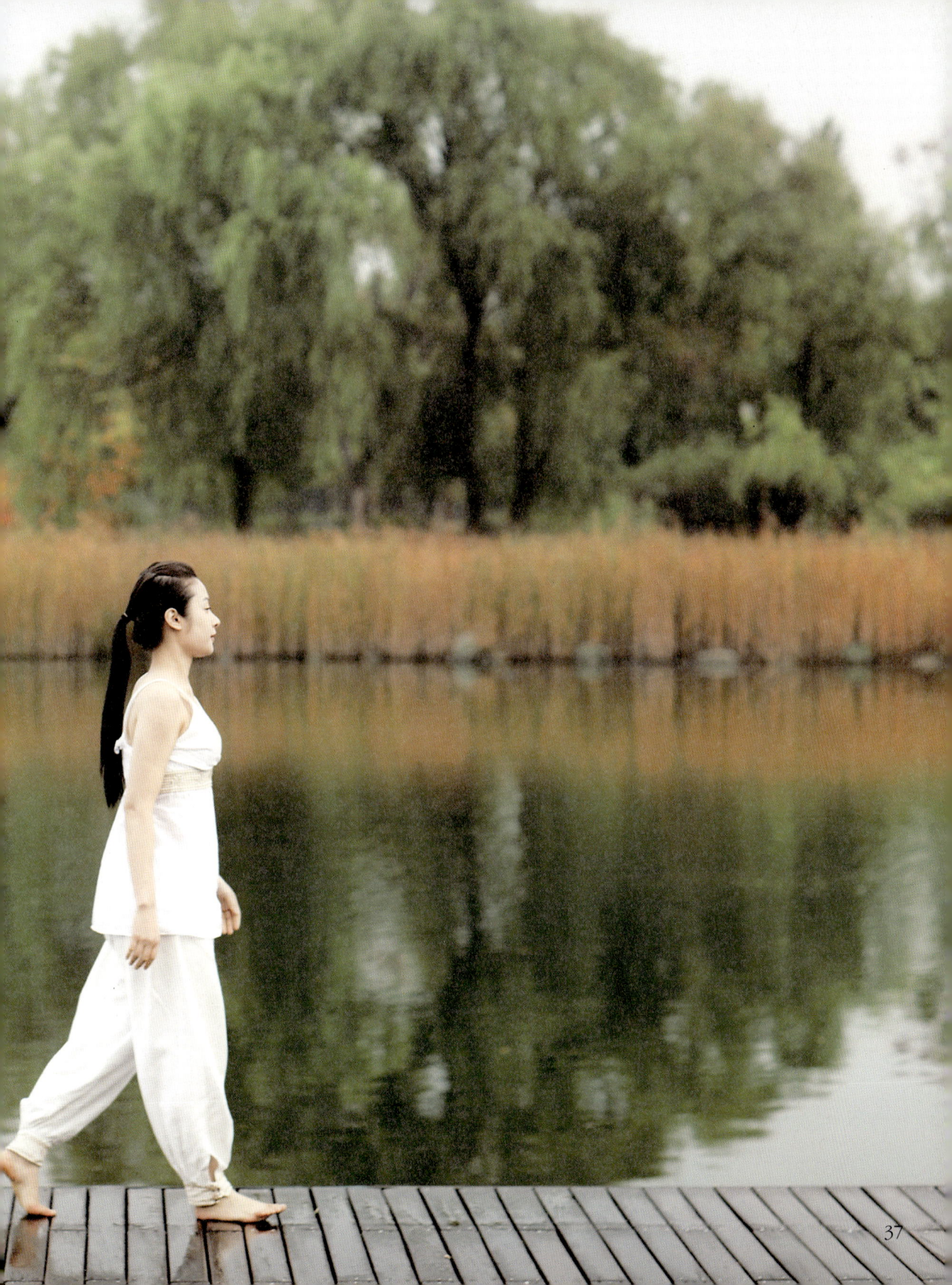

걷는 걸음이 정력을 키워 준다

바른 걸음은 발끝의 향하는 방향이 11 자가 되어야 한다. 대부분의 사람들은 발끝이 바깥쪽으로 향한 역팔자 형태로 걷고 있다. 이러한 걸음걸이는 기를 새어 나가게 하며 골반을 벌어지게 하고 골반의 제 기능을 저해한다. 걸을 때는 골반 넓이만큼의 폭으로 걷는 것이 가장 바르다. 보폭이 넓어지면 근육이 밖으로 치우쳐 다리가 휠 수 있다. 또한 가슴을 활짝 펴고 두 팔을 자연스럽게 앞뒤로 흔들며 힘차게 걷는 습관을 들이는 것이 중요하다.

걸으면서 호흡을 실시하여 폐활량을 높여 준다

왼발과 오른발 두 발자국을 내딛으면서 짧게 숨을 "흡흡흡흡" 들이쉰다. 그 다음 길게 숨을 '호~~~~~~' 내쉬며 네 발자국을 걷는다. 이런 방식으로 여섯 발자국, 여덟 발자국…… 조금씩 늘려 나가면 나중에는 삼십 발자국, 오십 발자국 그 이상을 걸어도 편하게 호흡이 이루어진다. 호흡은 불로장수와 밀접한 관계가 있어 길게 할수록 건강해지고 모든 기관에 좋은 기를 제공해 준다. 또한 몸 안의 나쁜 기운을 내 보낼 수 있다. 길게 하는 호흡은 숨을 들이쉴 때 많은 양의 산소를 끌어들일 수 있어 유산소운동을 하는 것보다 지방을 연소시키는 데 좋다.

아침에 일어나자마자 공복에 물 1컵을 마신다

아침에 일어나서 물 한 컵을 마시면 밤사이에 손실된 수분을 보충해 주고 혈액을 맑은 상태로 유지할 수 있다. 또한 요산의 농도를 낮추어 주고 신진대사를 원활하게 하는 데 도움을 준다. 단 어떠한 물을 마시느냐가 중요한데 끓인 물이 아니라 생명력이 그대로 담겨 있는 생수가 좋다. 잠에서 덜 깬 상태라 위에 부담을 줄 수 있으므로 씹어 먹듯이 하여 5~10분에 걸쳐 천천히 마신다.

수정행법으로 자세를 바로 잡는다

수정행법이란 늘 사용하던 쪽의 반대 방향으로 몸을 움직여 한쪽으로 치우친 움직임이 되지 않도록 하는 것이다. 하루 동안 어느 한 쪽으로 치우치는 자세는 없었는지 잘 관찰하여 수정행법으로 바로 잡는다. 예를 들어 가방을 들고 다닐 때 주로 오른손으로 든다면 손을 자주 옮겨 번갈아 들거나 물건을 양쪽 손에 균등하게 드는 것이다. 몸의 오른쪽만 사용하면 자연적으로 오른쪽으로 몸이 기울어 척추마저 오른쪽으로 휘어지는 결과를 낳게 된다.

집에서 청소를 할 때에도 주로 오른손을 사용하지는 않는지, 걸레를 짤 때에도 늘 한쪽 방향으로만 비트는 것은 아닌지 살핀다. 화장실에서 볼일을 보고 마무리할 때에도 늘 한쪽 손만을 사용하는 것은 아닌지, 의자에 앉아 다리를 꼬고 앉을 때에도 늘 올라가는 다리만 올라가는 것은 아닌지 의식해 보고, 의식적으로라도 반대쪽으로 움직이도록 한다. 우리가 늘 직립 상태를 유지하는 것도 어떻게 보면 한쪽으로 치우친 몸가짐이므로 물구나무서기를 자주 하여 몸의 상하를 바꾸어 주는 것이 좋다. 척추를 똑바로 해 주면 모든 신경이 편안하게 활동할 수 있고 전반적인 대사활동 또한 활발해져 지방 축적을 막을 수 있다. 척추가 똑바로 되어 있어야만 12개 장부를 비롯하여 신체 각 기관과 조직이 바르게 기능을 발휘할 수 있으므로 바른 자세는 건강한 삶을 위해 결코 소홀히 하여서는 안 된다.

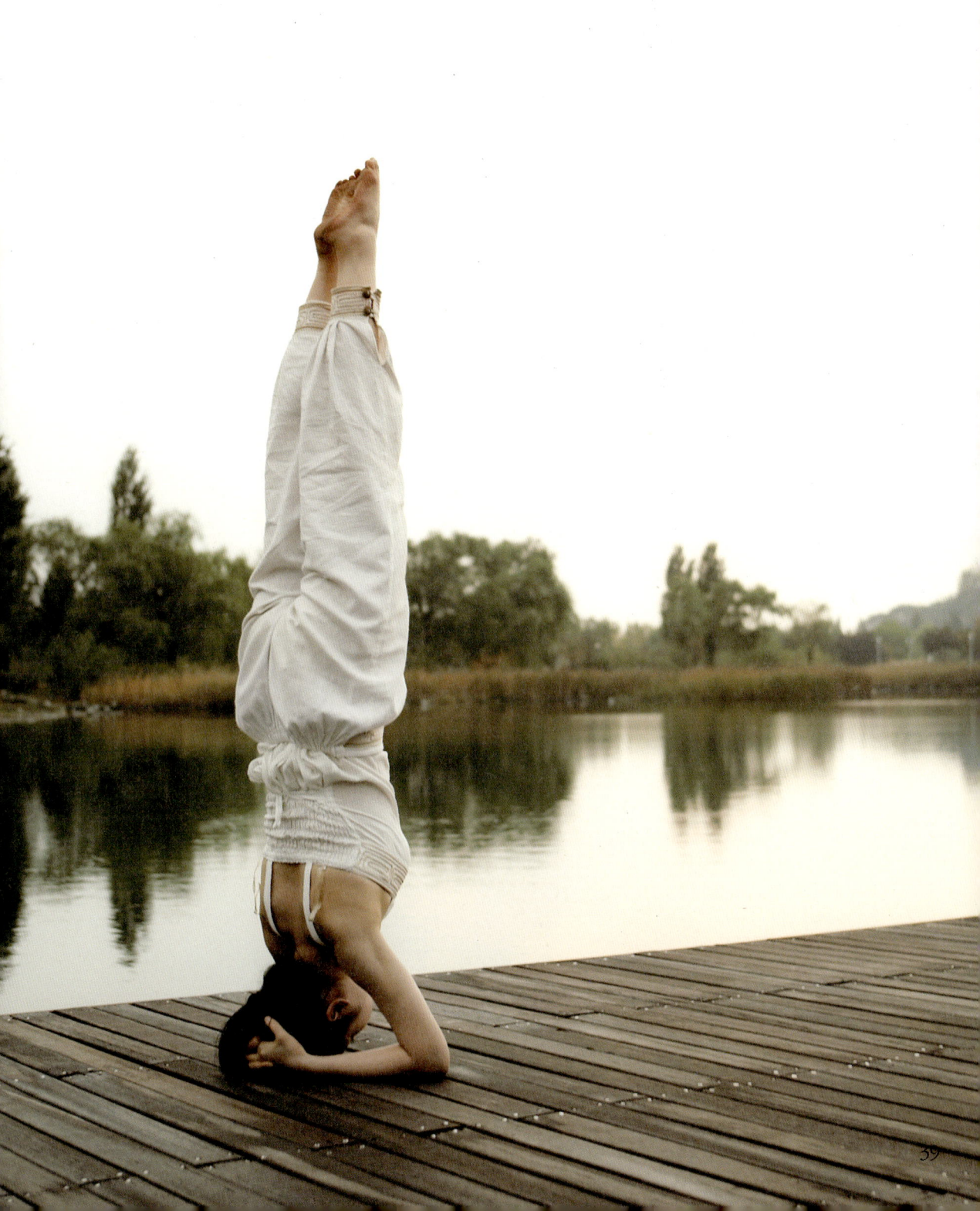

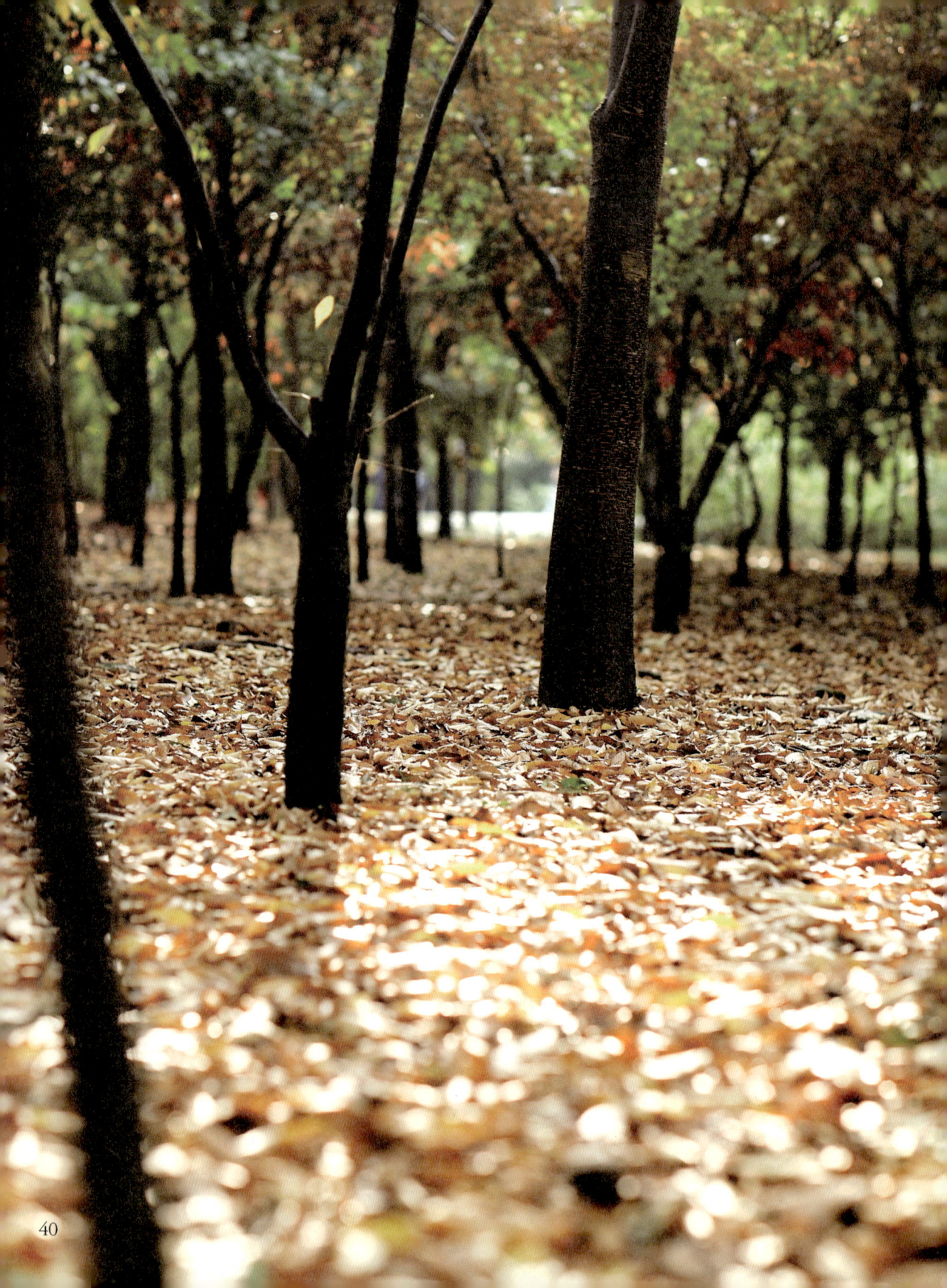

산행을 하며 마음의 문을 열고 몸을 깨어나게 한다

산에는 인체에 유익한 음이온이 많아 물로 샤워하는 것보다 상쾌함을 느낄 수 있다. 공기의 비타민이라 불리는 음이온을 마시면 세포의 신진대사가 촉진되고 피가 맑게 정화되며 신경의 안정을 도모할 수 있다. 또한 나무에서 발산되는 피톤치드라고 하는 정유물질은 중추신경을 더욱 활발하게 해 주고 대뇌의 활동을 도와주며 편안함을 느끼게 해 준다. 호흡기 계통의 기능 또한 활성화시켜 피부의 갖가지 트러블에도 좋은 효과를 미친다.

산행은 걷는 것보다 운동의 효과가 배가 된다. 산을 오르내리면 발목을 비롯한 다리가 여러 각도에서 하중을 받으며 근육을 골고루 발달시키는데 발과 발목에 있는 여러 군데의 경혈이 자극을 받아 내장의 기능을 활발하게 해 주고 신진대사를 왕성하게 해 주어 각종 혈관계 질환 및 비만 해소에 탁월한 효과가 있다. 명상이나 호흡 수련을 위해 산을 찾는 것은 어찌 보면 당연한 일이다.

우리나라에서는 아직 생소한 단어지만 몸과 마음의 치유를 전문적으로 하는 사람을 '힐러'라고 하는데 진정한 힐러가 되려면 자연과 친해져야 하고 산에서 전해지는 자연의 맑은 에너지를 이해하고 습득할 수 있는 자질을 길러야 한다. 이처럼 산은, 그리고 자연은 사람들의 몸과 마음을 치유하는 데 있어 절대적인 조건이라 할 수 있다.

일찍 자고 일찍 일어나는 습관으로 생체리듬을 바르게 한다

휴식을 취하는 것 중에 으뜸은 숙면을 취하는 것이다. 잠을 푹 자면 하루 종일 지치지 않는다. 숙면을 취하면 뇌에서는 신체에 유익한 호르몬이 분비된다. 성장호르몬이 가장 왕성하게 분비되는 것도 숙면이 이루어졌을 때이며 피부의 세포분열이 활발하게 이루어지는 시간도 밤 10시부터 새벽 2시경이다. 따라서 숙면을 취하는 것은 뇌의 기능을 향상시키고 신체에 충분한 휴식을 도모해 주며 노화를 최대한 지연시키는 요건이 된다. 물론 생활 속에서 이를 지켜내는 것은 쉽지 않다. 하지만 되도록이면 이 시간대를 기준으로 하여 취침시간을 조절해 보는 지혜가 필요하다.

팔걸이 있는 의자가 건강을 지킨다

학교나 직장에서 간편하게 쓰고 있는 팔걸이 없는 의자는 어깨에 부담을 준다. 학교에서 강의를 듣거나 직장에서 일을 할 때 팔은 늘 책상 위에 놓여질 수밖에 없는데 그러한 자세로 오랫동안 있다 보면 어깨는 늘 긴장하게 된다. 그러므로 의자는 되도록 팔걸이 있는 의자를 사용하는 것이 좋다. 팔걸이에 팔을 올려놓고 강의를 듣거나 휴식을 취하면 어깨에 미치는 하중을 많이 줄일 수 있다.

어깨는 체벽반사점이라고 하여 내장의 상태를 그대로 반영하는 부위이다. 그래서 어깨가 경직되거나 손상이 생기면 내장기능이 약화되고 몸 전체의 신진대사에 영향을 미쳐 살을 빼는 데 방해 요소가 될 수 있으며 변비 해소에도 문제가 생길 수 있다.

건강한 생활습관과 요가의 만남

건강을 지키는 비결을 흔히 3쾌라 하여 쾌식, 쾌면, 쾌변을 말하는데 잘 먹고 잘 자고 제대로 배설하는 문제가 순조롭게 이루어지면 몸은 그만큼 건강하고 쾌적해진다. 요가와의 만남은 삶의 가장 근본이 되는 생리적인 문제부터 자연스럽게 가꾸는 것이다.

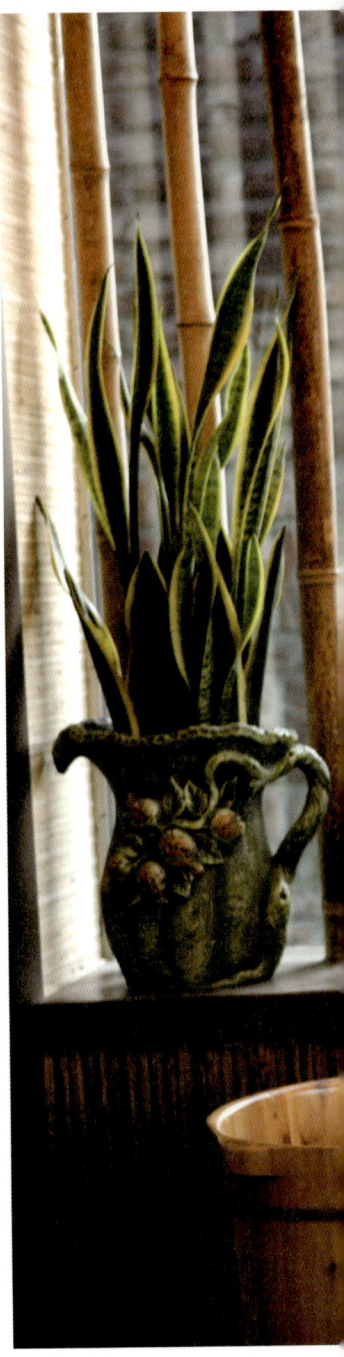

바른 식생활

건강을 유지하고 질병을 이겨내는 데 가장 필요한 생활양식은 먹는 것이다. 잘 먹는다는 것은 영양학적인 개념만을 뜻하는 것이 아니다. 인간의 몸을 칼로리 섭취와 소비의 등식으로 설명하는 것은 적절하지 않다. 골고루 영양을 섭취하더라도 체내의 흡수 과정이 바르지 못하면 아무리 영양가 높은 음식을 먹더라도 효과를 거둘 수 없다. 중요한 것은 체내에서 바른 화학작용이 될 수 있도록 바른 먹을거리를 섭취하는 것이며 체내 환경을 바르게 하여 몸을 살리는 먹을거리가 되도록 해야 한다는 것이다. 먹을거리의 중심을 잡는다는 것은 어려운 일 중 하나지만 요가를 익혀 실천을 하면 식욕조절 중추의 중심을 바로 잡아 먹을거리에 대한 올바른 선택을 할 수 있다.

올바른 수면 습관

올바른 수면은 몸에 활력을 주고 만병의 근원인 피로를 풀어 준다. 많이 잔다고 해서 피로가 해소되는 것이 아니며 에너지가 충전되는 것 또한 아니다. 많은 시간을 자는 것보다 질 높은 수면을 취하는 것이 무엇보다 중요하다. 늘 복잡한 생활에 쫓기는 현대인에게 숙면을 취하기란 생각보다 쉽지 않다. 따라서 잠자기 전에 숙면을 도와주는 요가를 생활화하여 몸을 재충전하고 편안한 잠이 될 수 있도록 하도록 한다.

족욕의 생활화

족욕을 하면 몸이 따뜻해지고 기의 순환이 바르게 이루어져 신진대사가 활발해진다. 몸의 냉기를 몸 밖으로 배출시켜 숙면을 취하는 데 좋다. 따뜻한 기운이 온몸에 골고루 퍼져 요가 아사나를 실행할 때 훨씬 더 부드럽고 편안하게 해 준다. 아사나는 잠을 편안히 들 수 있도록 도와주는 요가 동작으로 잠자리에 들기 전에 하면 좋다. 눈을 감고 잔잔한 호수 위에 떠 있는 기분으로 고요하게 실시하도록 한다.

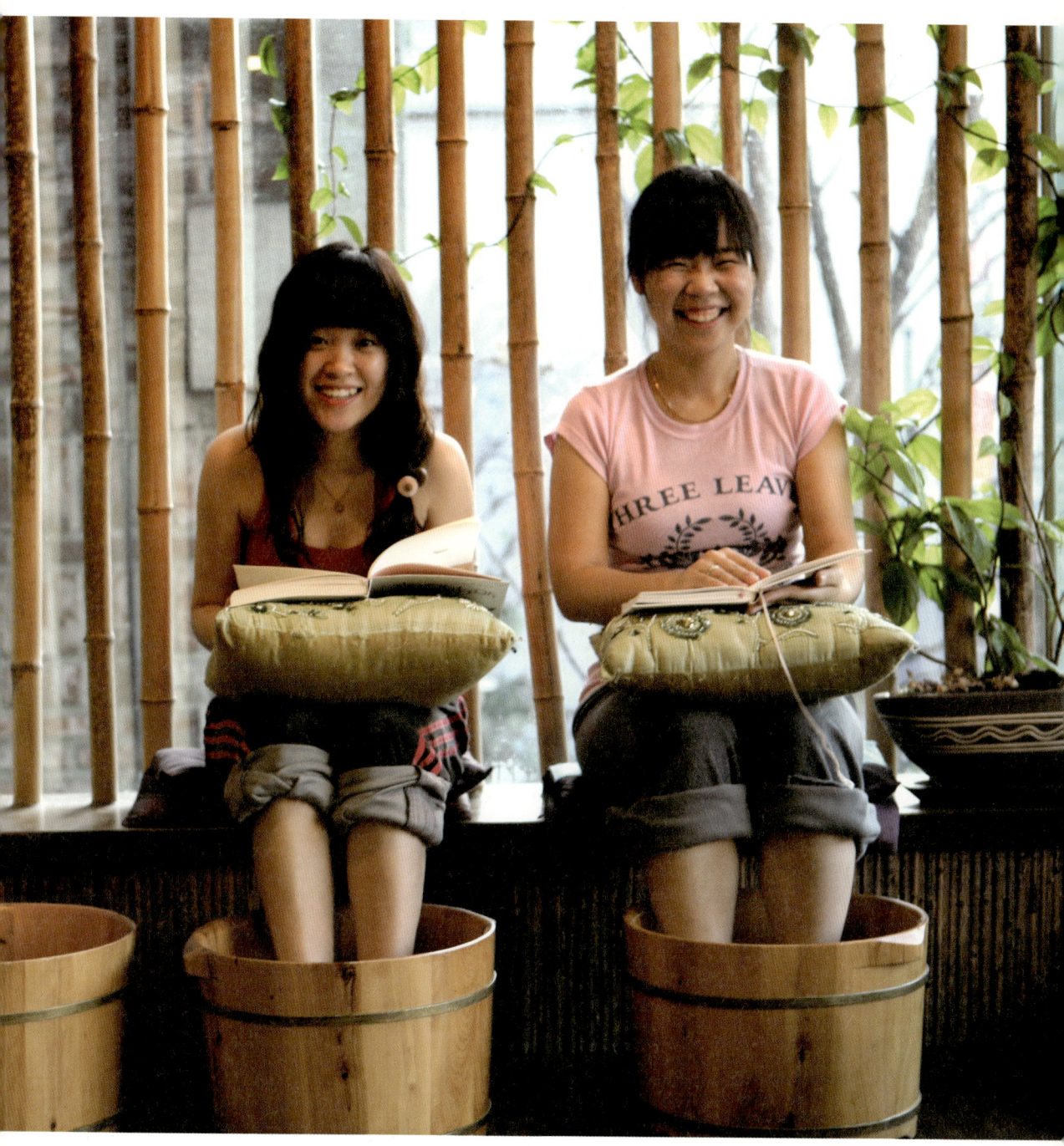

족욕법 **1** 뜨거운 물을 준비하여 발목 바로 윗부분까지 두 발을 담근다. 물이 식을 것을 대비해 아주 뜨거운 물을 준비했다가 식으면 보충해 주도록 한다. **2** 20분간 발을 담근 후 마른 수건으로 물기를 잘 닦고 드라이기로 잘 말린다. **3** 발목을 비롯하여 발을 마사지한 후 잠을 자도록 한다.

CHAPTER 02
누워서 하는 요가 자세

몸을 이완시키고 마음을 안정시키는 복식호흡에서부터
골반 교정, 등과 허리의 군살을 제거하는 자세까지
누워서 할 수 있는 요가 동작들을 모았다.

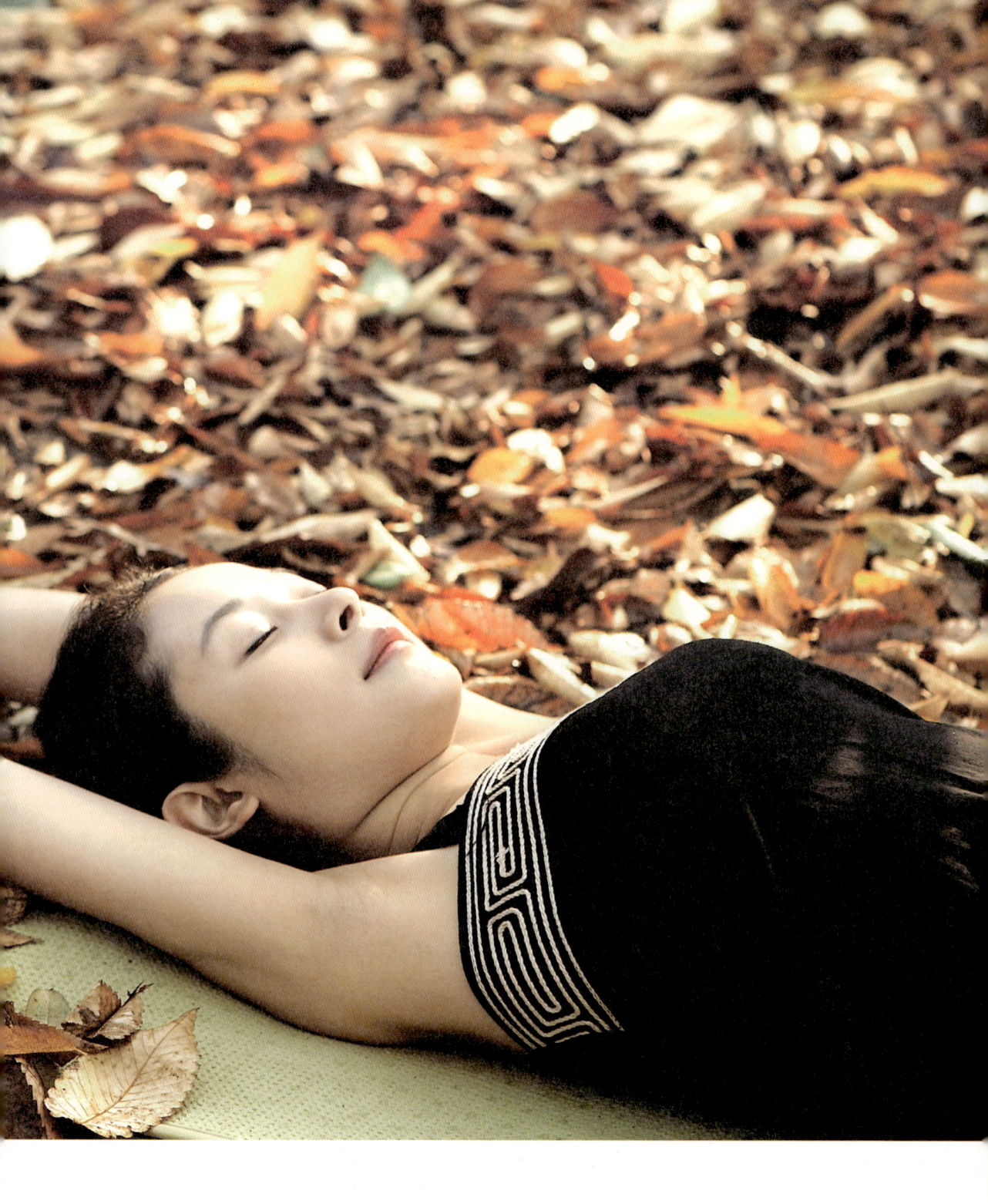

몸을 이완시키고
마음을 안정시키는 복식호흡

복식호흡은 횡경막에 자극을 주어 마음이 차분히 가라앉도록 하고
적절한 복압이 생겨 내장의 기능을 향상시킨다.
또한 식욕조절중추가 안정을 되찾게 되어 다이어트를 할 때 허기를 달래는 데 효과가 크다.

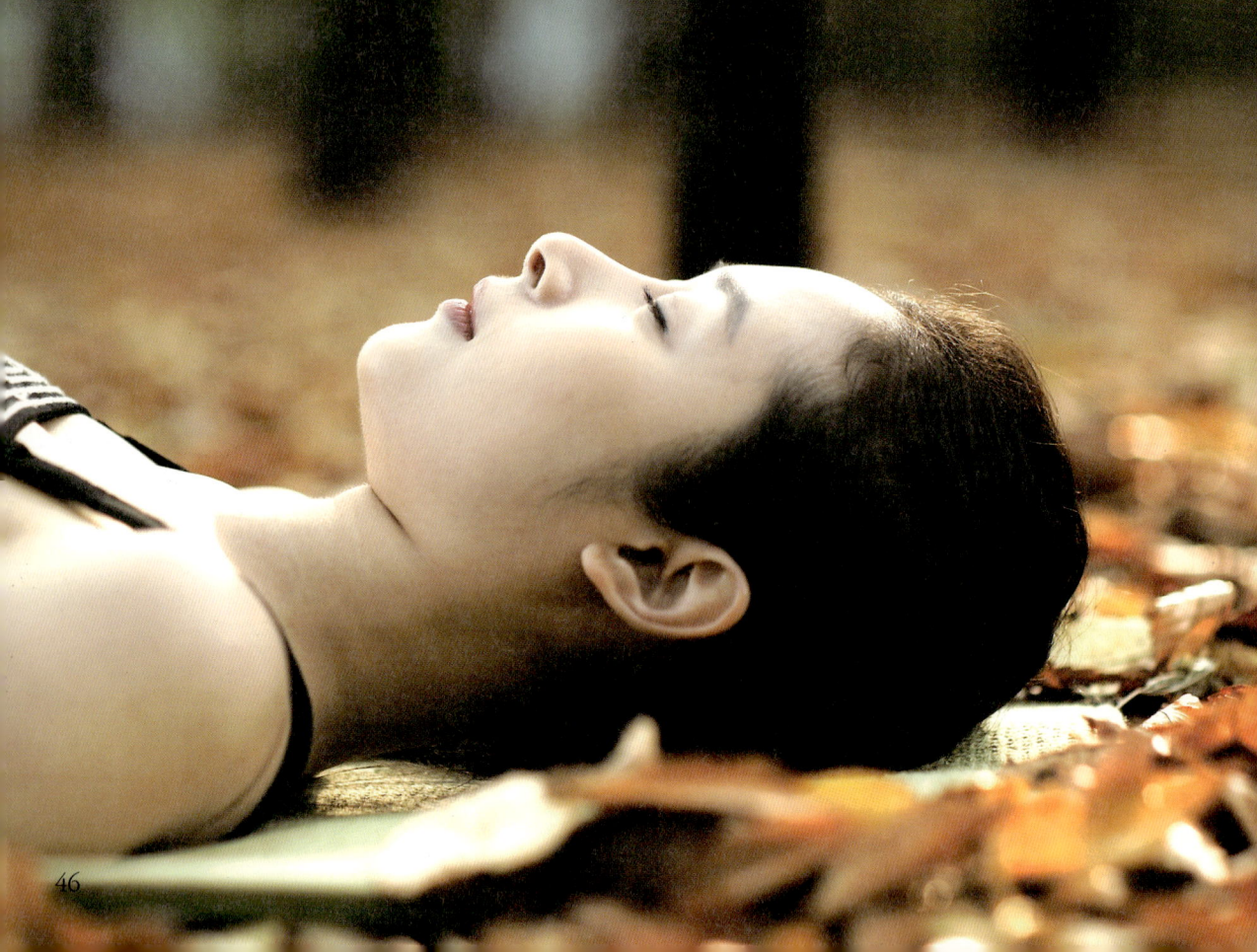

1 바닥에 편안하게 누워 마음을 고요히 한다.
2 오른 손바닥을 가슴의 명치 부위에 갖다 대고 왼 손바닥을
  하복부 단전 부위에 살며시 올려놓는다.
3 코로 숨을 깊이 들이쉬면서 아랫배를 자연스럽게 내밀도록 한다.
4 입으로 숨을 길게 내쉬면서 아랫배가 들어가도록 한다.
  이때 자칫 윗배가 움직일 수 있으므로 호흡에 따라 아랫배에
  올려놓은 손에 의식을 집중하며 자세히 살피도록 한다.
5 3~4를 1회로 하여 18회하고 손의 위치를 바꾸어 18회를 한다.

* * * *
숨을 들이쉬고 내쉴 때 물 흐르듯 자연스럽고 고요하게 실시한다. 너무 억지로 배를 움직이려고 하면 몸에 무리가 될 수 있으니 부드럽게 실시한다. 호흡에 의식을 집중하며 잡념을 없애도록 한다. 아침저녁 취침 전후로 한 차례씩 해 준다. 식사 전에 실시하는 것은 괜찮지만 만복 시에는 하지 않도록 한다.

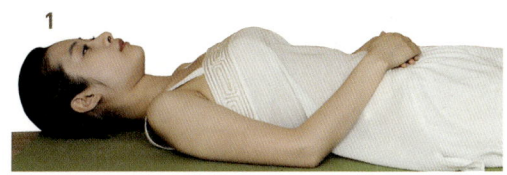

1

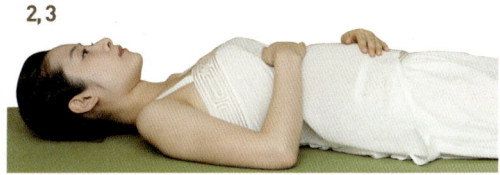

2,3

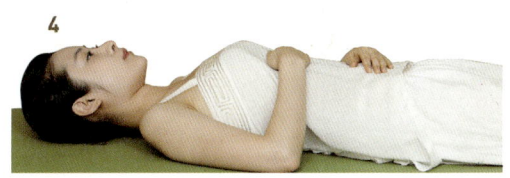

4

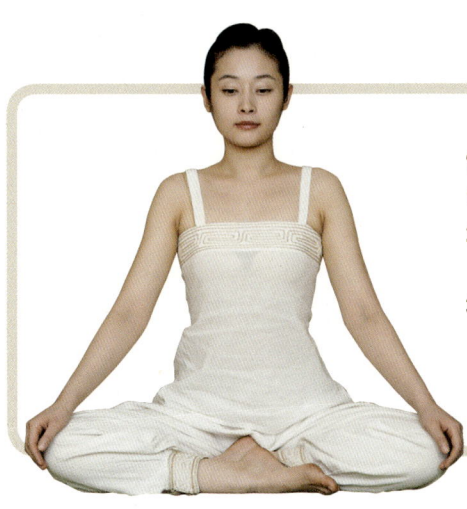

앉아서 실시하는 경우
1 가부좌 자세로 앉아 눈을 감고 마음을 고요히 한다.
2 양손 엄지와 인지 사이를 껴서 오른손이 안쪽으로 하고
  왼손을 그 위에 겹쳐서 손바닥을 배꼽 아래 단전 부위에 가볍게 갖다 댄다.
3 누워서 할 때와 같은 방법으로 코로 숨을 깊이 들이쉬면서
  아랫배를 자연스럽게 내밀고 입으로 숨을 길게 내쉬면서
  아랫배가 들어가도록 한다.

내장 기능을 향상시키는 복부마사지

배에 군살이 있거나 탄력이 없어 축 늘어진 것은 내장 기능의 전형적인 노화현상이다. 이와 같은 현상은 위와 장이 활력을 잃었거나 간장, 신장 등이 비대해져서 제 기능을 발휘하지 못한 결과이다. 소화기관이 기능을 충실히 해 낼 수 있도록 내적 환경을 바르게 해 주는 것이 필요하다. '복부 문지르기 → 복부 지압 → 복부 문지르기' 순서로 하루에 두 번, 기상 직후와 취침 전에 하면 장기능이 활력을 되찾아 변비를 해소하고 숙변이 쌓이지 않도록 해 주며 혈액순환을 원활하게 하고 신진대사를 순조롭게 한다.

복부 지압

1 복부 문지르기에 이어 곧바로 실시한다.
2 양쪽 손가락 등 부분을 서로 맞대어 명치에 갖다 댄다.
3 숨을 입으로 길게 내쉬면서 호흡에 맞추어 지그시 눌러 준다.
4 코로 숨을 들이쉬면서 손을 떼어 그 밑으로 이동하여 지압할 준비를 하고 숨을 입으로 길게 내쉬면서 호흡에 맞추어 지그시 눌러 준다.
5 3~4의 동작을 자리를 이동하며 실시한다.
   명치에서부터 시작하여 아래로 내려와 치골까지 이동한 다음 시계 방향으로 원을 형성하며 한 바퀴 운행을 하도록 한다.
   이를 1회로 하여 3회 실시한다.

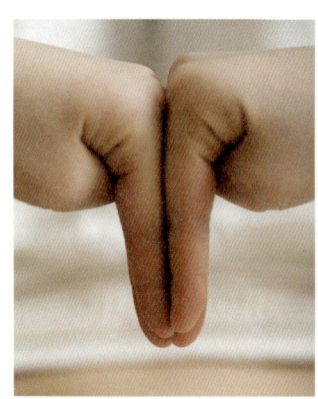 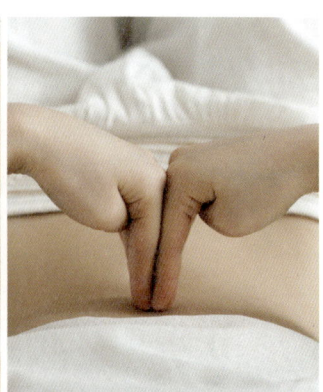

※ ※ ※

웃옷을 젖히고 맨살에 실시한다. 복부 문지르기를 할 때 손바닥에 힘을 주어 내장에 부드러운 자극이 미치게 한다. 지압을 할 때에는 압통이 너무 강하지 않도록 한다. 누르는 강도는 통증이 일어나기 바로 전 단계까지로 제한한다. 앉아서도 할 수 있지만 누워서 실시하는 것이 효과가 좋다. 무릎을 세워야 복부가 긴장하지 않은 상태에서 부드럽게 실시할 수 있다. 임신 기간이나 생리 기간에는 복부 문지르기만 가볍게 하도록 한다. 맹장이나 위장 수술을 한 경우에도 복부 문지르기만 한다. 문지르거나 지압을 할 때 기분이 좋을 정도로 해 주는 것이 요령이다.

복부 문지르기

1 바닥에 편안히 누워 마음을 고요히 한다.
2 양 발을 어깨 넓이로 벌리고 양 무릎도 어깨 넓이로 벌려 세운다.
3 양 손바닥을 36회 비벼서 따뜻하게 한다.
4 오른 손바닥을 배꼽 위에 갖다 대고 그 위에 왼 손바닥을 포개어 겹친다.
5 배꼽을 중심으로 원을 시계 방향으로 작게 그리다가 점점 크게 하여 36회전을 한다.
　위로는 명치 끝, 아래로 치골, 양 옆으로는 늑골 부위까지 천천히 원을 그리면서 실시한다.

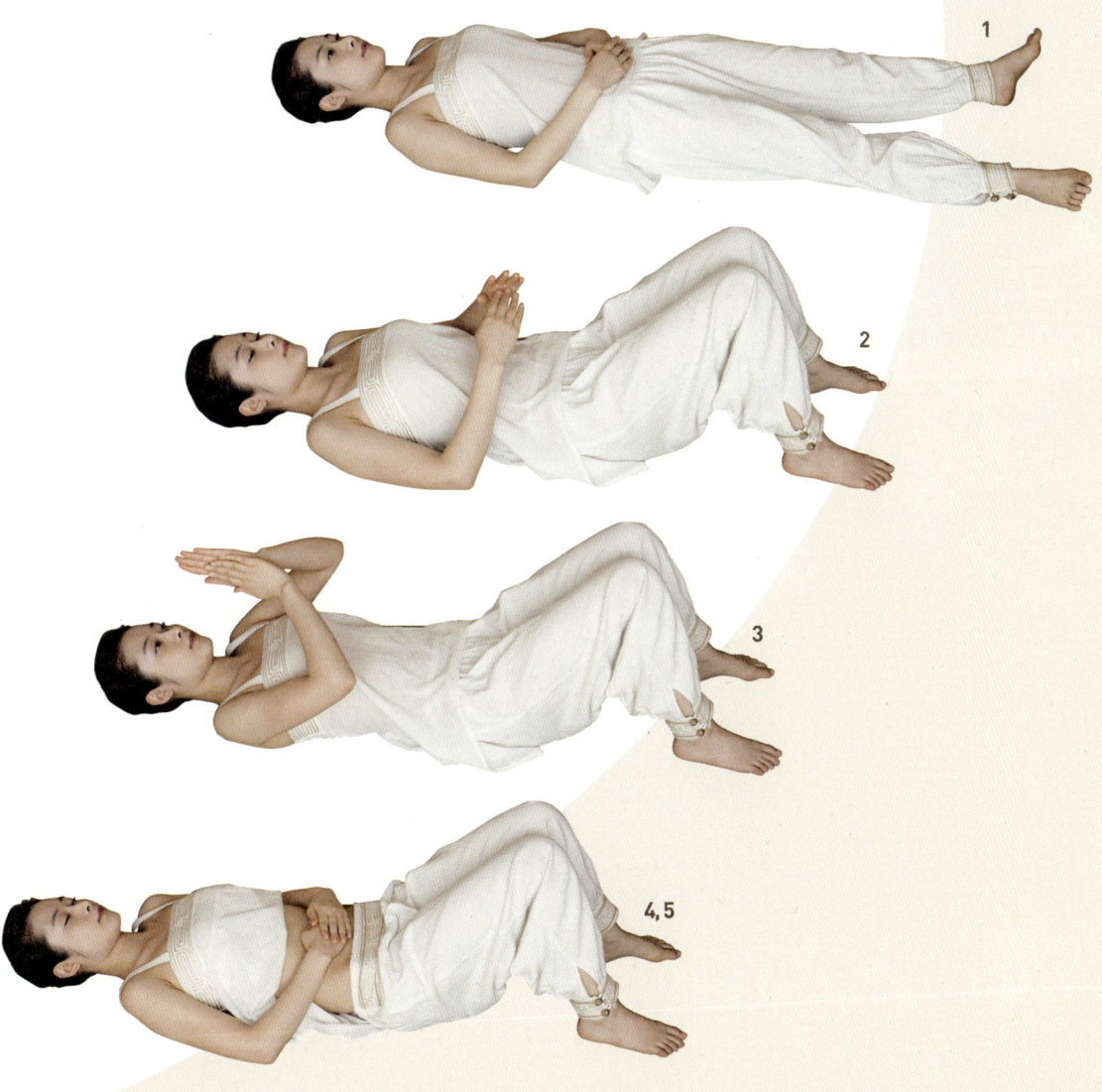

척추를 이완시키는 자세

잠자고 있던 신경과 관절이 깨어나 활성화되는 동작이다. 직립생활을 하는 인간은 중력의 영향으로 몸에 눌림 현상이 일어나 척추 33마디가 늘 긴장하고 스트레스에 노출되어 있다. 몸을 아름답게 가꾸려면 지나친 신체적인 스트레스로부터 벗어나는 것이 필요하다. 이 자세는 몸의 앞쪽을 흐르는 임맥을 열어 주어 척추신경을 활성화시키고 구부정한 자세를 펴 줌으로써 내장기관의 긴장을 풀고 장기에 활력을 불어넣어 준다. 또한 가슴과 늑골을 늘려 늑골 사이에 있는 탁한 기운을 몸 밖으로 배출시키고 폐활량을 높여 산소를 체내로 끌어들이는 능력을 향상시킨다.

1 바닥에 편안히 누워 양 손을 겹쳐서 배 위에 가볍게 올려놓고 마음을 고요히 한다.
2 두 발을 붙이고 두 손을 깍지 껴서 손바닥이 머리에 닿도록 한다.
3 숨을 입으로 길게 내쉬면서 깍지 낀 손을 뒤집어 머리 위쪽으로 뻗어 주고
  두 발끝도 쭉 뻗어 주어 온 몸을 바닥과 일직선이 되게 한다.
4 코로 숨을 들이쉬면서 2의 원래 상태로 돌아온다.
5 이를 9회 반복 실시한다.

※ ✦ ✧ ✦
척추에 의식을 집중시켜 몸이 수축하고 이완하는 것을 세밀히 관찰하도록 한다.
호흡이 제대로 이루어지도록 의식을 집중한다.
회를 거듭하면서 몸을 충분히 더욱 강하게 쭉 늘려 준다.

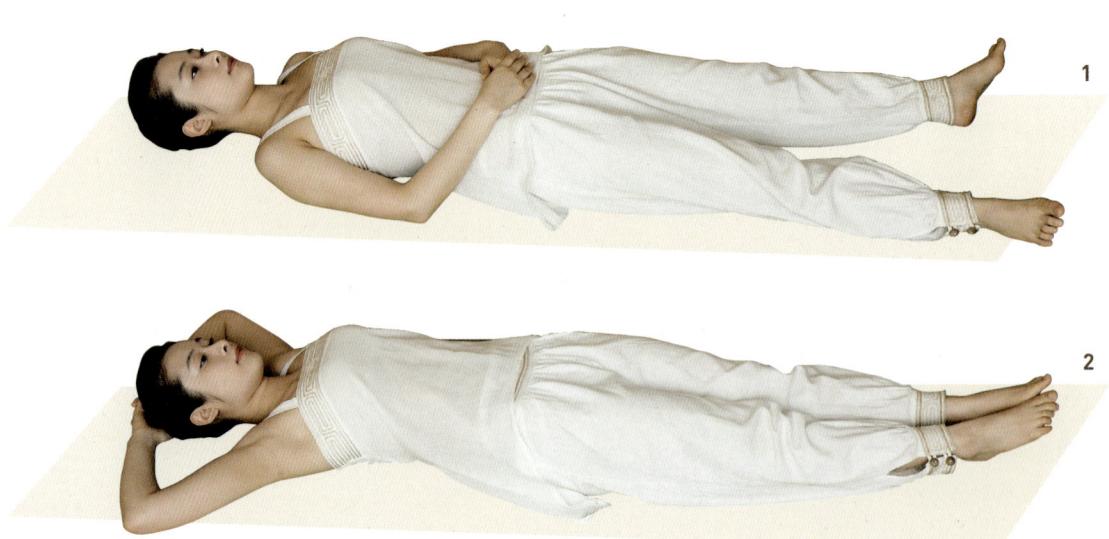

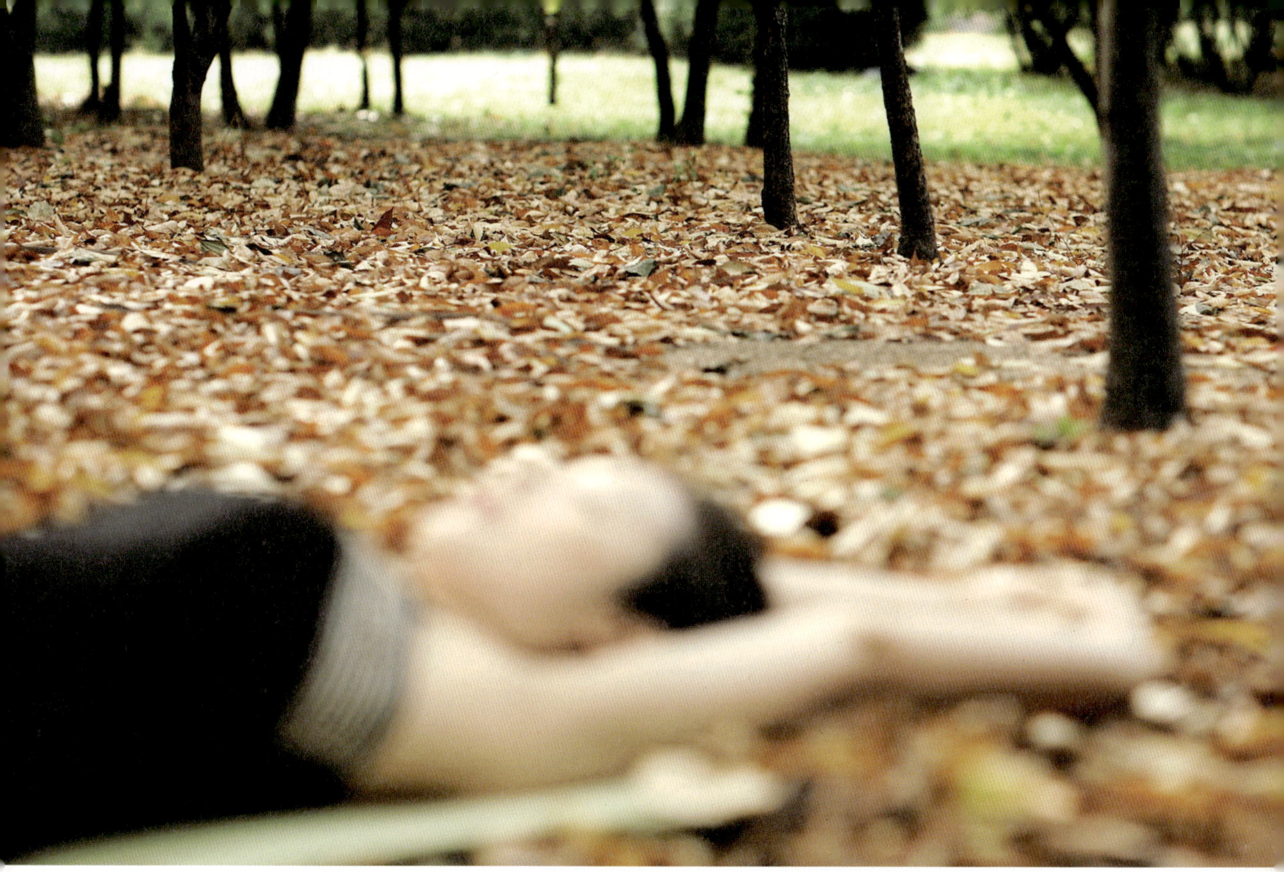

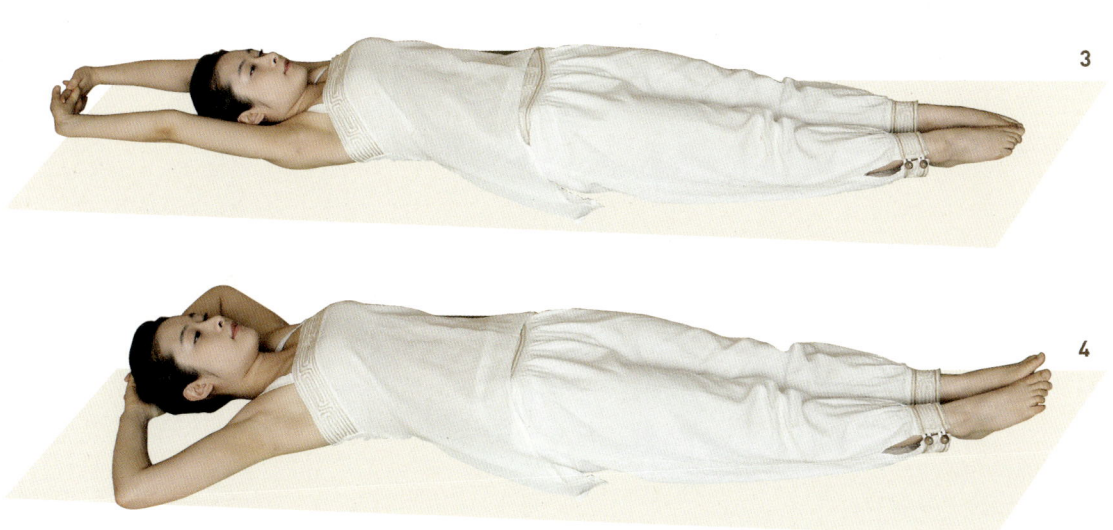

척추를 교정하는 자세

직립 생활은 내장을 아래로 눌러 배설기의 기능을 약화시킨다. 배설 기능이 약화되면 체내의 노폐물이 순조롭게 배출이 되지 않아 부종이 생기고 하복부 주위에 지방이 축적된다. 또한 복부에서 혈액이 정체되어 냉증의 원인이 되기도 한다. 이러한 현상들은 건강과 아름다움을 해치는 원인이 되므로 해소시키는 동작이 필요하다. 이 요가 자세는 신장과 방광을 자극하여 수분의 배출을 용이하게 하고 허리에 적절한 자극을 주어 허리를 날씬하게 해 준다. 또한 척추의 긴장을 풀어 주고 척추의 어긋난 부분을 바로 잡아 준다. 요통, 좌골신경통 등 허리 관련 질환을 예방, 치료하는 효과가 크며 경추의 이상을 바로잡아 얼굴과 팔, 어깨로 흐르는 신경을 조화롭게 해 준다.

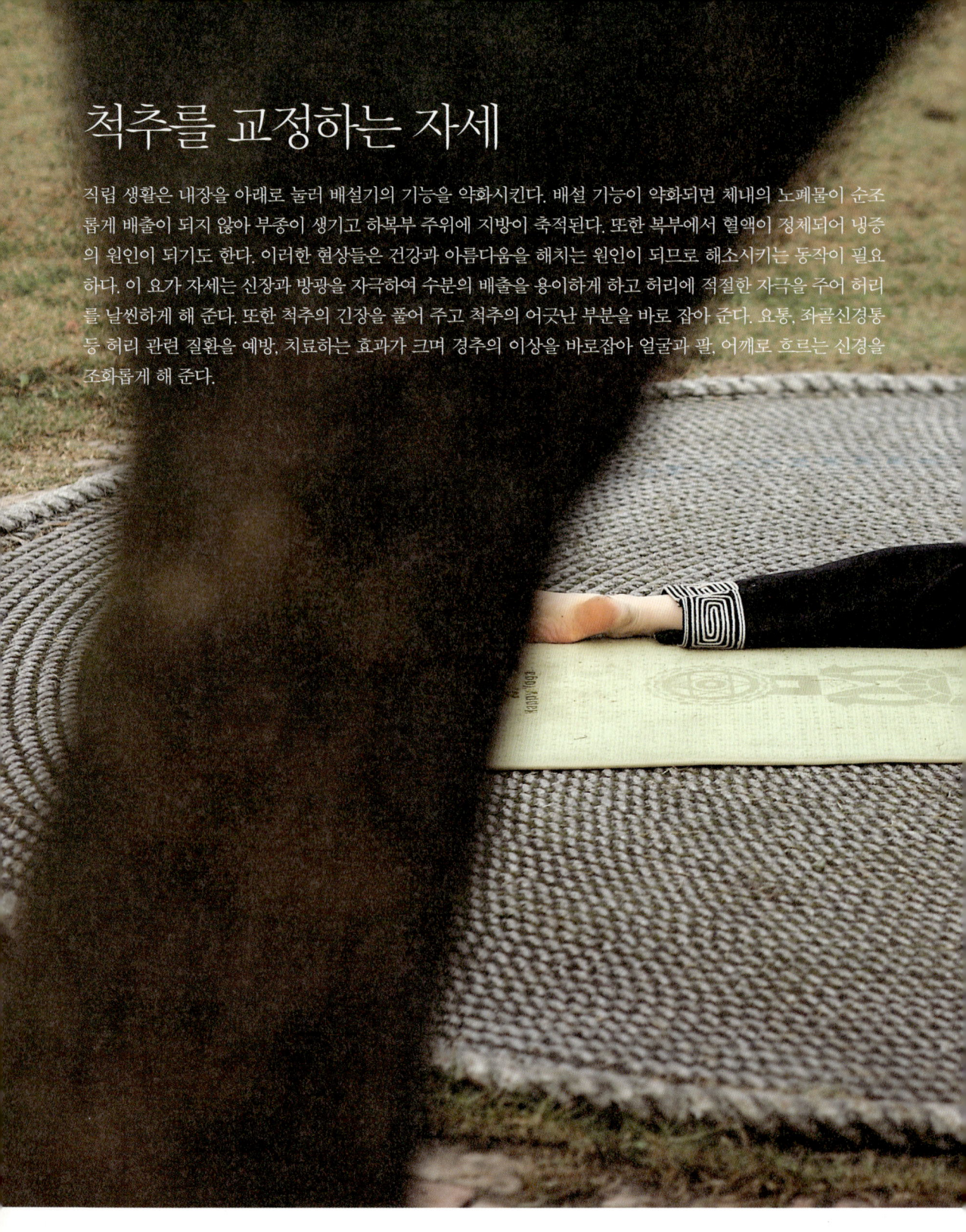

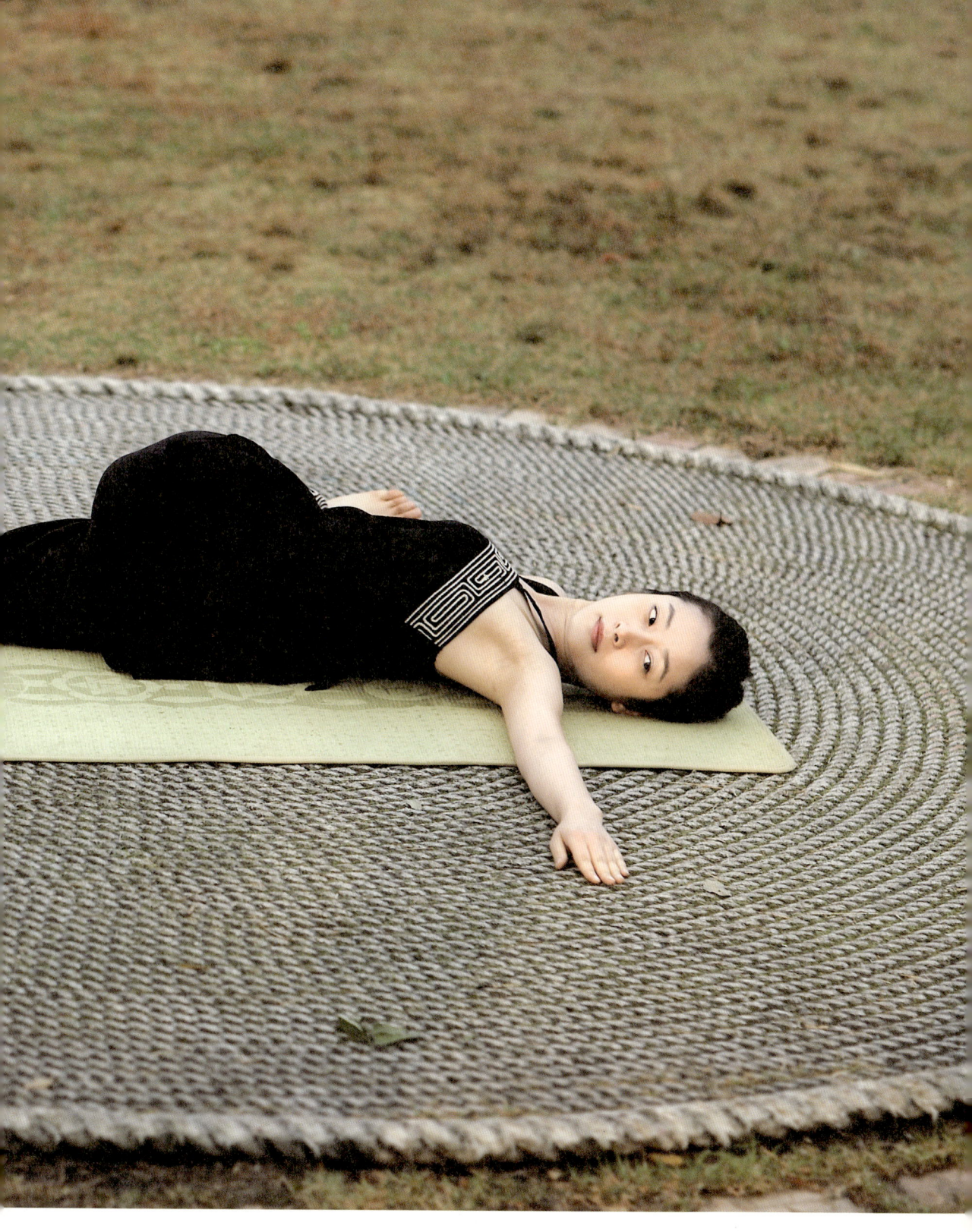

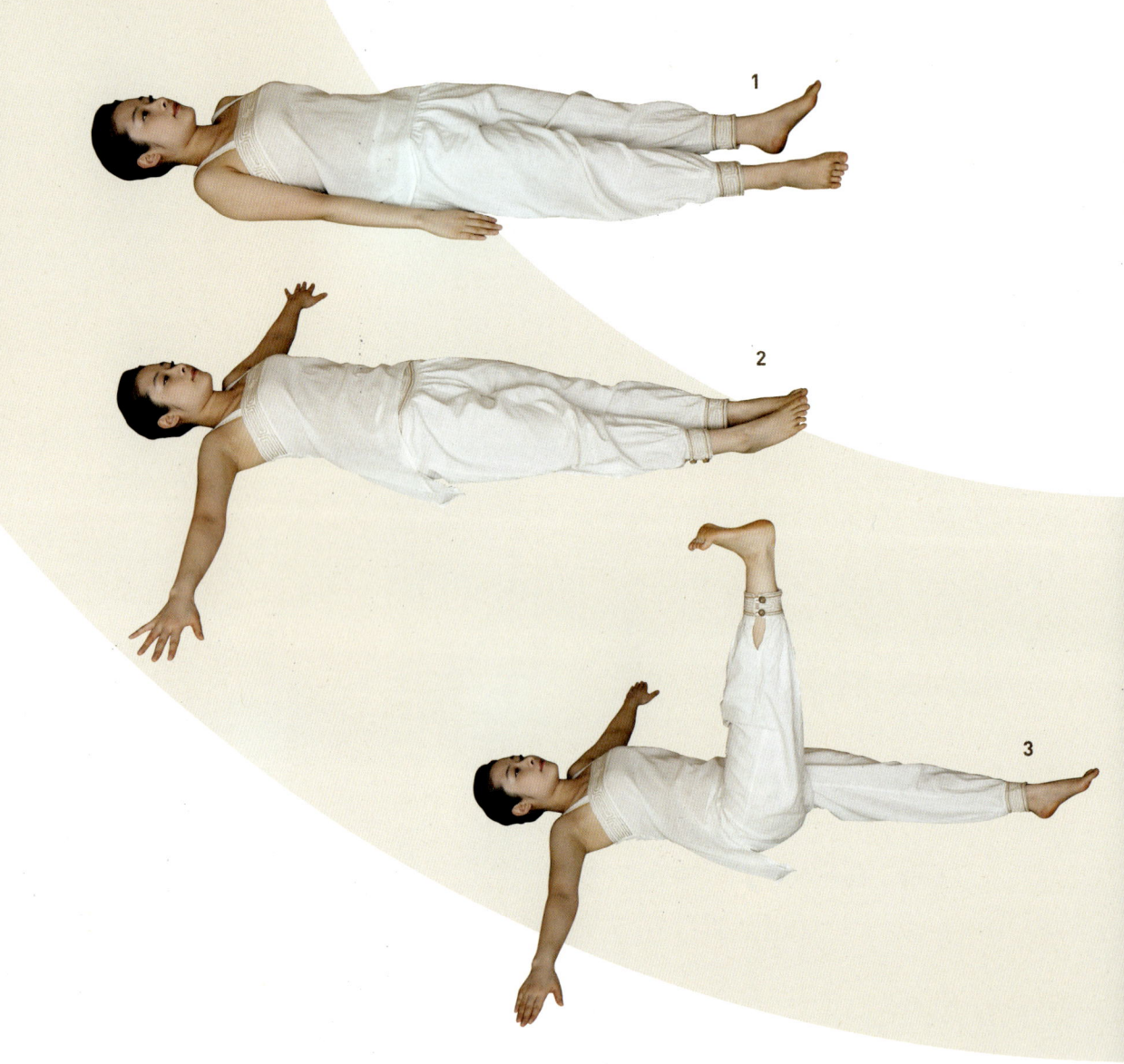

1 바닥에 편안히 누워 두 손을 몸 양옆에 가지런히 놓고 호흡을 조절한다.
2 두 발을 붙이고 두 팔을 양쪽으로 넓게 벌려 손바닥이 바닥에 닿도록 한다.
3 숨을 들이쉬면서 오른 발을 수직으로 들어 올리고 발끝을 몸쪽으로 당겨 준다.
4 숨을 내쉬면서 오른 발을 왼쪽 바닥으로 넘기고 동시에 고개는 오른쪽으로 최대한 돌린다.
  이때 두 팔과 어깨가 바닥에서 떨어지지 않도록 하고 넘긴 발은 최대한 손에 가깝게 갖다 댄다.
5 숨을 들이쉬면서 3의 자세로 돌아온다.
6 숨을 내쉬면서 2의 자세로 돌아온다.
7 발을 바꾸어 같은 방법으로 실시한다. 이 동작을 좌우 교대로 각각 6회 반복 실시한다.

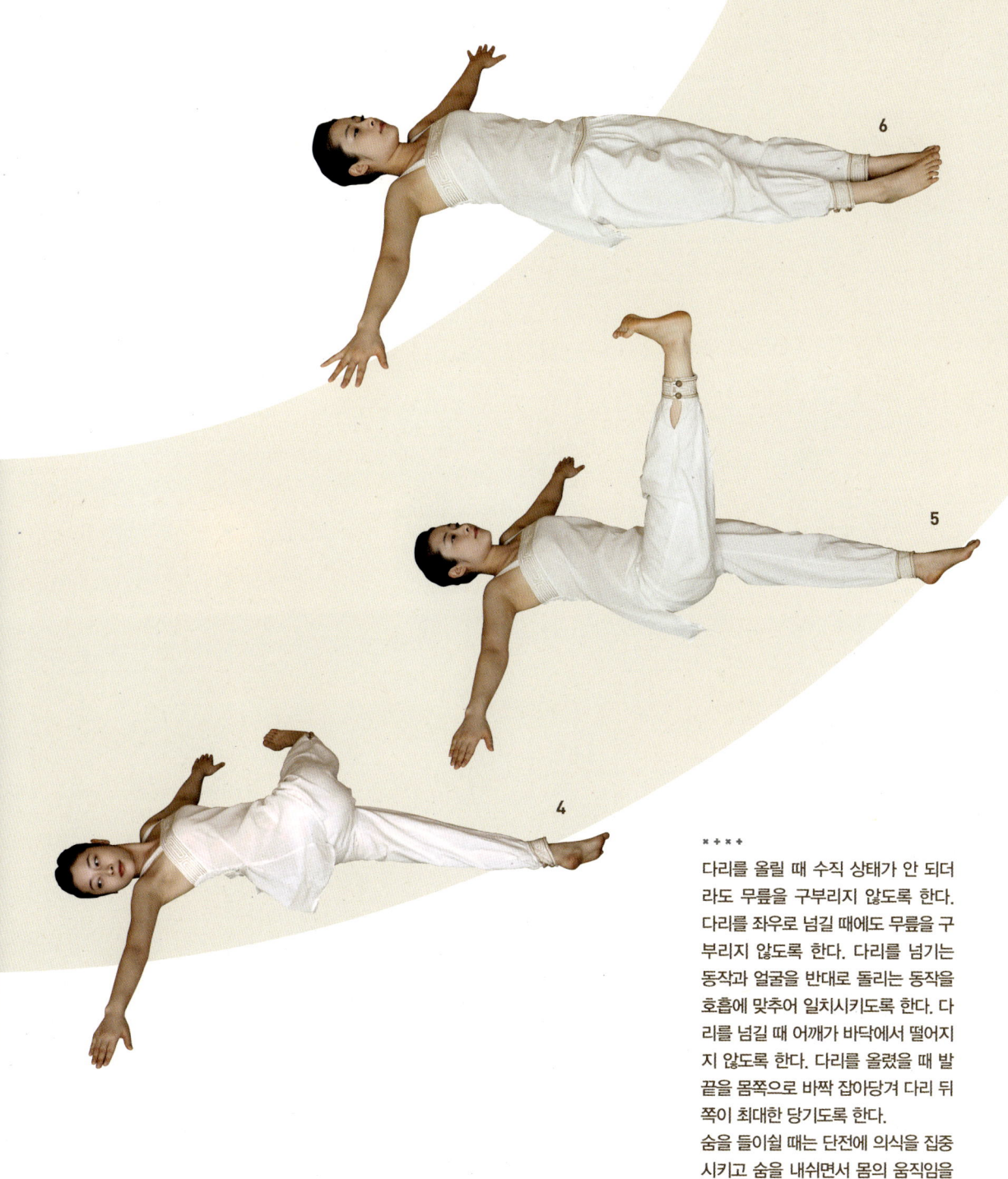

✱✱✱✱
다리를 올릴 때 수직 상태가 안 되더라도 무릎을 구부리지 않도록 한다. 다리를 좌우로 넘길 때에도 무릎을 구부리지 않도록 한다. 다리를 넘기는 동작과 얼굴을 반대로 돌리는 동작을 호흡에 맞추어 일치시키도록 한다. 다리를 넘길 때 어깨가 바닥에서 떨어지지 않도록 한다. 다리를 올렸을 때 발끝을 몸쪽으로 바짝 잡아당겨 다리 뒤쪽이 최대한 당기도록 한다.
숨을 들이쉴 때는 단전에 의식을 집중시키고 숨을 내쉬면서 몸의 움직임을 고요하게 바라본다.

틀어진 골반을 바로 잡는 자세

몸을 아름답게 가꾸려면 무엇보다도 골반을 중심으로 한 바른 자세가 가장 중요하다. 이 자세는 골반의 이상을 가장 쉽게 알 수 있는 자세이다. 좌우 양쪽 중에서 불편을 느끼는 방향을 잘 관찰하여 동작이 잘 안 되는 쪽을 더 많이 실시하도록 한다.

이 요가 자세는 신장과 방광의 기능을 향상시켜 수분대사를 원활하게 하고 골반과 요추를 교정하여 요통과 좌골신경통을 해소시킨다. 허리를 날씬하게 하고 몸의 옆선을 아름답게 만들 뿐만 아니라 장 기능에 활력을 주고 변비를 해소한다. 또한 경추를 교정하고 피부를 활기 있게 해 준다.

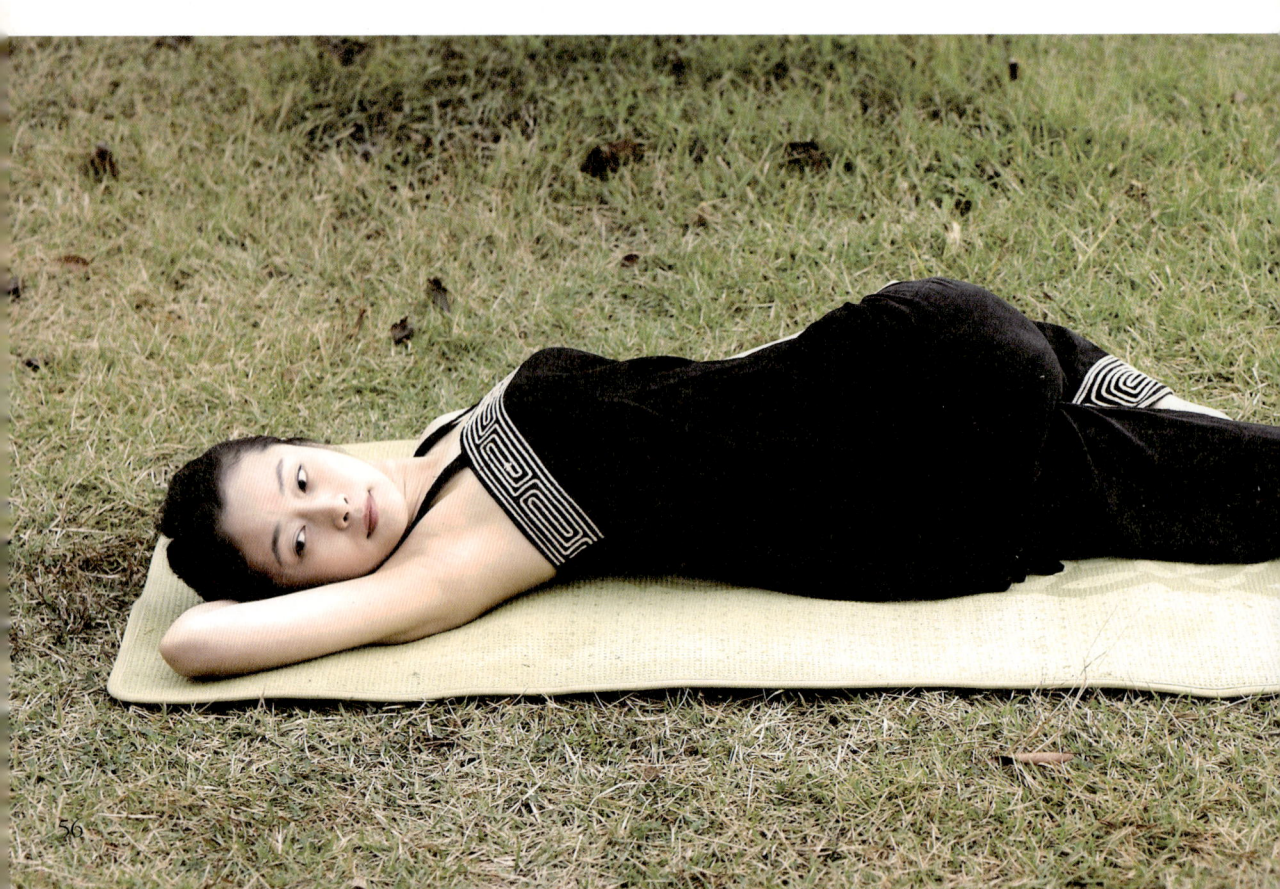

몸의 좌우대칭을 바르게 유지시키는 자세

합장을 하면 마음의 번잡함이 사라지고 흐트러진 기운이 모아져 에너지가 몸의 좌우에 골고루 분배된다. 합장은 자기 자신의 내면을 주시하는 지극히 고요한 수련이다. 이 요가 자세는 앞뒤로 틀어진 골반을 교정하고 팔, 다리의 근육과 관절, 신경을 바르게 하여 좌우 대칭의 균형을 이루게 한다. 몸과 팔, 다리 전반에 걸쳐 긴장과 이완을 반복함으로써 혈액순환이 활발해지고 부드러우면서도 강인한 체력을 길러 준다. 여성의 생리적인 질병에 큰 효과가 있어 산모가 순산을 할 수 있도록 도와주는 임산부 체조로도 적합하다. 다만 무리하지 말고 합척한 다리가 바닥에 닿도록 하여 부드럽게 실시한다. 이 외에 복부 근육의 수축과 이완을 반복함으로써 배의 군살을 빼는 데 강력한 효과가 있으며 내장기능을 활성화하여 탄력 있는 몸매를 만들어 준다.

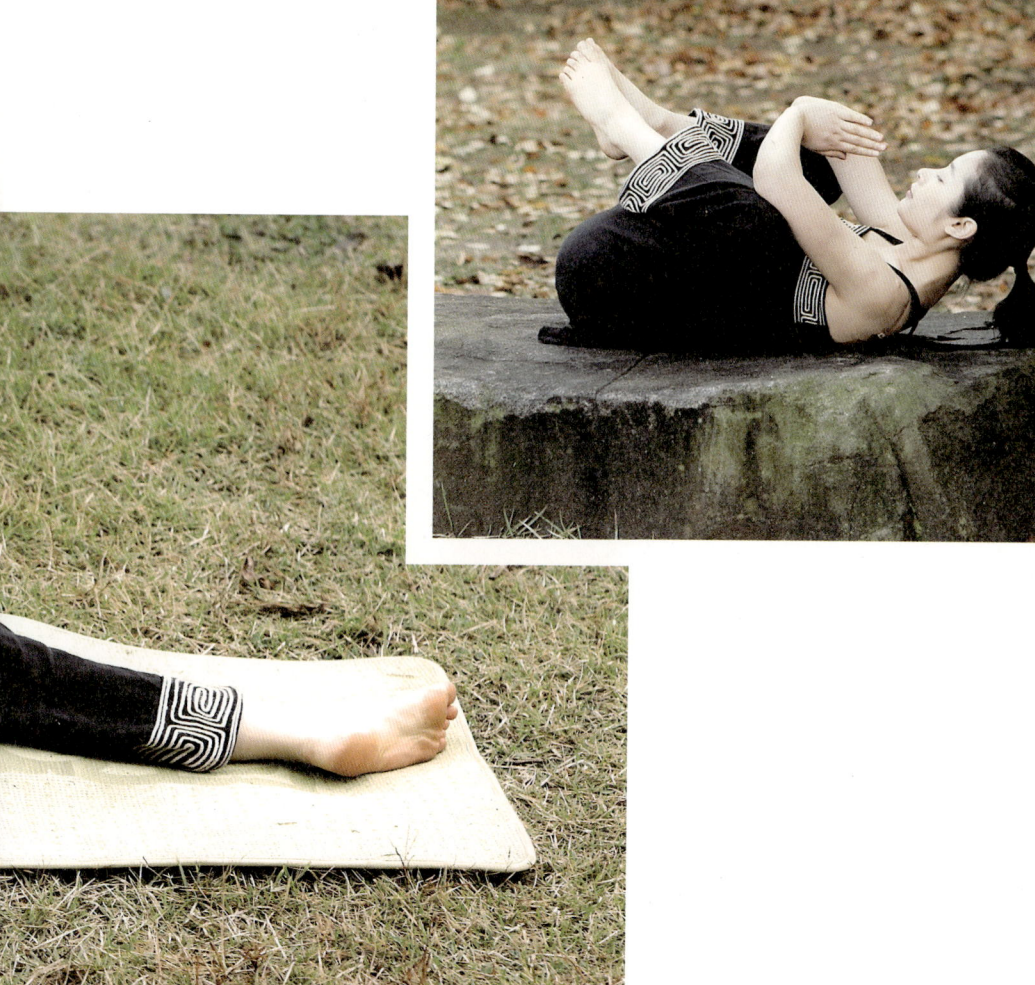

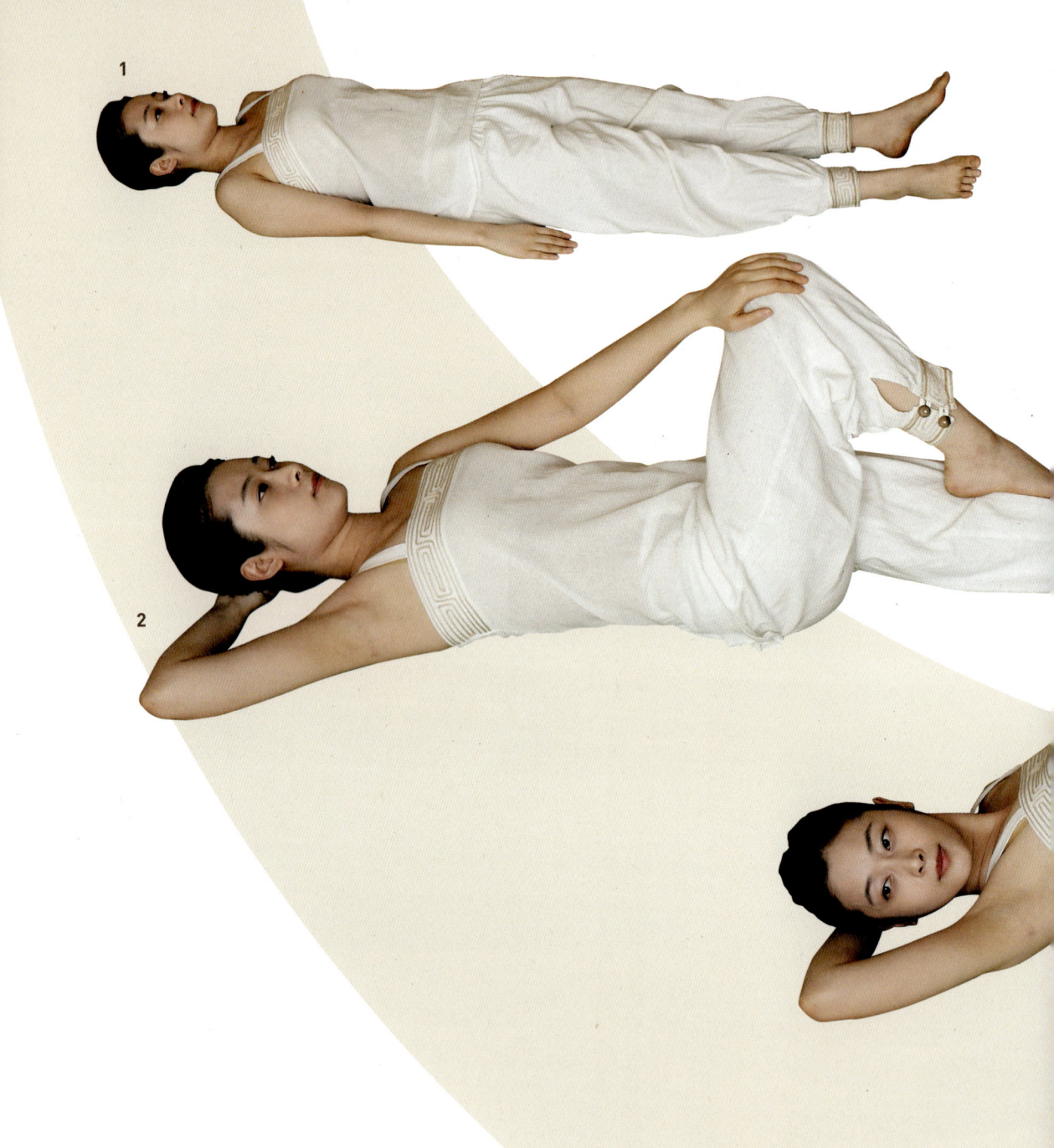

틀어진 골반을 바로 잡는 자세

1 바닥에 편히 누워 마음을 고요히 한다.
2 오른쪽 무릎을 세워서 왼쪽 무릎 위에 올려놓고 오른손은 팔꿈치를 구부려 머리 밑에 놓는다.
  왼손은 오른쪽 무릎 바깥쪽에 갖다 댄다.
3 숨을 내쉬면서 세워 준 다리를 왼쪽으로 넘기고 동시에 얼굴은 오른쪽으로 최대한 돌린다. 이때 어깨와 팔꿈치가 바닥에서 떨어지지 않도록 한다.
4 숨을 들이쉬면서 2의 자세로 돌아온다. 이 동작을 반복적으로 9회 실시한다.
5 반대쪽도 같은 방법으로 실시한다.

※ + ※ +

무릎이 바닥에 닿도록 넘기는 것보다 어깨와 팔꿈치가 바닥에 떨어지지 않도록 하는 것이 더 중요하다. 너무 강한 자극은 등의 결림을 유발할 수 있으므로 호흡에 맞추어 부드럽게 실시한다.

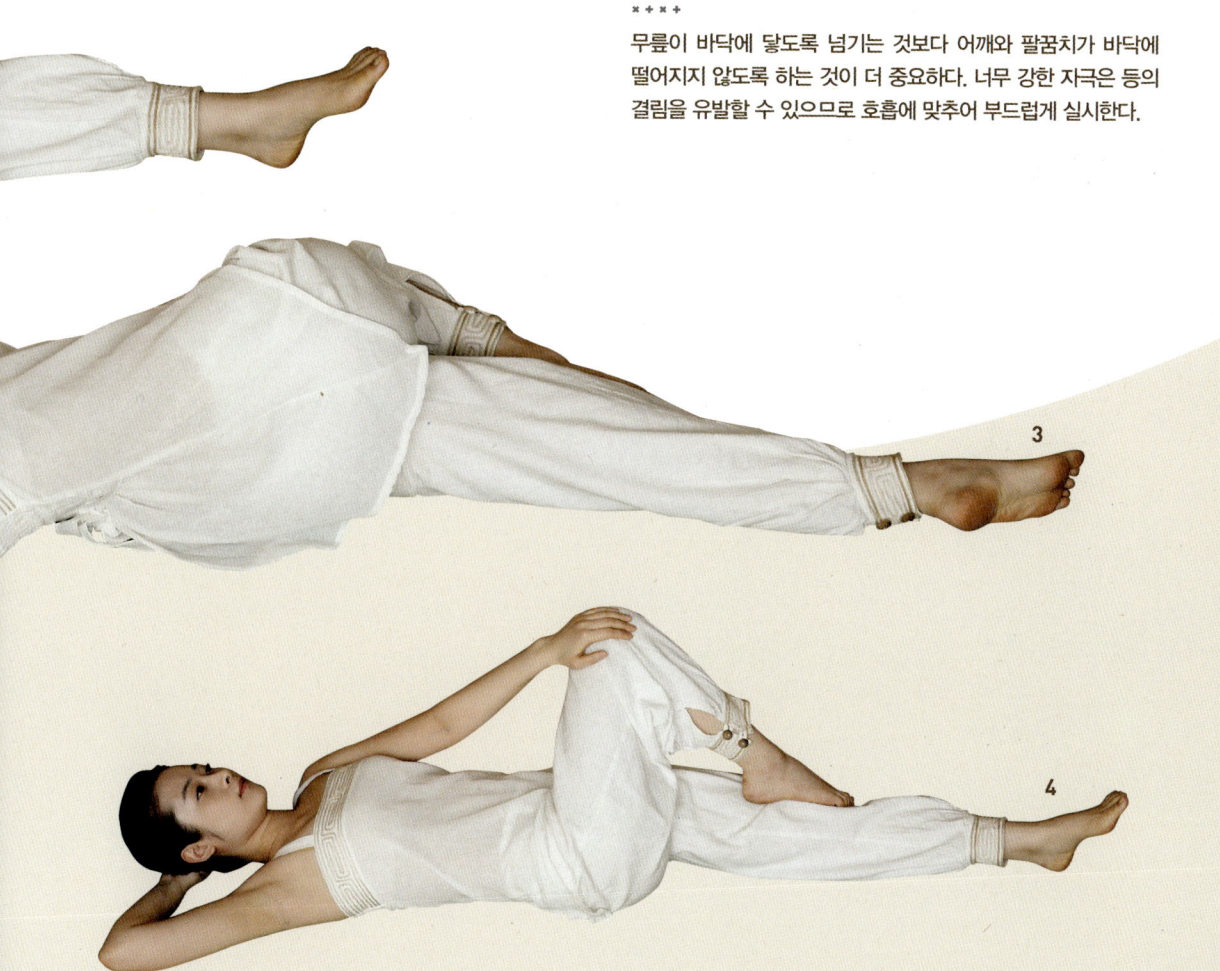

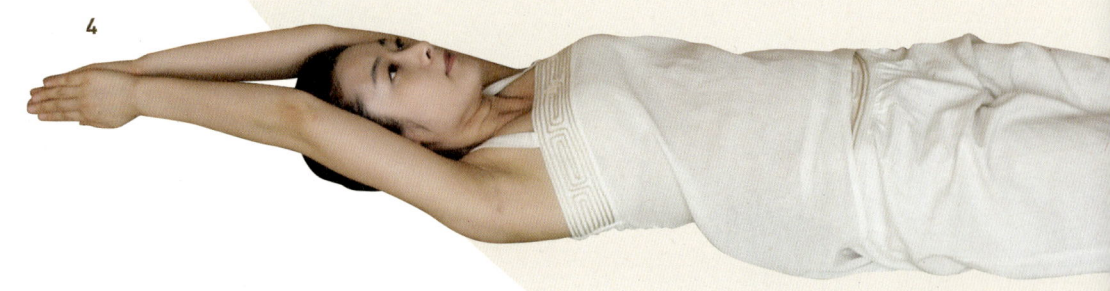

60

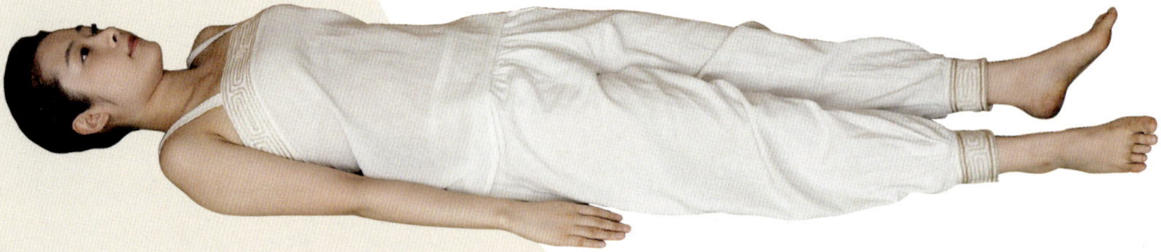

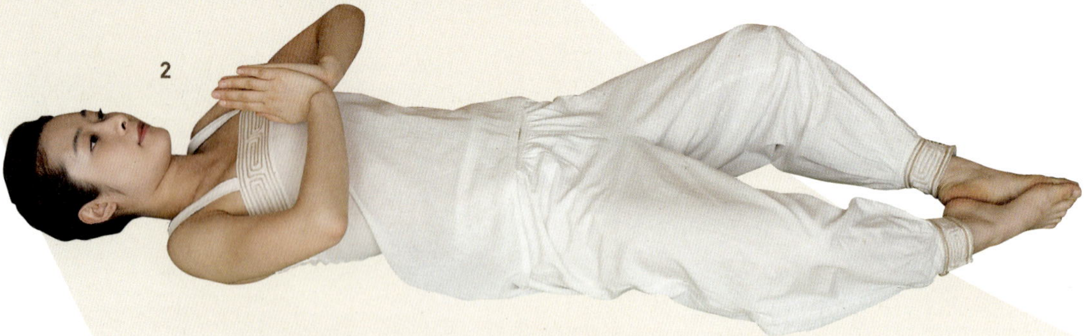

몸의 좌우대칭을 바르게 유지시키는 자세

1 바닥에 편안히 누워 마음을 고요히 한다.
2 두 손을 가슴에서 합장을 하고 무릎을 구부려 두 발바닥을 마주 붙여 합척을 한다.
3 숨을 들이쉬면서 몸을 둥글게 구부려 두 팔꿈치와 두 무릎이 서로 맞닿을 수 있도록 한다. 이때 두 무릎은 자연히 벌어진다.
4 숨을 내쉬면서 몸통과 팔, 다리를 바닥과 일직선이 되도록 쭉 뻗어 주되 팔과 다리는 바닥에 닿지 않는다.
5 숨을 들이쉬면서 3의 자세로 돌아온다. 이 동작을 반복적으로 9회 실시한다.

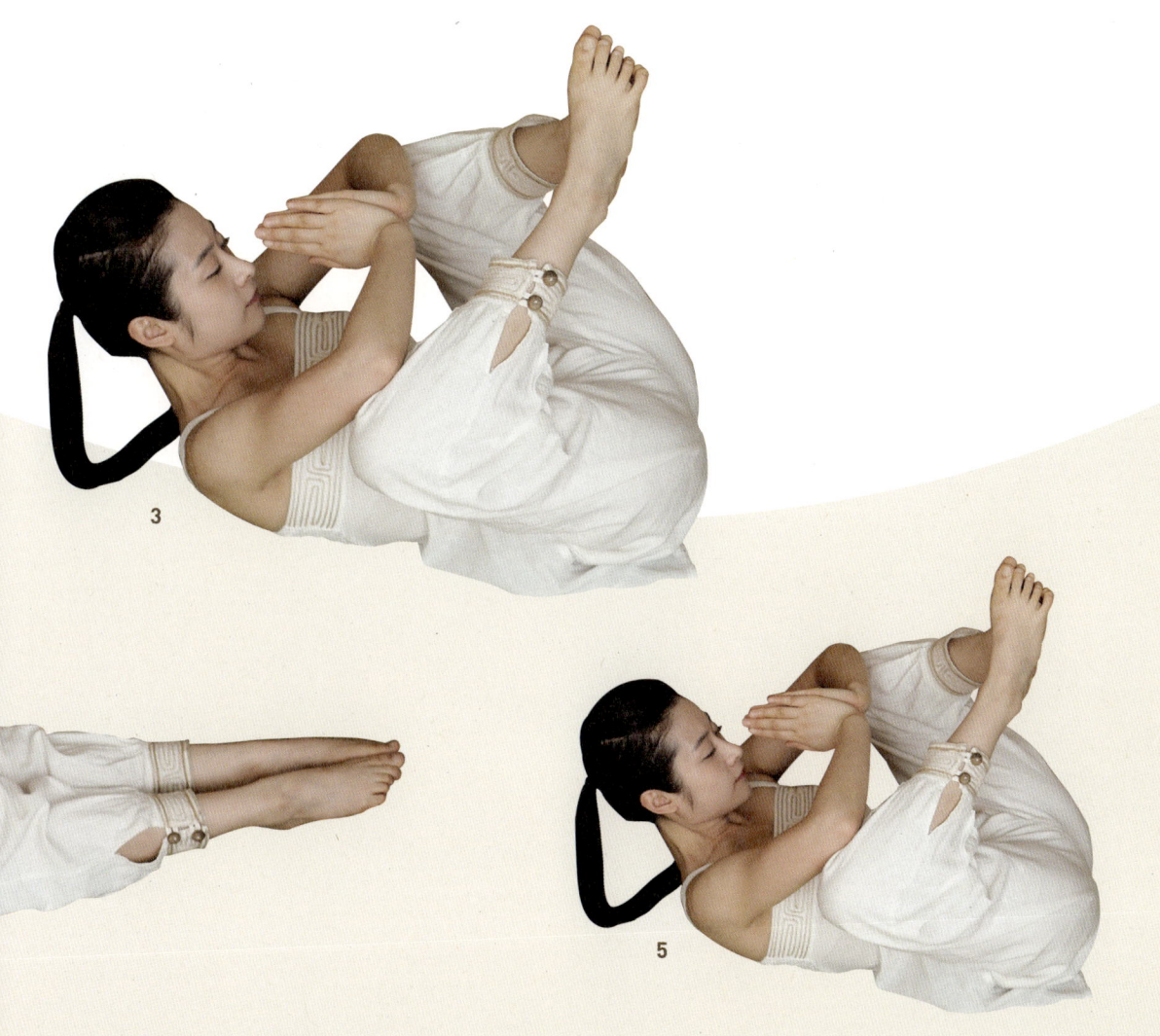

다리와 등허리를 아름답게 만드는 자세

몸의 균형을 유지하면서 유연성을 확보하는 것은 중요하다. 이 자세는 쉽지는 않지만 몸의 유연성을 기르고 몸을 바르게 하는데 효과가 탁월하다. 특히 팔다리의 기혈 순환을 원활하게 해 주고 몸의 옆구리를 아름답게 만든다. 또한 어깨와 등의 결림을 해소한다.

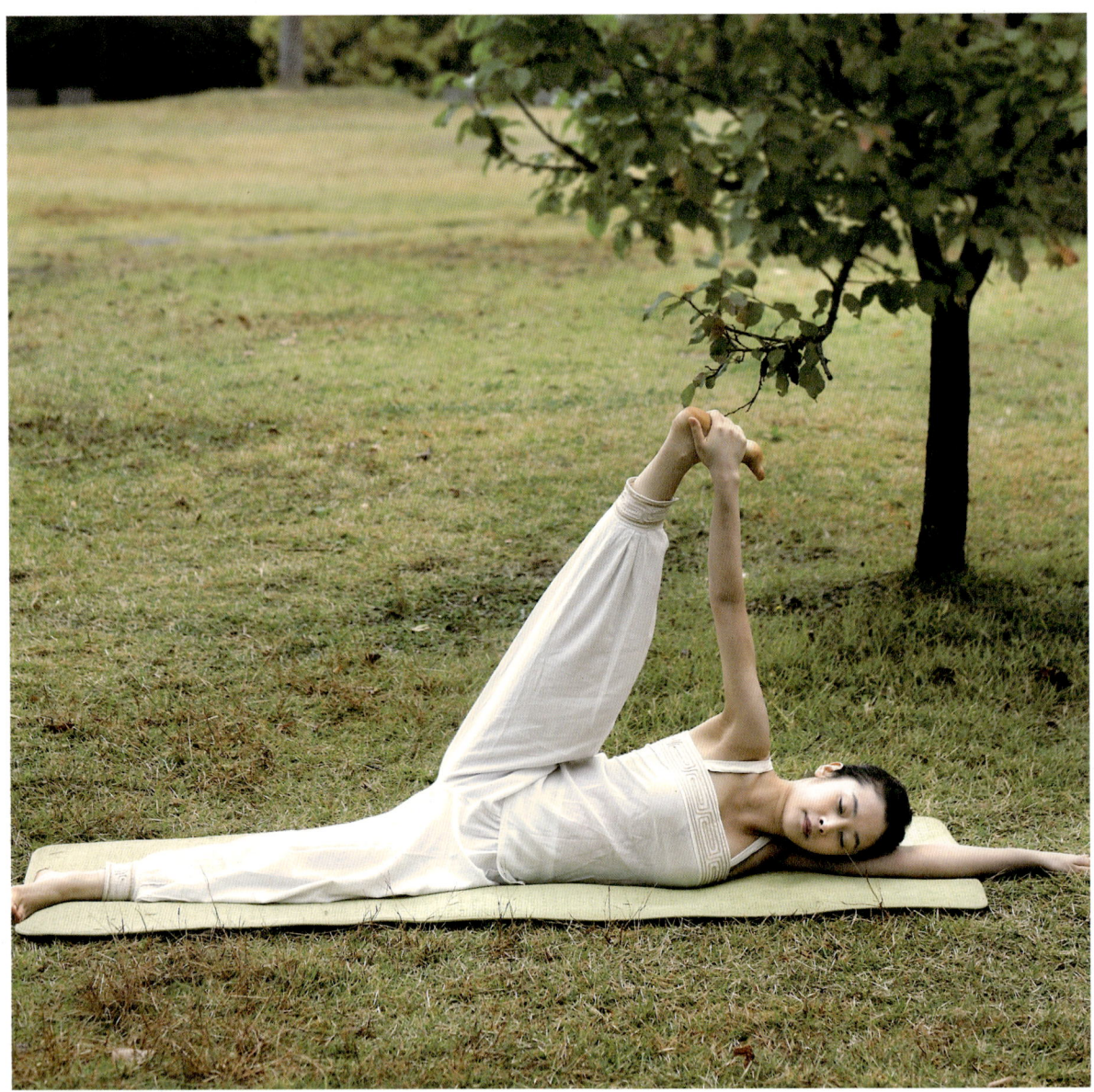

굽은 등을 펴 주는 자세

의식하지 않고 생활을 하다 보면 대개 등을 구부린 전굴 형태로 앉아 있게 된다. 이러한 잘못된 자세는 어깨 결림 및 이상 증상으로 이어진다. 바로 잡으려면 평상시와는 다르게 근육과 관절을 반대 방향으로 움직이는 자세를 취하는 것이 필요하다. 이 자세는 몸의 반복적인 수축과 이완으로 임맥과 독맥의 흐름이 잘 소통되어 허리를 강화시키고 신장 기능을 활성화시킨다. 하복부에 자극을 주어 장의 연동을 도와 소화기능을 좋게 하고 변비를 해소한다. 또한 고개를 뒤로 젖혀 목 앞부분에 자극을 줌으로써 갑상선 기능을 조절해 준다. 목감기, 천식, 기침, 편도선염, 임파선염, 후두염, 구내염에도 효과가 좋다. 가슴 근육을 발달시키고 앞으로 휜 어깨와 굽은 등을 교정한다.

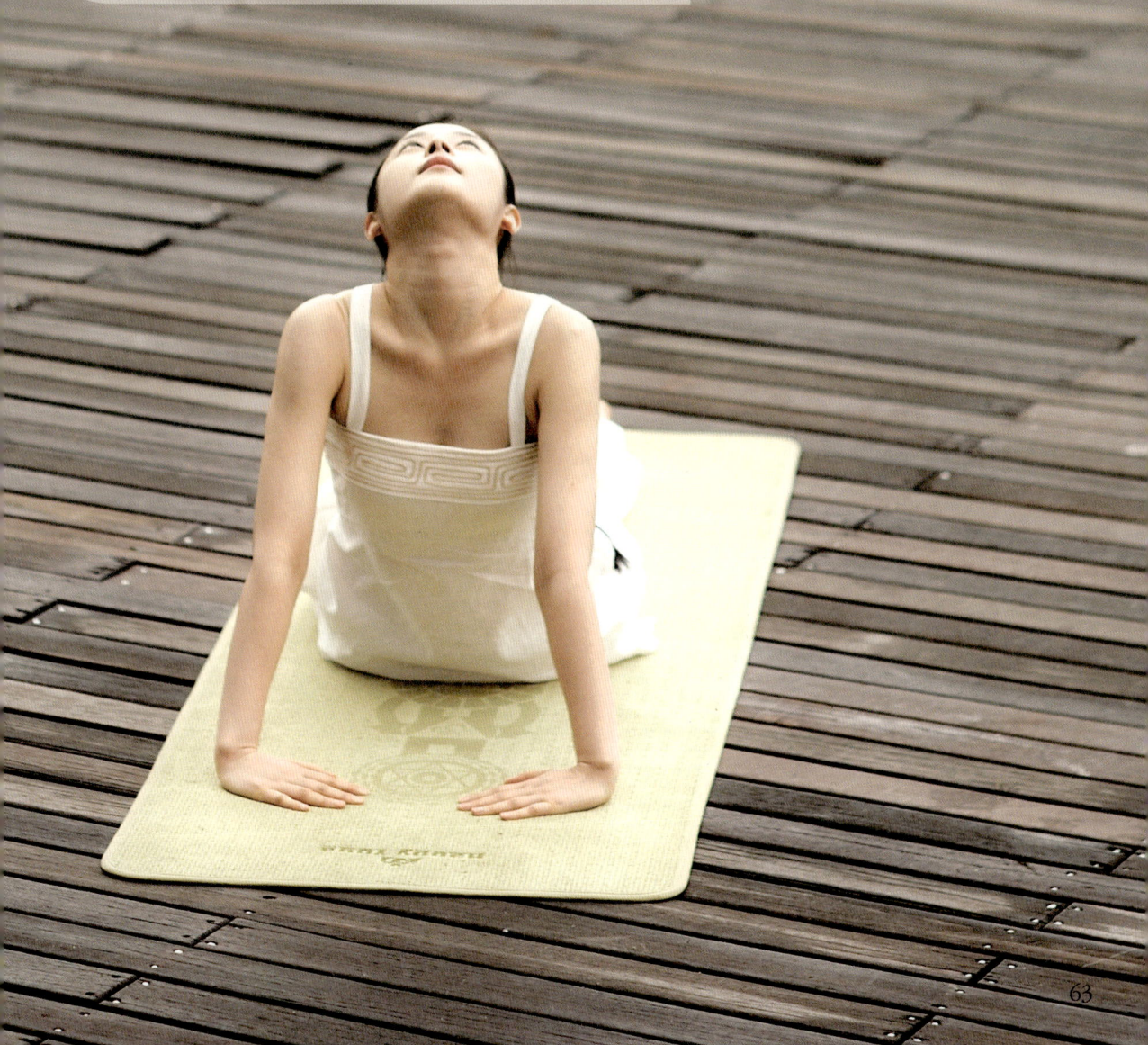

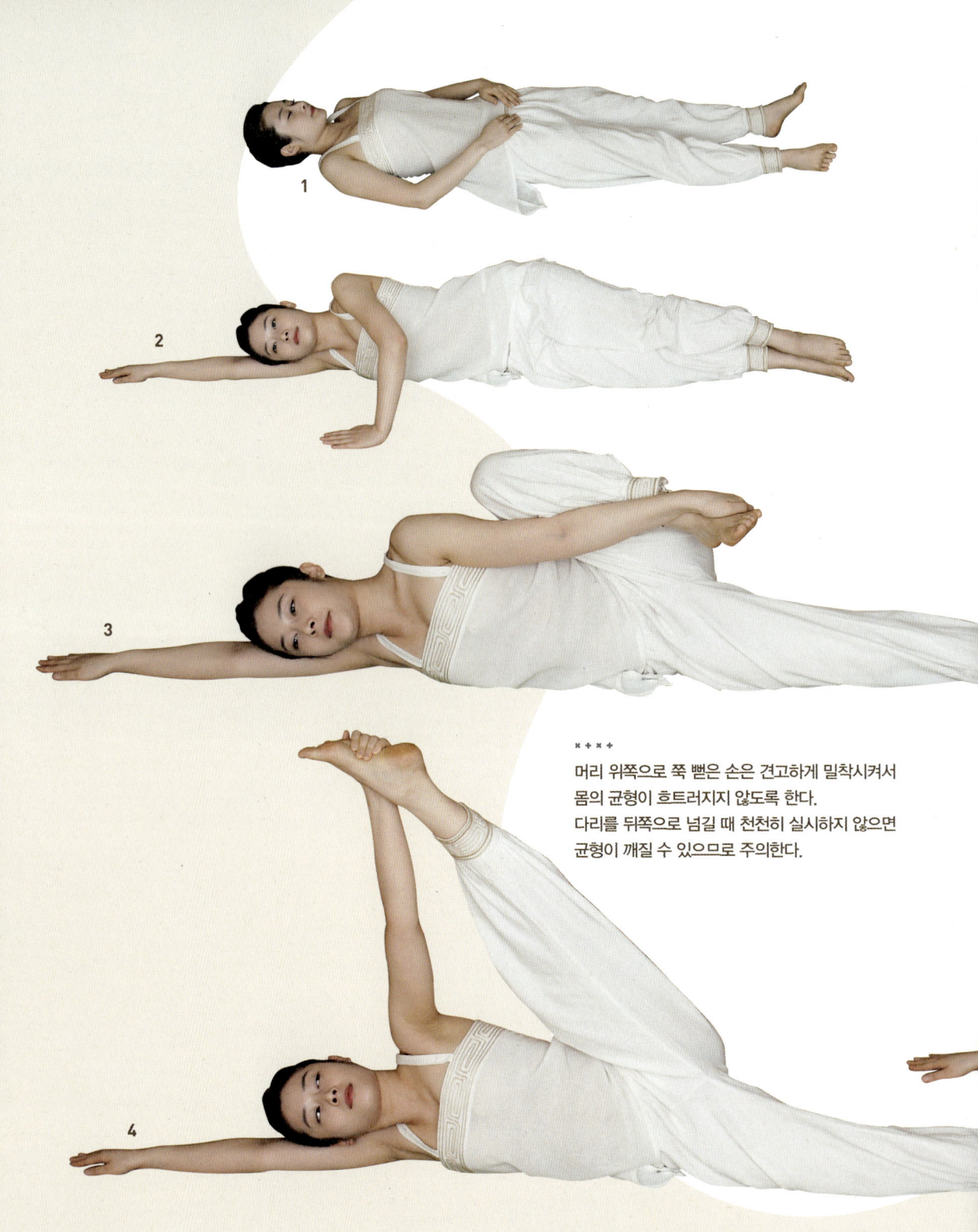

머리 위쪽으로 쭉 뻗은 손은 견고하게 밀착시켜서 몸의 균형이 흐트러지지 않도록 한다.
다리를 뒤쪽으로 넘길 때 천천히 실시하지 않으면 균형이 깨질 수 있으므로 주의한다.

다리와 등허리를 아름답게 만드는 자세

1 바닥에 편안히 누워 마음을 고요히 한다.
2 오른쪽으로 몸을 뉘어 오른 팔을 쭉 뻗어 손바닥이 바닥에 닿도록 한다.
3 숨을 들이쉬면서 왼손으로 왼쪽 다리를 감싸 쥔다.
4 숨을 내쉬면서 왼손으로 잡은 발을 하늘을 향하도록 쭉 뻗어 준다. 이때 시선은 뻗은 발끝을 향하도록 한다.
5 숨을 들이쉬면서 뻗었던 다리의 무릎이 가슴에 닿도록 구부려 준다.
6 숨을 내쉬면서 구부렸던 다리를 몸 뒤쪽으로 넘기고 얼굴도 왼쪽으로 최대한 돌린다.
7 숨을 들이쉬면서 3의 자세로 돌아온다. 이 동작을 6회 반복 실시한다.
8 같은 방법으로 반대 방향으로도 실시한다.

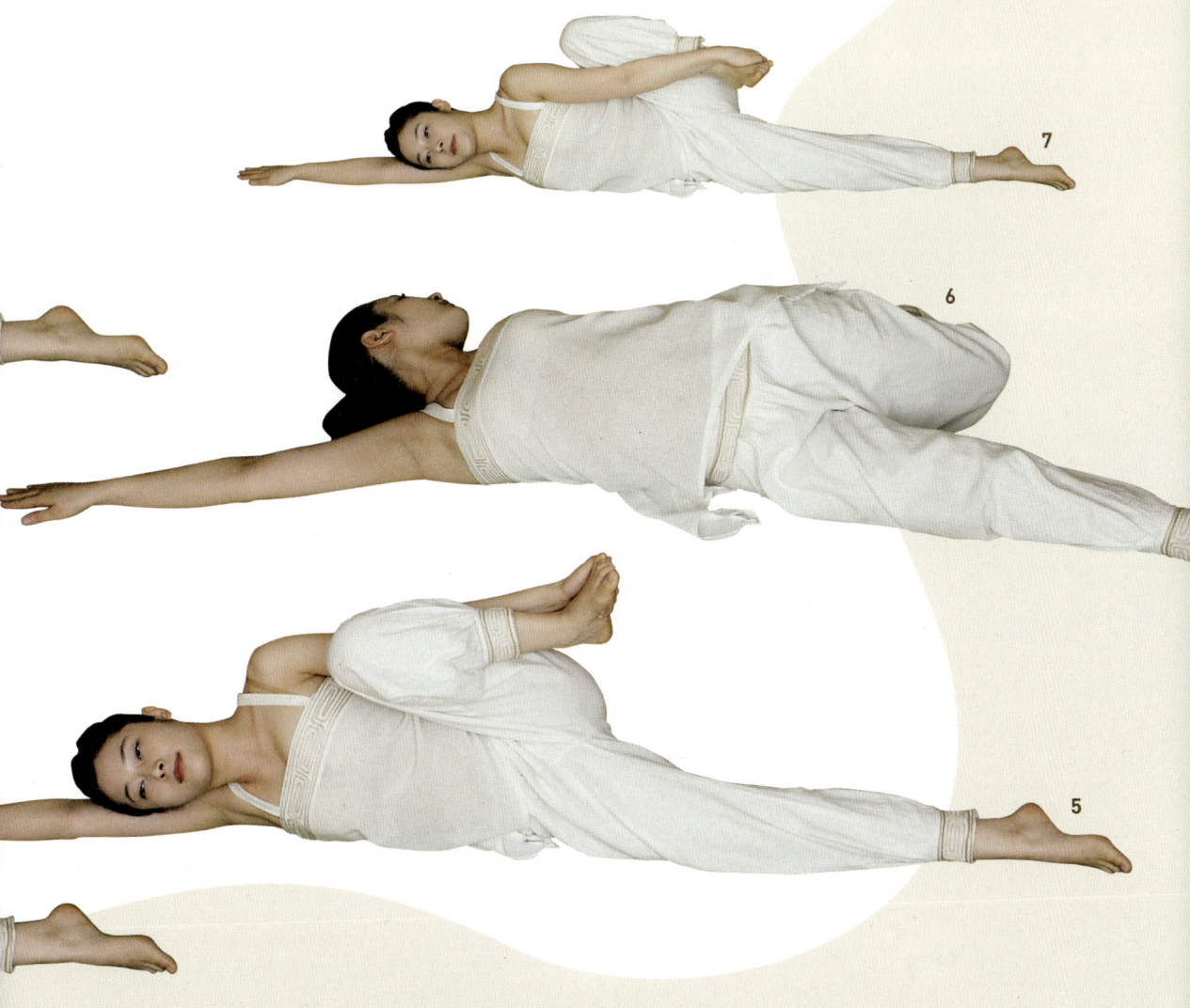

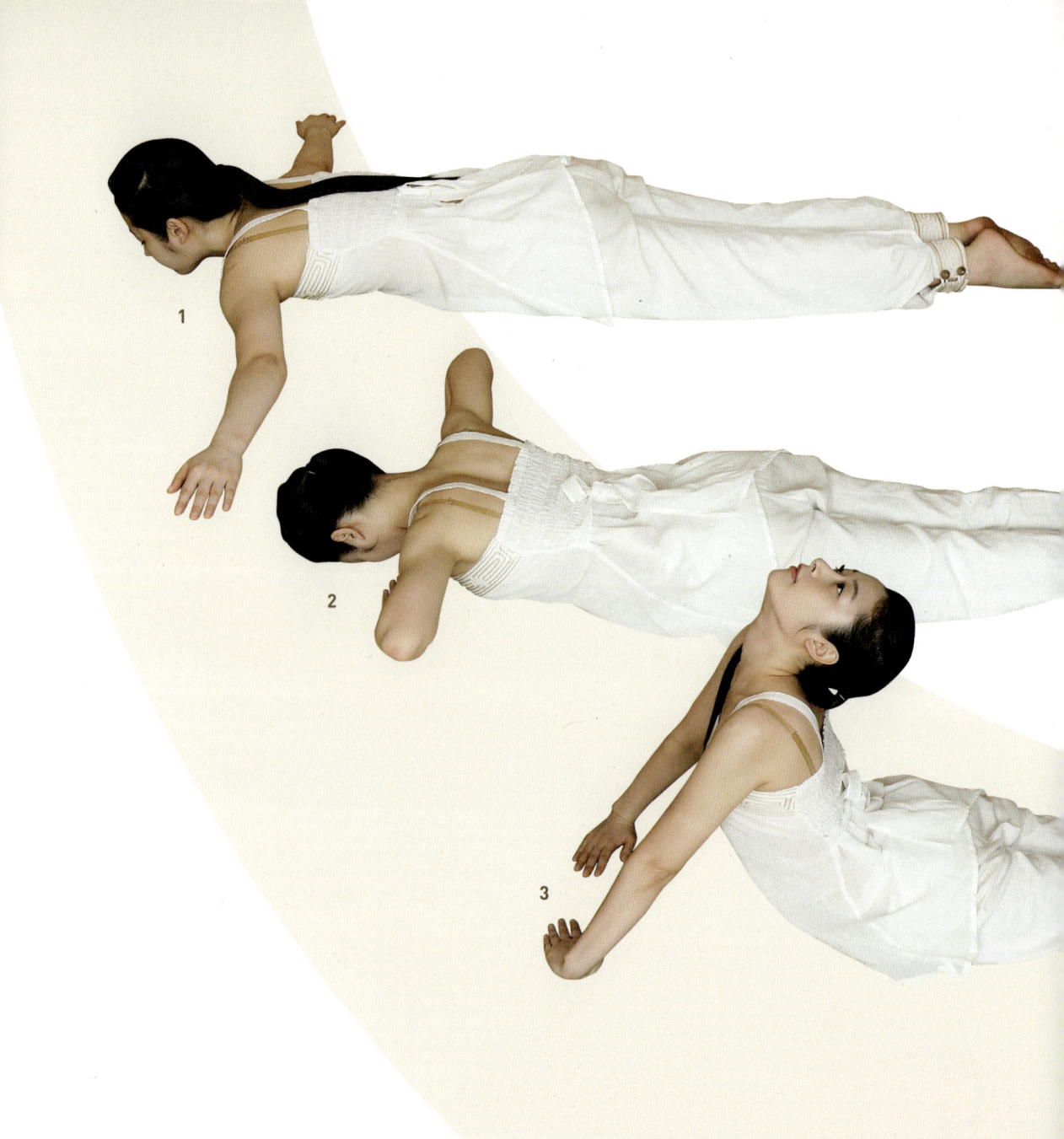

굽은 등을 펴 주는 자세

1 바닥에 편안히 엎드려 마음을 안정시킨다.
2 두 팔꿈치를 구부려 두 손바닥을 어깨 밑에 놓이도록 하고 손끝은 서로 마주보게 한다.
3 숨을 길게 내쉬면서 바닥을 밀듯이 팔꿈치를 쭉 펴 상체를 한껏 젖힌다. 이때 생식기 윗부분인 치골 부위가 바닥에서 떨어지지 않도록 하고 고개를 최대한 젖혀 가슴을 활짝 열어 준다.
4 숨을 들이쉬면서 2의 자세로 돌아간다.
  이 동작을 9회 반복 실시한다.

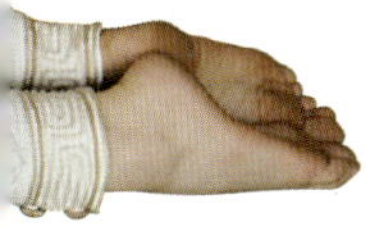

✽ ✦ ✱ ✦

상체를 일으킬 때는 경추→흉추→요추 순으로 의식을 집중하고 원래의 자세로 돌아갈 때는 의식의 집중을 반대로 하여 실시한다. 고개를 뒤로 젖힐 때는 턱을 앞으로 내밀어 주는 기분으로 한다. 상체를 완전하게 일으켰을 때는 배를 앞으로 밀어주는 기분으로 실시한다. 갑상선 기능항진이 있는 경우 고개를 젖히지 않도록 한다.

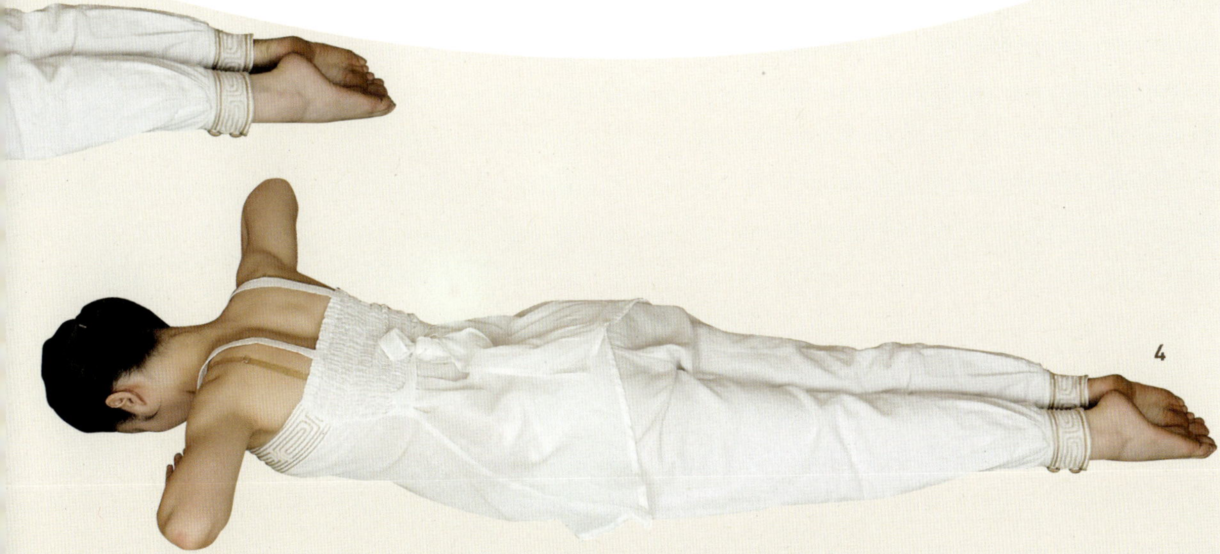

등과 허리의 군살을 제거하는 자세

등 부위는 쉽게 퇴화하고 지방 축적이 쉽게 이루어지는 곳이다. 몸의 균형을 이루려면 눈에 보이지 않는 뒷부분을 결코 소홀히 해서는 안 된다. 특히 어깨 아래는 지방의 축적이 많은 부분이므로 팔과 어깨를 충분히 움직여 자극을 주는 것이 좋다. 이 자세는 어긋난 척추를 교정하고 허리를 부드럽게 해 준다. 가슴을 활짝 열어 호흡을 편하게 할 수 있도록 도와주고 허리, 옆구리, 등 부위의 군살을 제거한다. 신장과 방광의 기능을 향상시키고 몸과 마음을 평온하게 해 준다.

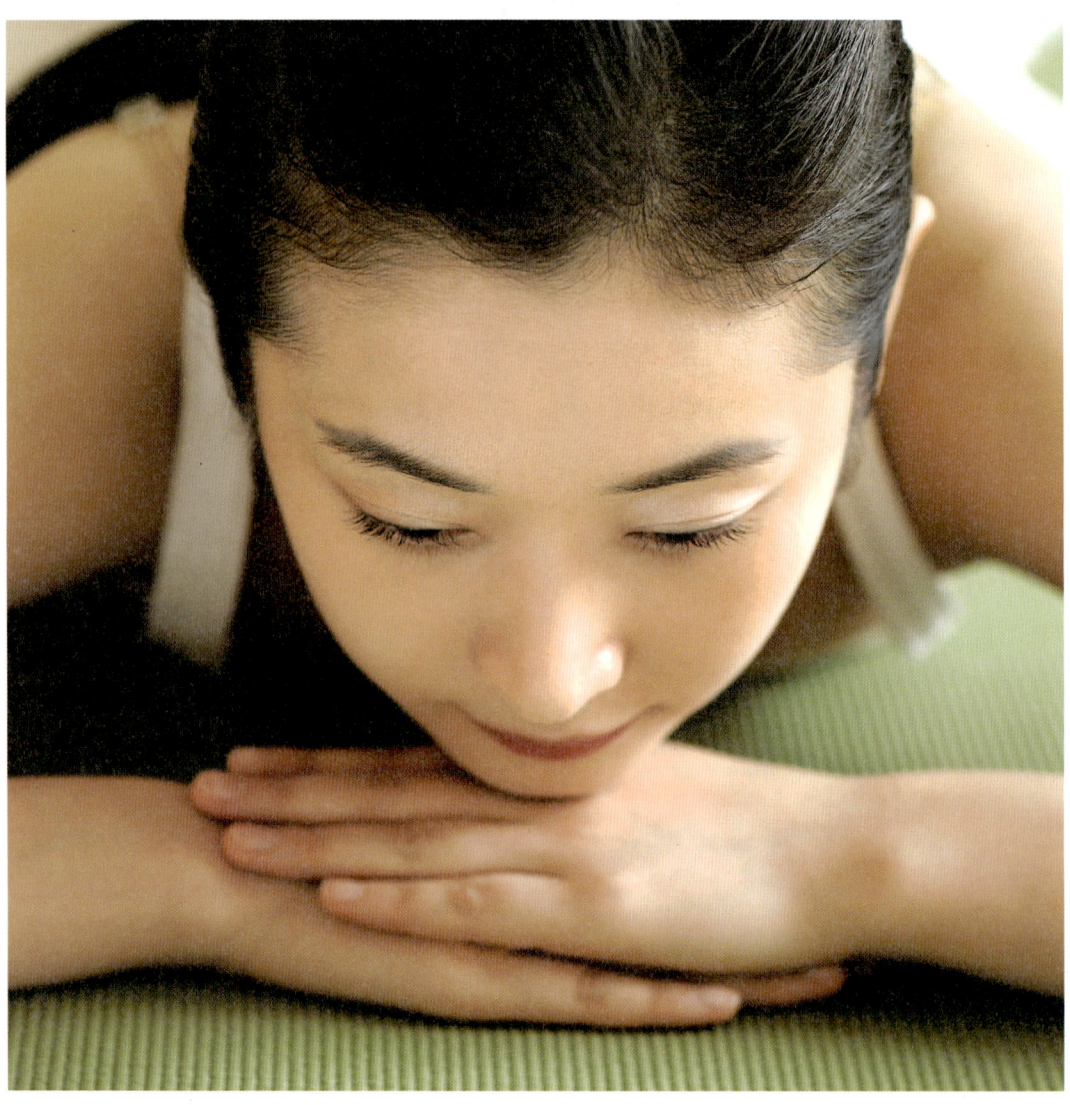

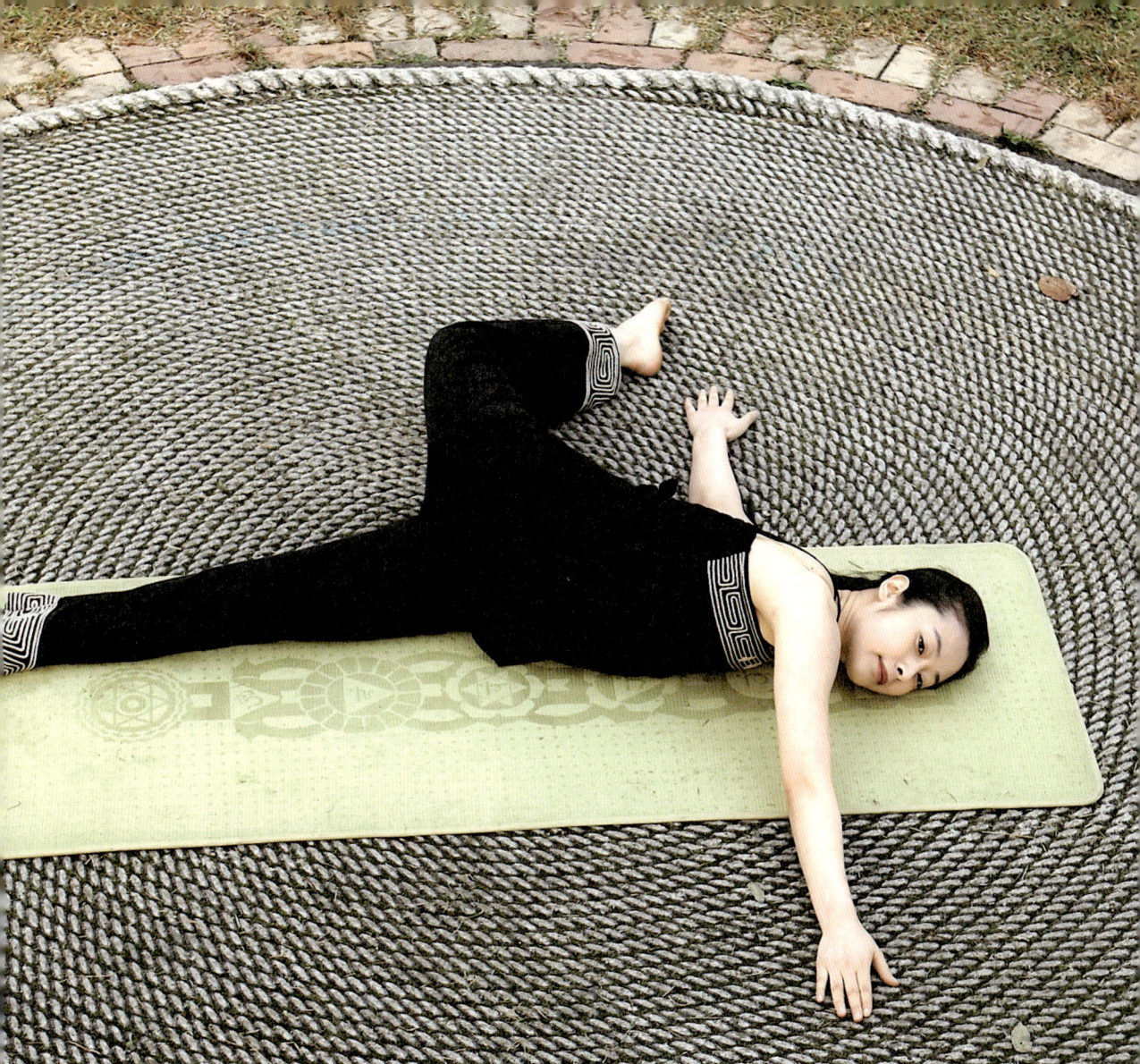

허리와 엉덩이 라인을 살리는 자세

허리는 좌우와 상하의 균형을 이루를 중심점이다. 허리가 건강하다는 것은 몸이 전체적으로 바르게 유지되고 있다는 뜻이다. 움직임은 상하와 좌우의 바른 몸가짐에서부터 시작이 된다. 이 자세는 허리를 강하게 하고 엉덩이를 올려주어 하반신을 날씬하게 만든다. 골반의 균형을 조화롭게 한다. 비뇨기, 생식기 기능을 향상시키고 변비를 해소한다. 몸 전체의 군살을 없애는 데 유효하다.

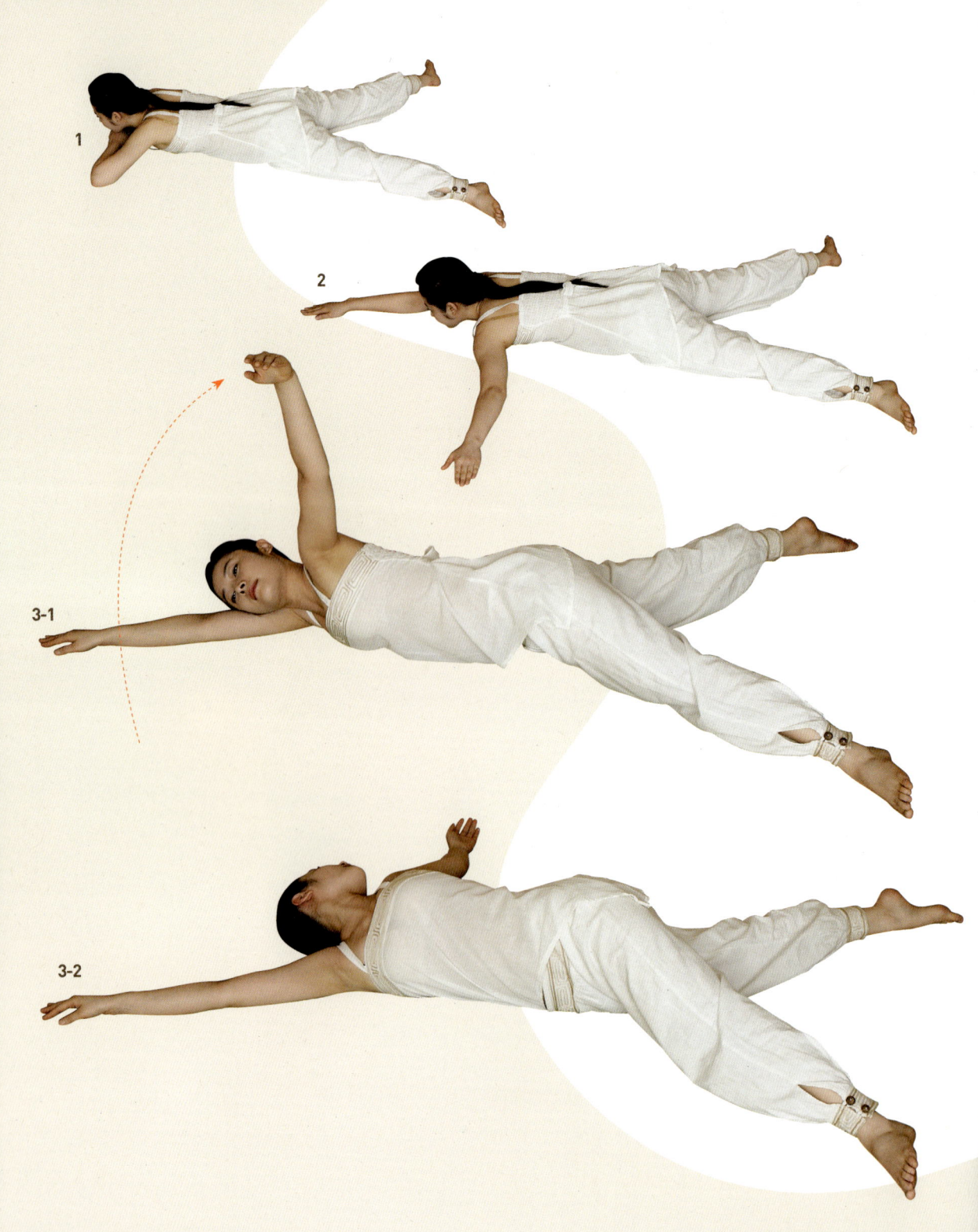

등과 허리의 군살을 제거하는 자세

1 바닥에 편안히 엎드려 두 발을 벌리고 두 손을 포개 그 위에 턱을 대고 휴식을 취한다.
2 오른손을 머리 위로 쭉 펴서 몸과 일직선이 되게 한다. 왼손은 옆으로 뻗어 몸과 직각이 되게 한다.
3 숨을 내쉬면서 왼손으로 크게 원을 그려 몸을 180도 뒤집는다. 이때 손등이 바닥에 닿도록 한다.
4 숨을 들이쉬면서 2의 자세로 돌아간다. 이 동작을 6회 반복 실시한다.
5 손의 위치를 바꾸어 반대 방향으로 실시한다.

※※※

시선은 움직이는 손끝을 따라가도록 한다.
몸을 뒤집을 때 위로 뻗은 팔과 두 다리가 바닥에서 떨어지지 않도록 한다.
빠르게 하지 않도록 유의한다.

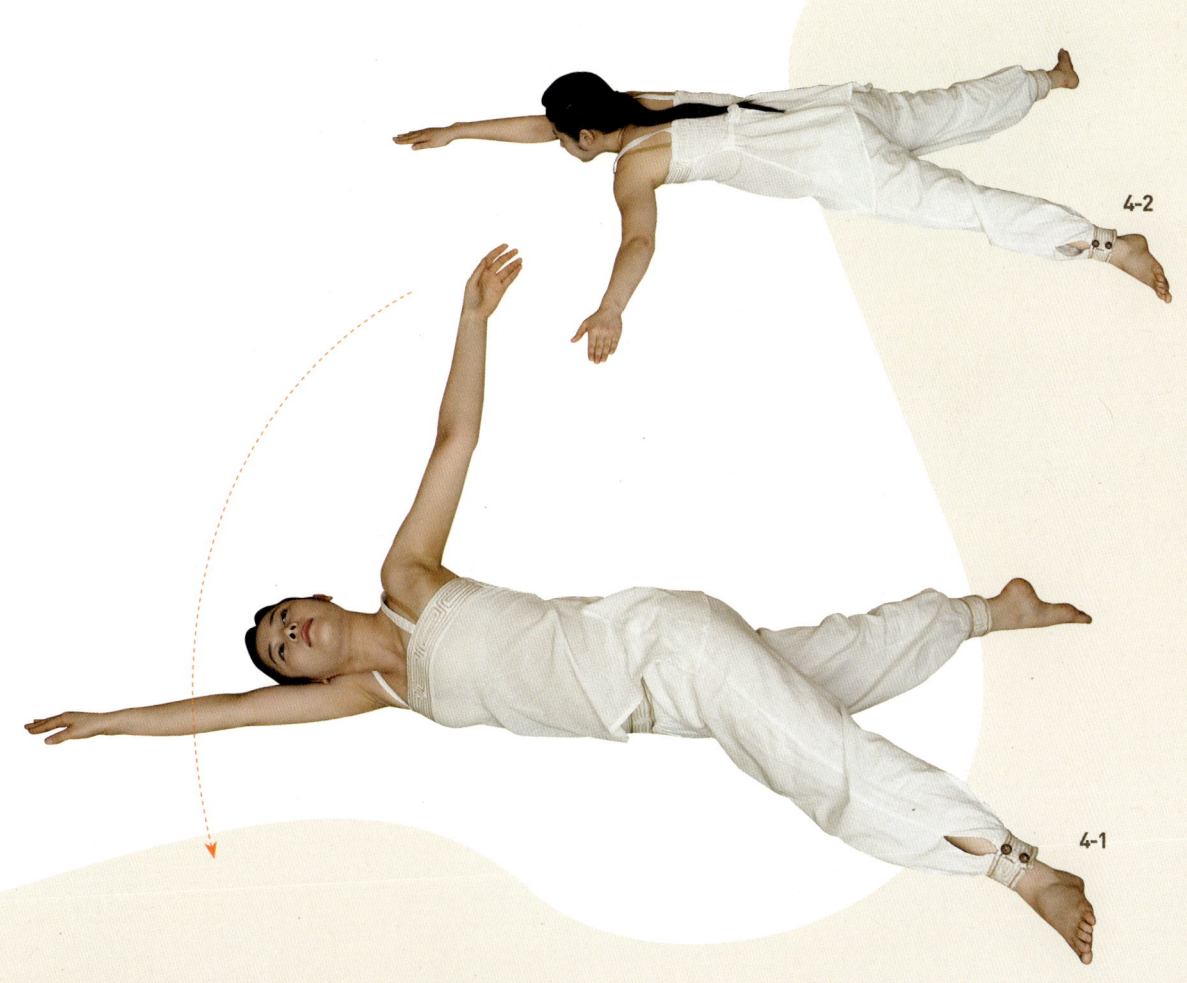

허리와 엉덩이 라인을 살리는 자세

1 바닥에 엎드려서 두 팔을 좌우로 벌려 손바닥이 바닥에 닿도록 하고 두 발을 붙인다.
   턱을 바닥에 대고 시선은 정면을 향하도록 한다.
2 숨을 들이쉬면서 왼 다리를 최대한 높이 올린다. 이때 무릎이 구부러지지 않도록 하고 발끝은 뒤로 쭉 뻗친다.
3 숨을 내쉬면서 다리를 가볍게 구부려 오른쪽으로 발이 바닥에 닿도록 내린다. 5~10초 정도 멈추어 몸의 균형을 잡는다.
4 숨을 들이쉬면서 3 의 자세로 돌아와 허리에 의식을 집중하고 잠깐 멈춘다.
5 숨을 내쉬면서 발을 내린다. 반대쪽도 같은 방법으로 실시한다. 이 동작을 6회 반복 실시한다.

✽ ✽ ✽ ✽
다리를 반대편으로 넘길 때 고개를 돌리지 않도록 한다. 무릎 관절의 가동 범위가 넓어지므로 손상되지 않도록 의식을 집중한다.
다리를 움직일 때 무릎을 구부리고 펴주는 동작이 부드럽게 일치하도록 한다.

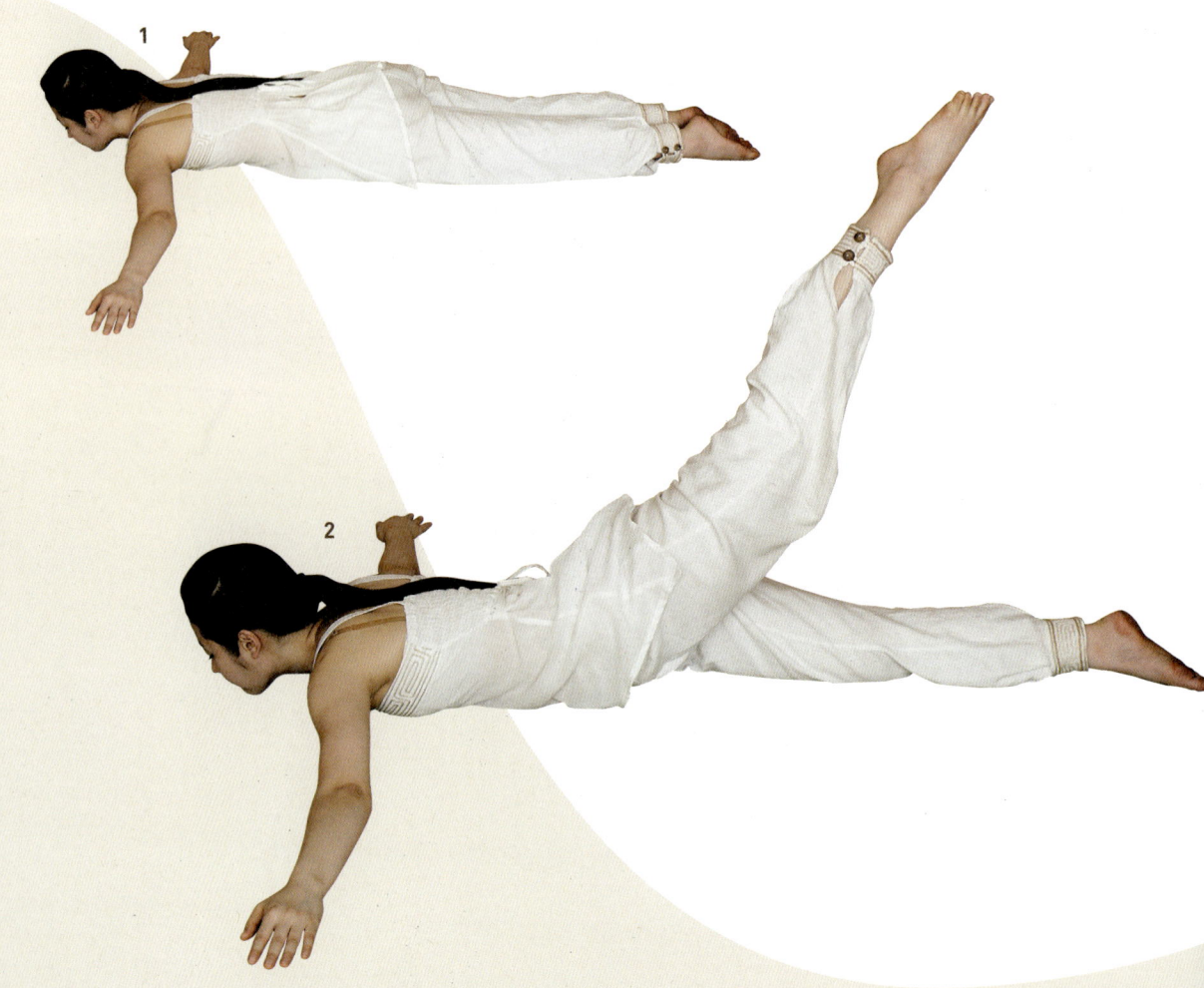

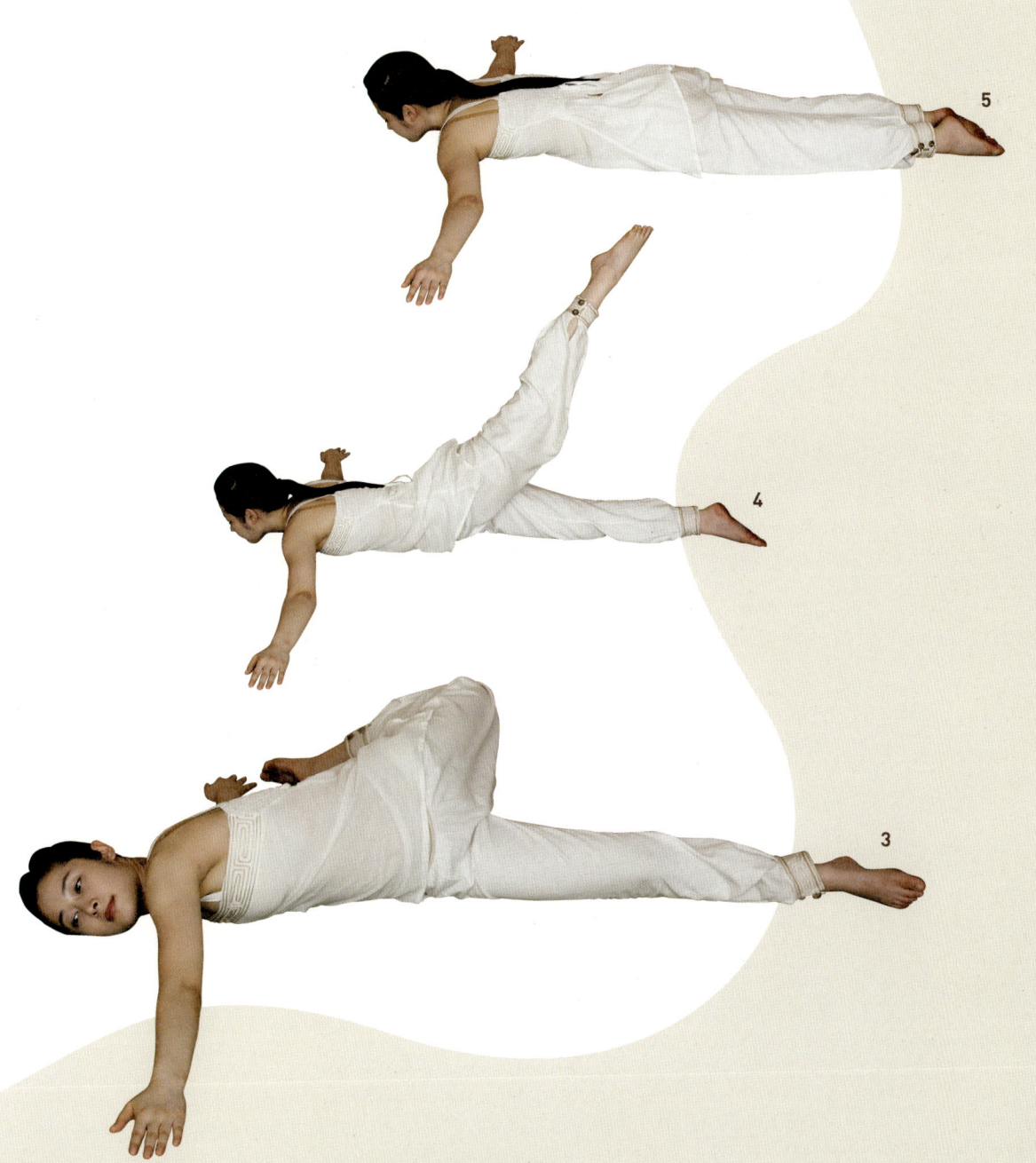

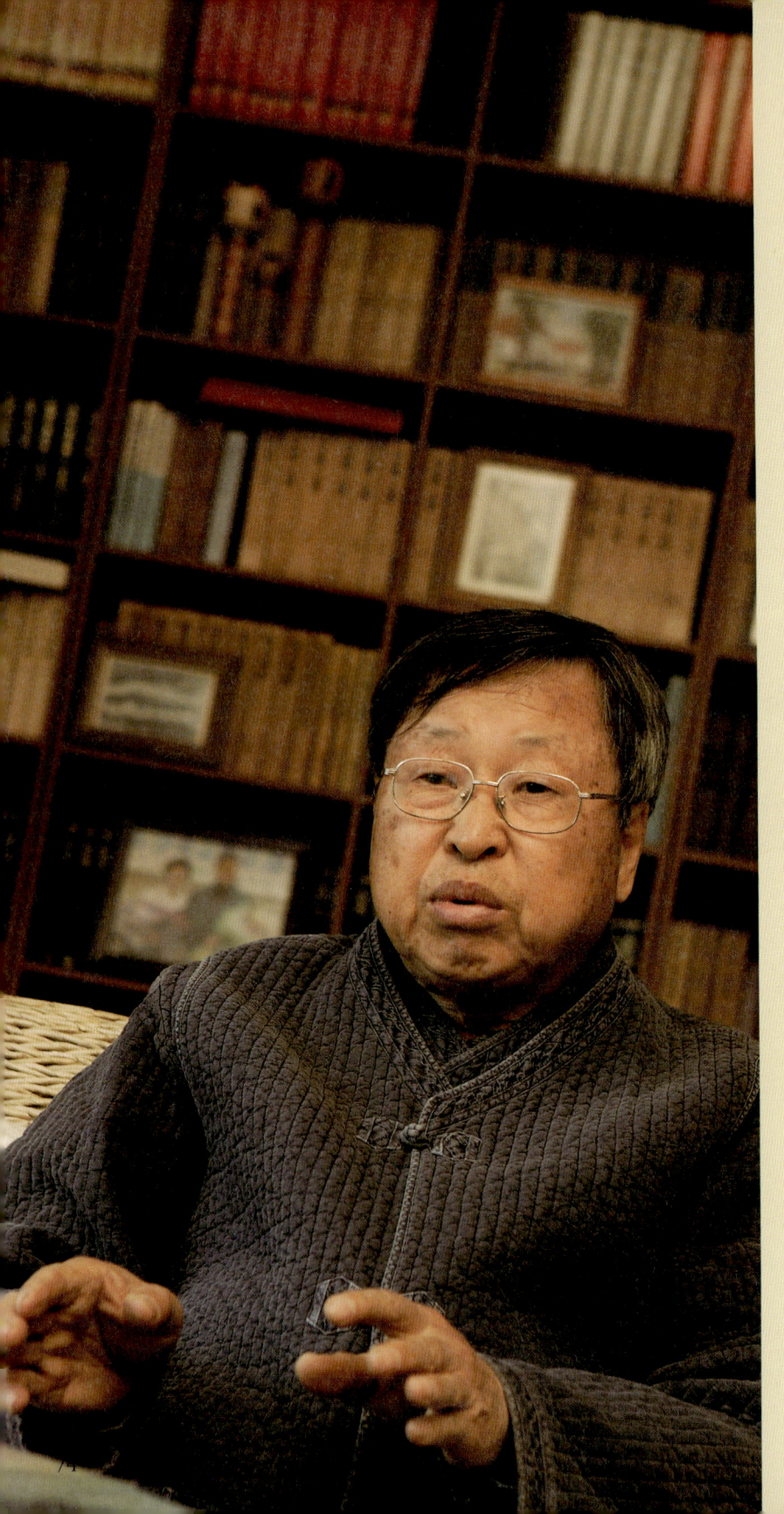

스스로 살 만한 곳을 만드는 즐거움

LOHAS People
풀무농업기술고등학교
홍순명 선생님

충남 홍성은 강원도 횡성이 고향인 홍순명 선생이 스물 셋의 나이에 살고자 택한 마을이다. 그는 오로지 풀무학교 하나만 보고 홍성으로 달려갔다. 풀무학교는 우리나라에서 가장 오래된 대안학교다. 홍순명 선생은 그곳에서 47년간 학교와 함께 살아왔고 지난 2006년 풀무농업기술고등학교 교장 자리에서 정년을 마쳤다. 지금은 다시 풀무학교 환경농업전공부(이하 풀무학교 전공부라고 줄임)의 교사로 '생명을 사랑하는 백성들의 교양국어'와 종교 과목을 가르치고 있다. 전공부는 '더불어 사는 평민'을 기른다는 풀무고등학교의 정신을 이은 대안대학으로 이 땅의 가장 위대한 평민인 유기농 농민들을 길러내는 곳이다.

전공부의 교사(校舍)가 있는 언덕 아래로 학생들이 일군 실한 논밭들이 그림처럼 펼쳐져 있다. 1급수에만 산다는 말굽조개가 전공부의 실습 논을 정원처럼 품은 자리에 참한 나무집 한 채가 학교를 바라보고 서 있었다.

"예전에는 서울서 철거가옥 자재를 가져다 지은 집에 살았는데 동네 사람들이 보기가 딱했는지 새로 지어 주었지요."

일흔을 넘긴 어르신이라고는 믿어지질 않을 만큼 자세가 반듯한 선생이 집 소개로 먼저 인사를 했다. 그가 말하는 동네 사람들이란 모두 풀무학교 그늘에서 자라고 함께 일해 온 이웃들이다.

나뭇가지로 '홍순명·이승진'이라고 아내와 나란히 이름을 써 붙인 문패가 정겨운 집이었다. 집안에는 거실 벽을 가득 메운 책장에서 이층으로 올라가는 계단 벽 그리고 다락방 서가에 빼곡히 꽂힌 책들 때문에 여느 도서관 못지않았다. 홍순명 선생은 그동안『홍순명 선생님이 들려주는 풀무학교 이야기』,『들풀들이 들려주는 위대한 백성이야기』같은 책을 직접 썼고『농부의 길』,『백성백작』,『오리농법』,『논, 생물 다양성을 살리는 유기벼농사 짓기』같은 유기농업의 본보기가 되는 여러 일본 책들을 번역해 냈다. 이 오래된 책들이 그가 풀무학교에서 배우고 가르치고자 한 생각을 길러낸 자궁 같은 곳일 터. 해묵은 책 냄새가 그이의 얼굴처럼 마음을 푸근하게 한다.

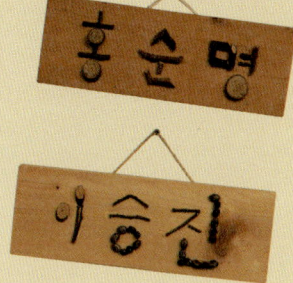

풀무학교, 희망의 준거가 되다

"중학교 때 형님의 책장에서 보았던 책들이 인연의 시작이었어요."

홍순명 선생은 강원도 횡성에서 농사를 지으며 대대로 서당 훈장을 하던 집안의 둘째 아들이었다. 그 시절 어린 순명의 가슴을 뒤흔든 책은 우치무라 간조, 김교신, 함석헌 같은 무교회주의 사상이었다. '진정한 기독교는 교회나 교리 없이도 가능하다'는 믿음, 소년은 책을 통해 만난 선생님들의 생각을 편지로 주고받으며 깊이 사귀었다. 그리고 마침내 자신의 길을 찾아 뚜벅뚜벅 유년의 집에서 걸어 나와 홍성에 깃들었다.

"아마 그때 인터넷이 있었으면 나도 그런 책 안 보았을 거예요." 옛날 계몽소설 속에 나올 법한 스승들과의 편지 교류에 대해 놀라자 그는 빙긋 웃으며 이렇게 겸양의 말을 하기도 했다. 그는 전쟁으로 원주농업중학교를 중퇴하고 독학으로 교사자격 시험에 합격해 당평초등학교와 춘천공고에서 잠깐 교편을 잡다 입대한 뒤로는 평생을 풀무학교에서 함께 했다. 군에 있던 1958년, 함석헌의 제자인 주옥로, 이찬갑 선생이 '그리스도인, 농촌의 수호자, 세계의 시민'을 기르는 풀무학교를 세운다는 이야기를 읽고는 제대와 함께 홍성으로 달려온 것이다. 그는 그렇게 풀무학교에 와서 아내를 만나고 6남매를 낳아 자식들 모두를 풀무학교에서 길러냈다.

"우리 아이들은 부모 말 듣고 다 풀무학교 갔다는 것만으로도 효자 소리 들었지요."

풀무학교가 개인의 입신양명을 위한 길을 터주

는 학교가 아니다 보니, 셋째 아이 때는 "우리 애들이 전교생의 4분의 1이다"고 자랑 아닌 자랑을 해야 했다고 웃는다. 그런데 지금은 사정이 달라져 그의 외손자도 입학전형에서 떨어졌을 만큼 학교 인기가 높아졌다.

"인생에서 어렵다는 게 가장 큰 교사예요"

정미소가 생기면서 쓸모없어진 물방앗간을 뜯어다 세운 흙바닥의 교실에서 하숙비를 제하고 나면 치약 하나 살 돈 겨우 남던 월급을 받으면서도 학교와 함께 더불어 사는 일에 기꺼워하던 사람들이 만든 것이 풀무학교 50년 역사. 오늘 황폐해진 교육현실이 새삼 주목하고 있는 이 평범하면서도 위대한 열매 역시 그런 숱한 어려움들이 맺은 것이다.

홍순명 선생은 풀무학교에서 오랫동안 교장 자리에 있었지만 늘 '머리도 없고 꼬리도 없는 학교'라는 것을 강조해 왔다. 그것은 마음가짐만이 아니었다. 교장과 교사들 간의 급여 차이를 허문 풀무의 평등급여 전통을 지켜온 것만 보아도 알 수 있다. 풀무학교는 그가 정년퇴임하기 2년 전인 2000년부터 교사들의 인건비에 대한 국가 지원을 받기로 결정했다. 그는 이때 풀무학교의 평등급여 정신을 살리고자 교사들이 급여의 30퍼센트를 학교발전기금에 환원하기로 약속을 받았다. 결국 더불어 사는 평민을 기른다는 풀무학교의 전통은 교사 스스로 먼저 이웃과 더불어 살고자 하는 데서 비롯된 것이었다. 그는 선생이란 '가르치는 내용대로 살려는 이들'이라고 말한다.

이런 풀무학교의 전통은 서서히 지역의 문화를 바꾸는 불씨가 되었다. 홍선명 선생이 자연스레 들려준 갓골어린이집의 이야기는 그 가운데 하나였다. 풀무학교를 졸업한 학생이 원장으로 있는 갓골어린이집은 원장 스스로 자신의 급여를 깎아 남은 돈으로 새로 교사를 충원하고 모든 교사들이 2년마다 안식년을 갖도록 했다고 한다.

"풀무학교도 못하는 일을 더 세게 해낸 거죠. 학교가 하나의 준거가 된 거예요. 바른 준거가 있으면 그게 바로 희망이 될 수 있어요."

그래서 선생은 어려울수록 서로가 서로에게 희망이 되어야 한다고 했다. 또 여럿이 하나의 그물코로 연결되어 더불어 살면 저절로 희망이 나올 수밖에 없다는 말도 덧붙였다.

안팎으로 어려운 시절이다. 그 속에 구호로만 난무하는 희망이란 단어가 진부하게 들리기도 한다. 그런데 그의 입에서 나온 '희망'이란 말에는 살아 뛰는 날 것의 생기가 느껴졌다. 세상이 바뀔 수 있다는 것을 삶으로 증명해 온 사람이기 때문이다. 풀무학교라는 하나의 준거를 통해 학교가 어떻게 지역을 바꾸고 세상의 희망을 만드는지 직접 보여 주었다.

실제로 그가 사는 땅은 풀무학교를 중심으로 어린이집에서 대학까지 갖추었고 졸업생들이 창업한 제빵공장과 재생비누 협동조합 등 다양한 친환경 생산현장과 이를 뒷받침하는 신용협동조합 또 책방과 출판사 그리고 대안에너지센터까지…… 마을이 자립해 살 수 있는 거의 모든 구조를 갖추고 있다. 그 중심에 마을 사람들이 넉넉히 자급하고 도시인들까지 먹여 살리는 실한 유기농 농부들이 있는 것이다.

적어도 이곳에는 출세와 입신양명을 꿈꾸며 도시로 나아가려는 사람들보다 도시를 버리고 이곳에 찾아와 함께 더불어 살기를 희망하는 사람들이 많아 보인다. 자본의 논리에서 자유로이 평화롭고 행복한 삶을 꿈꾸는 사람들이 고를 '택리'의 기준을 모두 갖추고 있는 셈이다. 홍순명 선생은 이곳에서 자연과 이웃과 더불어 사는 일에 대해 이렇게 덧붙였다.

"농사일이 고되고 남는 게 없다는 계산은 맞는 말이기도 해요. 하지만 그것은 우리가 혐오하는 자본의 논리로 셈하기 때문이에요. 우리는 그걸 벗어나려고 농사를 짓는 거예요."

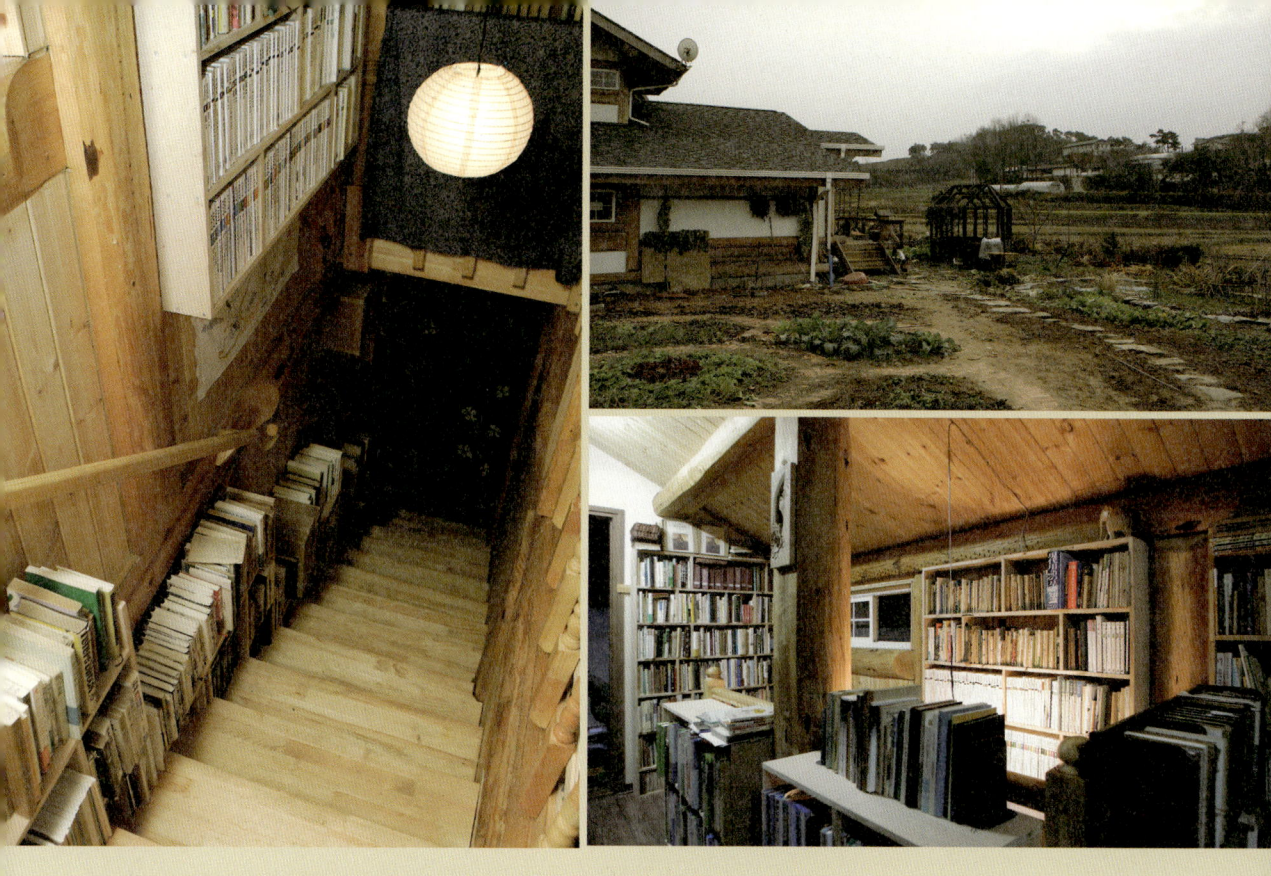

우리가 얼마나 많은 생물의 다양성을 지키고 있는가, 우리가 얼마나 많은 이들의 건강한 밥상과 생명의 세계를 지키고 있는가, 또 얼마나 평화로운 마음의 고향을 만들어 가고 있는가 하는 가치는 돈으로는 따질 수 없는 성과들이다. 따라서 이곳에서는 무엇이든 생명의 논리로 봐야 한다.

더불어 사는 위대한 평민들의 행복한 나라

이중환의 『택리지』는 팔도의 지리를 살피기 전에 "옛날에는 사대부가 따로 없고 모두가 민(民)이었다"라며 '사민(四民)총론'으로 시작한다. 또 "나라의 다스림이 극치에 이르면, 너도 나도 다 민으로서 우물을 파서 마시고 밭 갈아 먹으며 유유히 즐거워하는데 어찌 등급과 명호(名號)의 차이가 있겠는가"라고 말한다. 진정한 사대부는 농(農)공(工)상(商)의 일을 하고도 수치로 여기지 않고 벼슬과 상관없이 진실로 사(士)의 도리를 하는 사람이라고 강조하고 있는 것이다.

풀무학교가 기르고자 하는 평민도 '청빈하고 지조 있고 학문과 예술을 즐기는 선비의 기질과 생산적이고 공동체적인 서민의 정신이 더불어 조화를 이룬 사람'이다. 더불어 산다는 것은 한 사람 한 사람이 먼저 자기 자신과 더불어 사는 것에서 출발하는데 그것은 머리와 가슴과 손발이 모두 더불어 사는 것이다. 이곳에서는 사람이 '일만 하면 소, 공부만 하면 도깨비'라고 부르는 까닭도 거기에 있다.

겨울비 내리는 내포 땅, 풀무학교가 있는 홍성군 홍동면 갓골마을에 찾아가 "그러므로 사대부는 살만한 곳을 만든다"는 『택리지』의 구절이 도드라지게 읽힌 것도 그 때문이다. 홍순명 선생은 스스로 '살만한 곳을 만든' 사람이었다. 세상에 태어나 사람이 품어볼, 이 보다 근사한 꿈이 또 있을까.

출처 : 「살림이야기」 03호

CHAPTER 03
앉아서 하는 요가 자세

앉아서 하는 요가는 따로 시간을 낼 필요 없이 바닥이 있는 실내라면 짬짬히 할 수 있어 좋다.
잠자기 전에 하면 효과가 있는 자세부터 몸의 유연성과 내력을 길러 주는 자세까지
아홉 가지를 모았다.

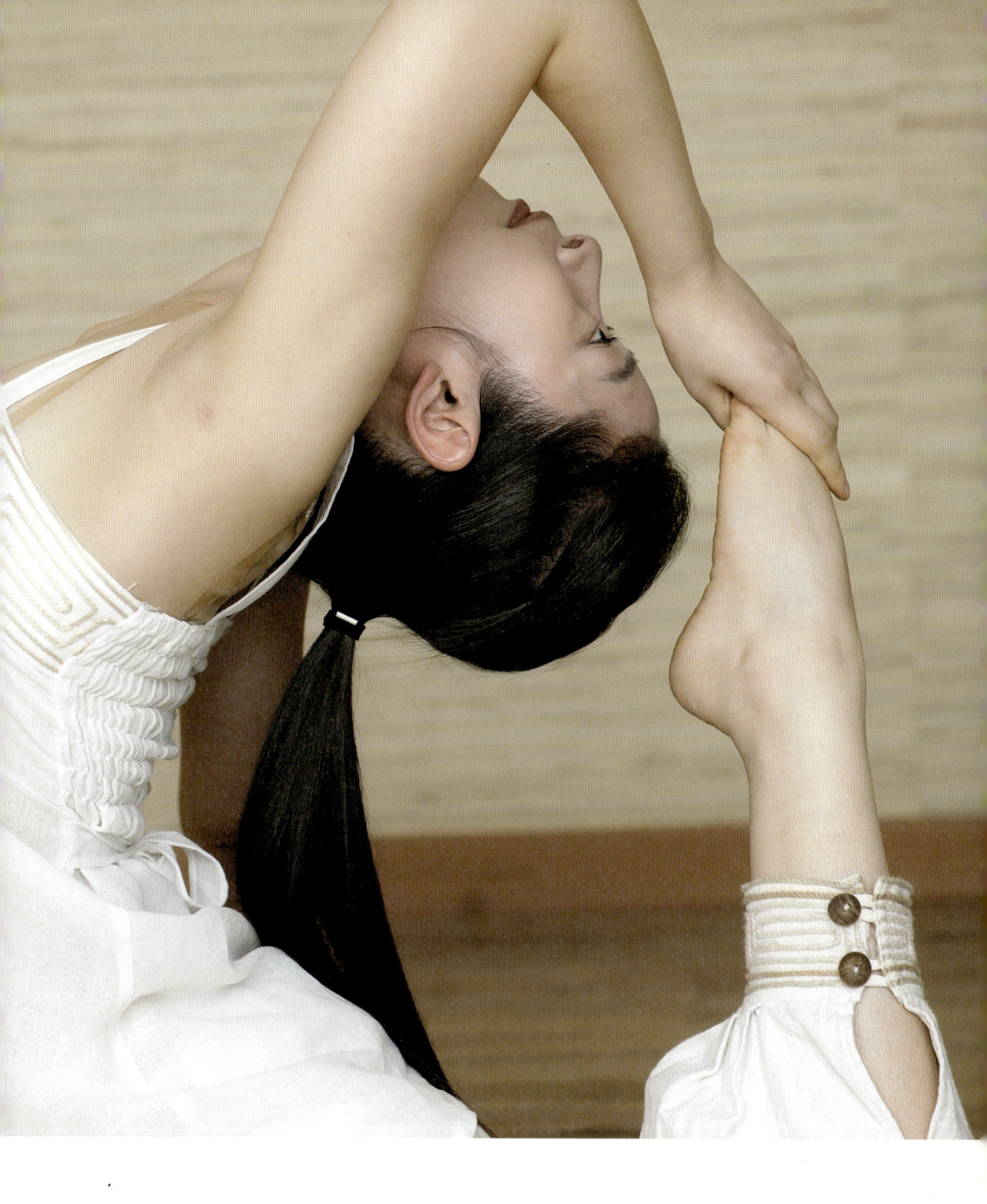

숙면을 도와주는 자세

마음이 평화로워지고 온 몸의 기혈순환을 원활하게 해 주는 자세이다.
신장 기능을 향상시키고 허리를 부드럽게 다스려 준다.
취침 전에 실시하면 불면증을 해소하고 숙면을 취하게 된다.

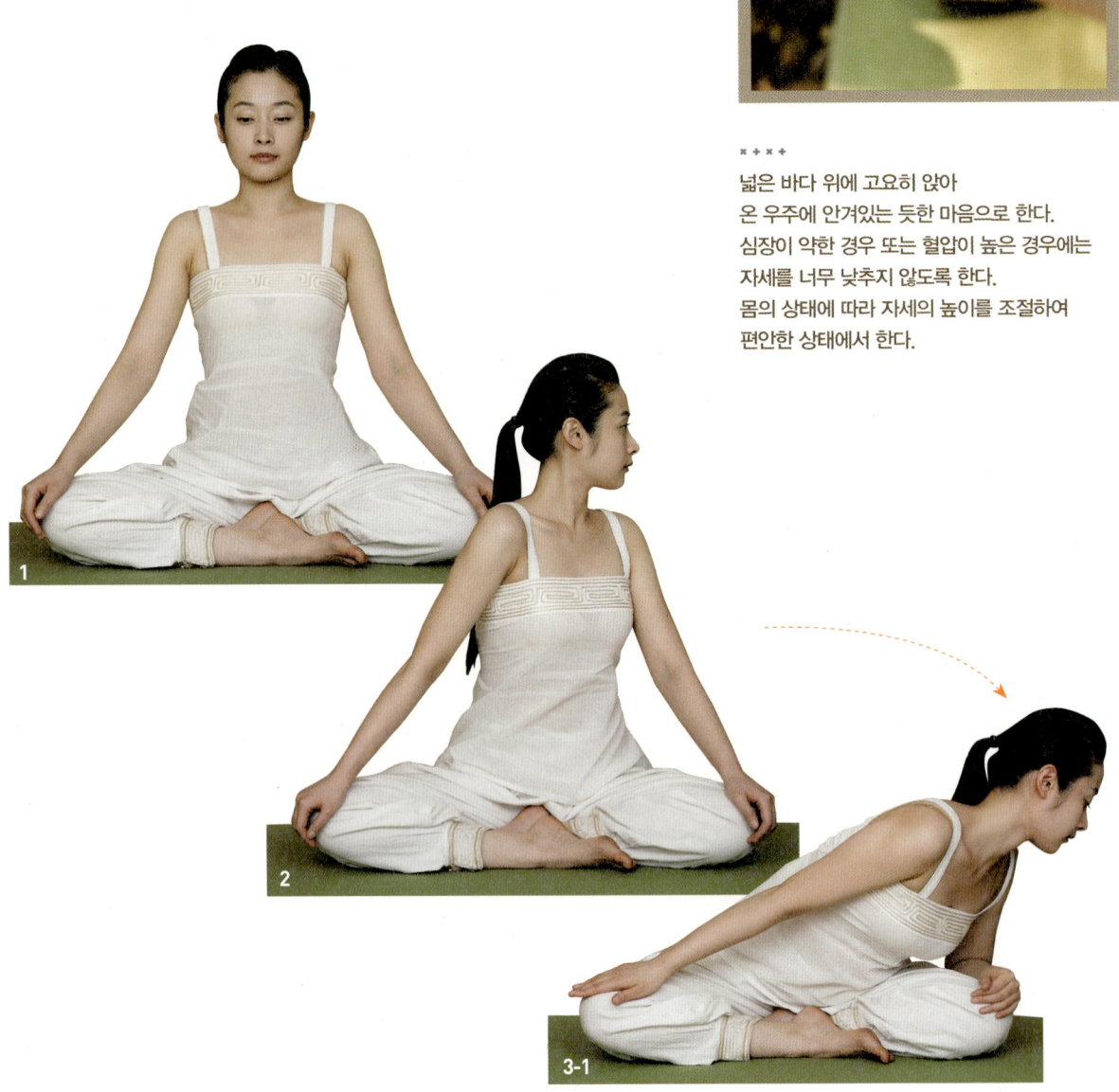

넓은 바다 위에 고요히 앉아
온 우주에 안겨있는 듯한 마음으로 한다.
심장이 약한 경우 또는 혈압이 높은 경우에는
자세를 너무 낮추지 않도록 한다.
몸의 상태에 따라 자세의 높이를 조절하여
편안한 상태에서 한다.

1 가부좌를 하고 합장을 하여 몸과 마음을 고요히 한다.
2 두 손을 양 무릎에 가볍게 올리고 숨을 깊이 들이쉬면서 몸을 왼쪽으로 90도 돌린다.
3 숨을 내쉬면서 상체를 숙이고 오른쪽 방향으로 크게 회전하여 오른쪽 방향의 90도 되는 지점에 이르도록 한다.
4 숨을 들이쉬면서 상체를 일으키고 고개를 뒤로 젖혀 회전한다. 상체를 숙일 때는 허리→가슴→머리를 순서대로 하고 몸을 일으킬 때는 머리→가슴→허리 순서로 한다.
5 숨을 내쉬면서 몸을 왼쪽으로 틀어주며 몸을 계속해서 회전시킨다. 중요한 것은 허리와 고개를 크게 돌리며 원을 부드럽게 만들며 움직여 주는 것이다. 이때 고개도 몸의 움직임과 함께 한다. **2~4**를 9회 반복 실시한다.
6 방향을 바꾸어 같은 방법으로 실시한다. 회전하다가 몸이 정중앙에 왔을 때 방향을 바꾸어 동작이 끊어지지 않도록 한다.

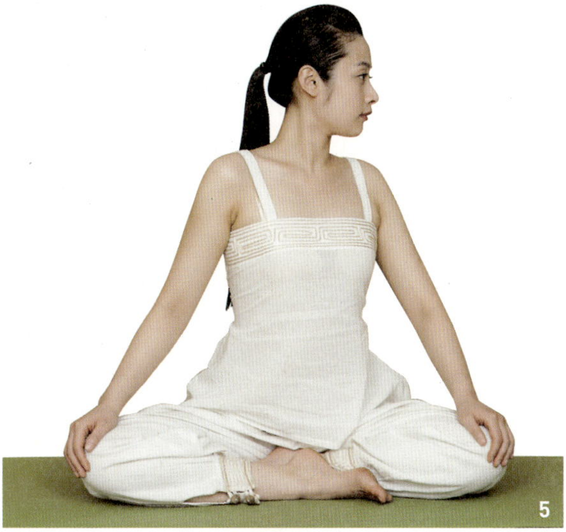

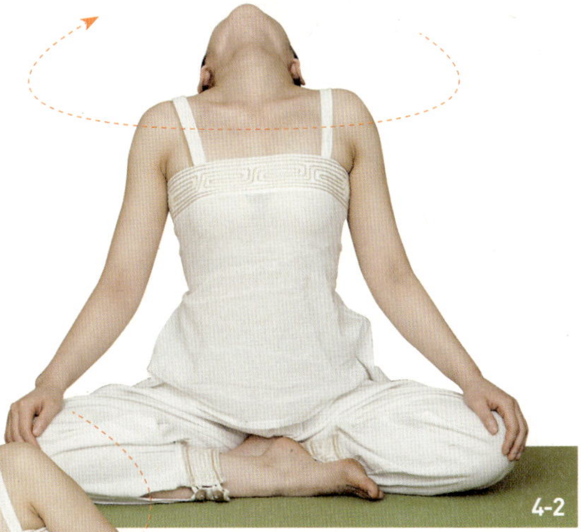

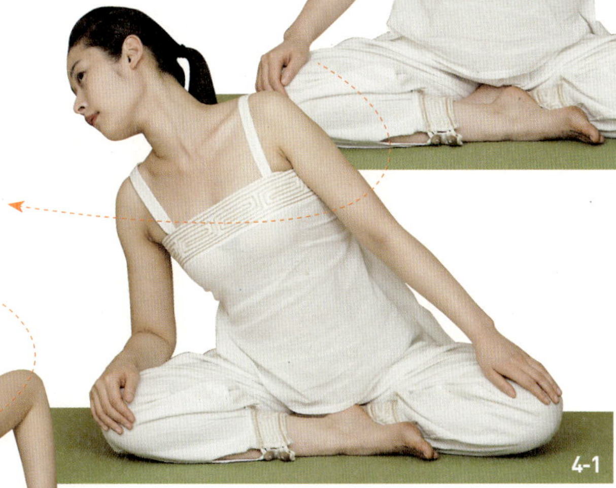

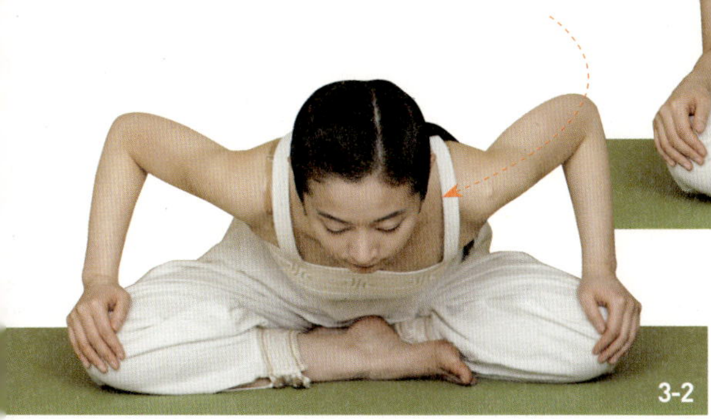

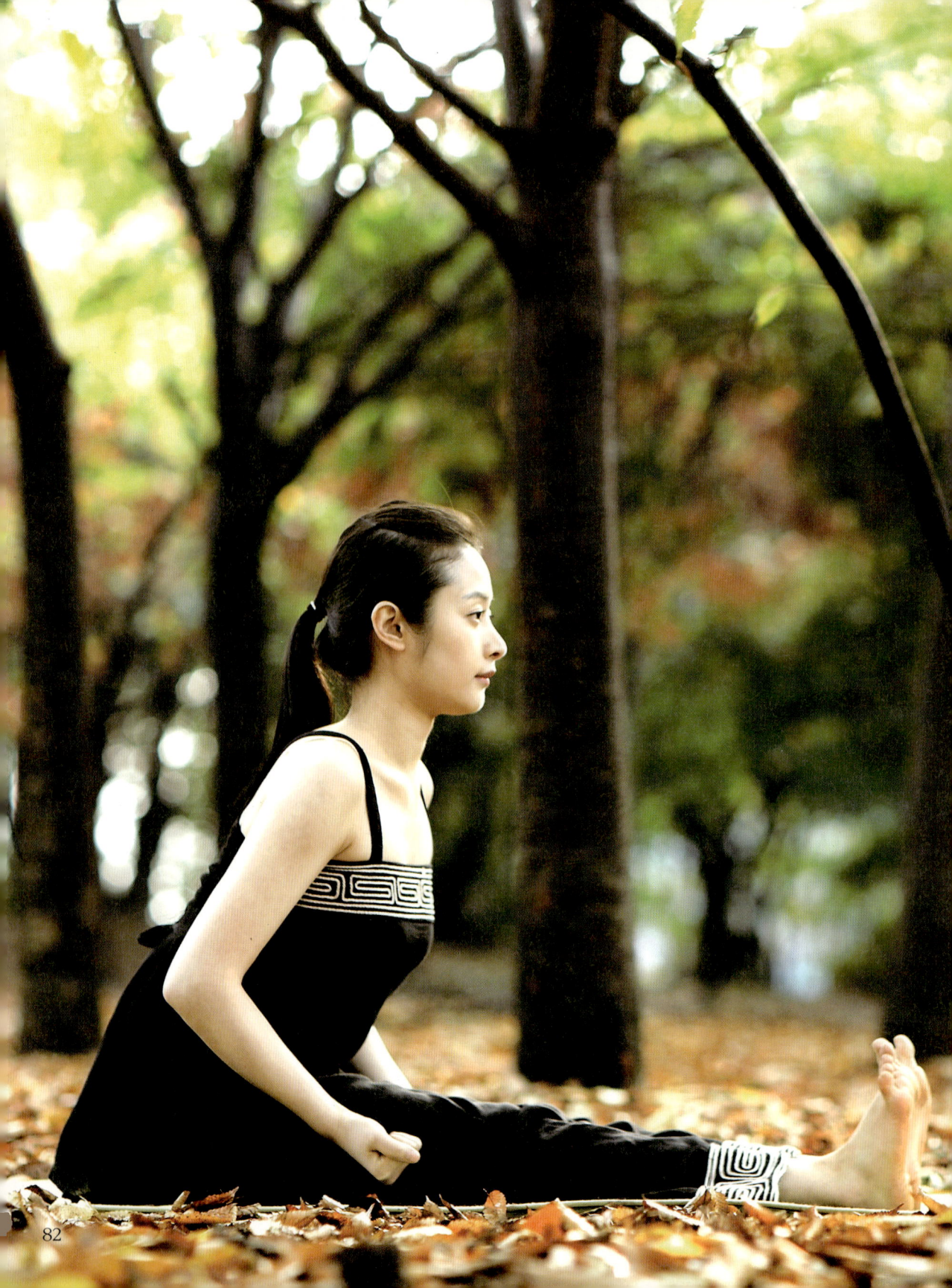

다리를 날씬하게 만드는 자세

허벅지가 너무 굵거나 살이 찐 것은 신장과 방광의 기능이 저하로 수분대사 조절능력이 상실되어 부종이 되었기 때문일 가능성이 크다. 이를 해결하려면 체내에 과잉 축적된 수분을 체외로 배출시켜 신장의 기능을 향상시키고 방광이 제대로 기능을 발휘하도록 해야 한다. 이 요가 자세는 신장과 방광의 기능을 향상시켜 다리에 쌓여있는 노폐물과 잉여 수분을 효과적으로 배출시킨다. 류머티즘관절염, 정맥류, 무릎의 이상, 발, 다리의 저림 현상을 예방한다. 또한 늑골과 옆구리에 쌓여 있는 사기를 배출시켜 허리를 부드럽게 하고 소화와 이뇨, 배설 작용이 원활하게 이루어지도록 해 준다.

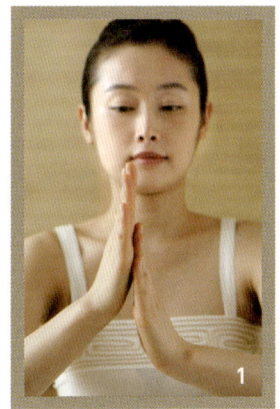

1 바닥에 다리를 펴고 편안히 앉아 호흡을 조절한 후 두 손바닥을 비벼서 따뜻하게 한다.
2 숨을 들이쉬면서 두 주먹을 등 뒤 허리 부위에 갖다 댄다.
3 숨을 내쉬면서 허리에서부터 엉덩이→허벅지→무릎관절→종아리→발목→발 순으로 그 부위의 옆면을 두드리며 내려간다. 이때 상반신은 자연스럽게 앞으로 굽어진다.
4 숨을 들이쉬면서 상반신을 일으켜 2의 자세로 돌아간다. 이를 18회 반복 실시한다.

❈✦✦✦

두드리는 순서를 거꾸로 하지 않는다. 아래쪽으로부터 위로 거슬러 올라오지 않도록 한다. 두드리는 강도는 너무 세지 않도록 하며 기분 좋은 강도로 해 준다. 무릎 관절은 사기가 많이 쌓이고 기혈의 흐름이 정체되기 쉬운 곳이므로 더 정성을 들여서 두드려 준다. 주먹을 쥘 때는 엄지손가락을 안으로 집어넣고 네 손가락으로 살며시 감싸 쥔 상태가 되도록 한다. 발바닥을 통해서 노폐물과 사기가 빠져 나간다는 생각을 가지면서 실시한다.

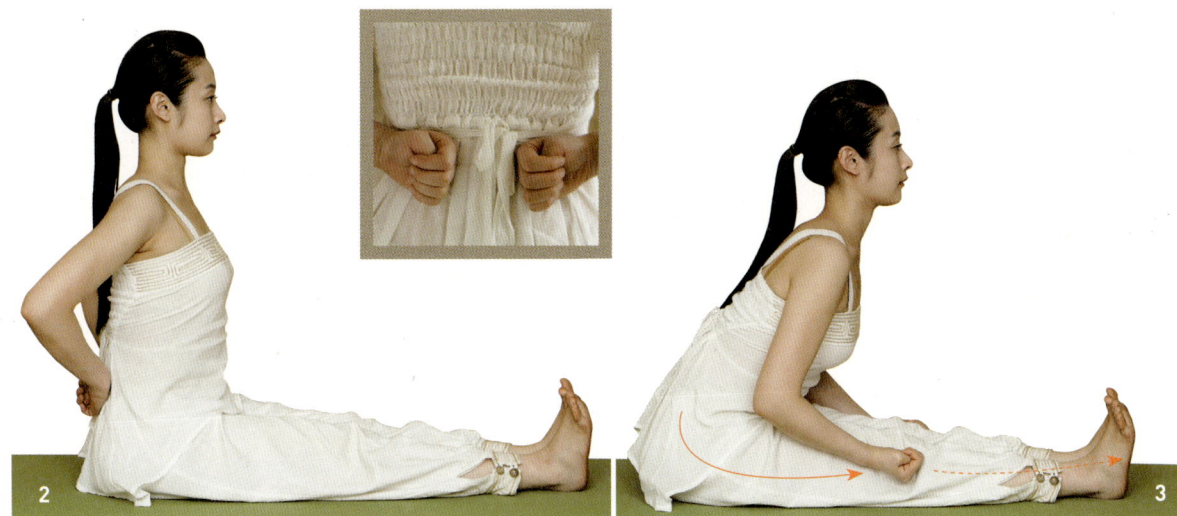

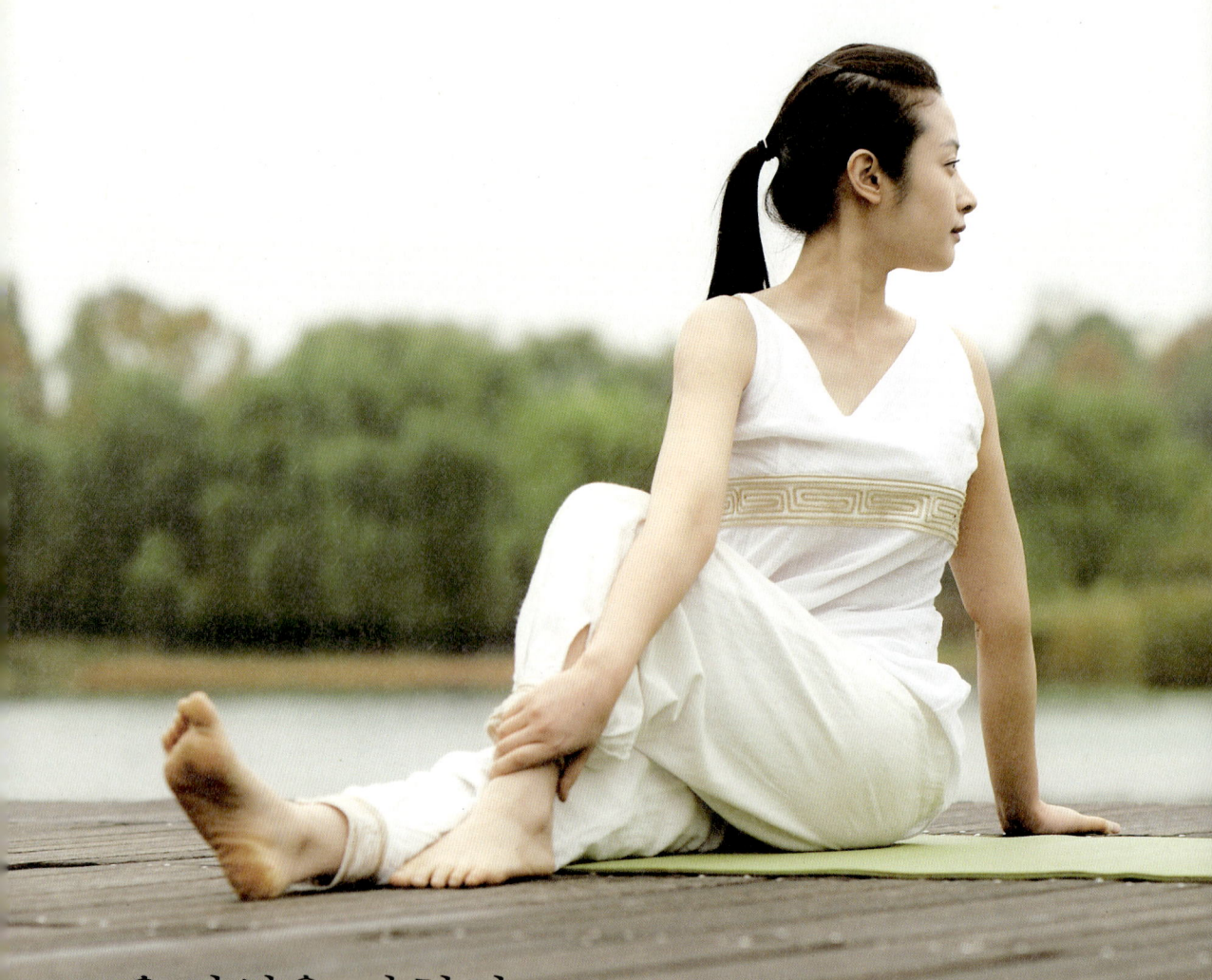

유연성을 강화하고
허리를 날씬하게 만드는 자세

건강한 몸이라면 부드럽고 유연해야 하며 일상생활을 하면서 움직임에 불편함이 없어야 한다. 이 자세는 몸을 좌우로 비틀고 전후 굴신동작을 통해 유연성을 회복하고 날씬한 몸매를 만들어 주는 데 적합하다. 또한 전체적인 기의 흐름을 조절하여 배와 허리의 군살을 제거해 주고 등과 어깨의 결림을 해소한다. 대퇴부의 퇴화된 근육들을 되살려 주고 다리를 매끈하게 만들어 주며 신장과 간장의 기능을 향상시킨다.

골반과 척추를 교정하여
요통을 없애는 자세

골반은 몸을 움직이는 데 구심점 역할을 하는 중요한 부위다. 모든 운동은 골반과 허리를 중심으로 움직인다. 골반을 비롯해 척추에 변형이 생기면 몸의 정중선을 따라 흐르는 에너지 통로에 장애가 발생하여 전체적인 기의 흐름에 영향을 끼치므로 세심한 배려가 필요하다. 이 요가 자세는 골반을 비롯해 척추 33마디가 바르게 위치하도록 하여 요통과 어깨 결림, 팔의 저림 현상을 해소한다. 또한 골반이 넓어지는 것을 방지하여 비만의 원인을 없애 주며 운동 능력을 향상시킨다.

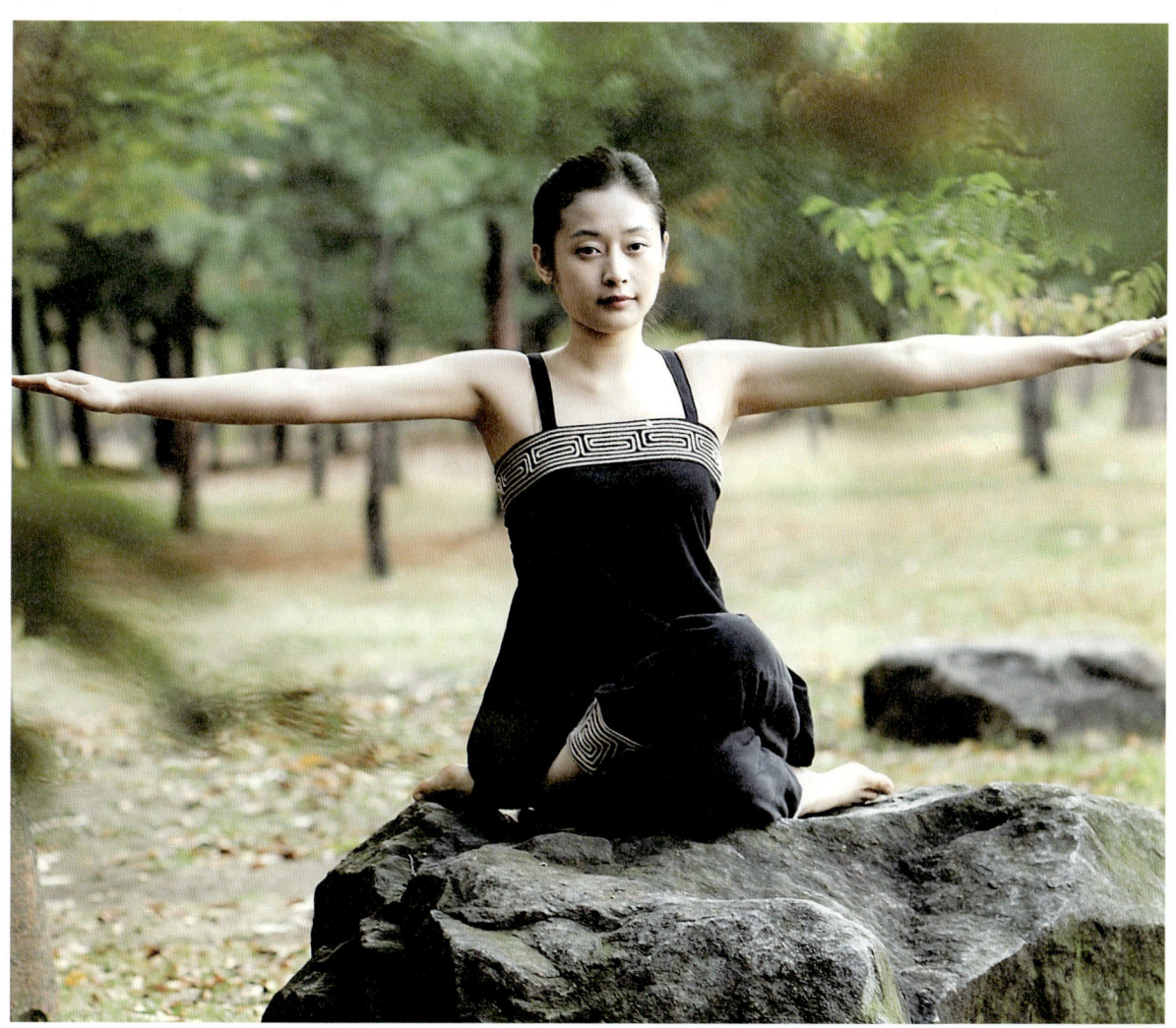

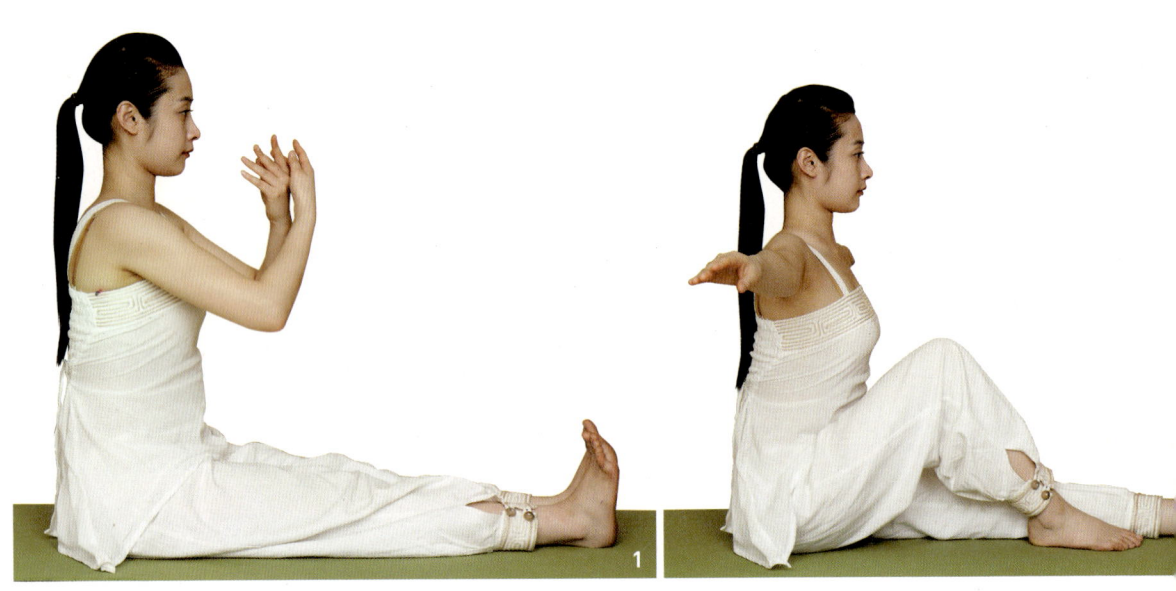

허리에 의식을 집중하여 실시한다.
허리를 비틀 때 척추의 상부와 하부를 빨래 짜듯이 반대 방향으로 저항을 주며 실시한다.
몸의 긴장을 풀고 동작이 빨라지지 않도록 한다.
마음속으로 춤을 추고 있다고 상상한다. 호흡을 놓치지 않도록 유의한다.
척추의 움직임 하나하나를 마음속으로 세밀하게 관찰한다.

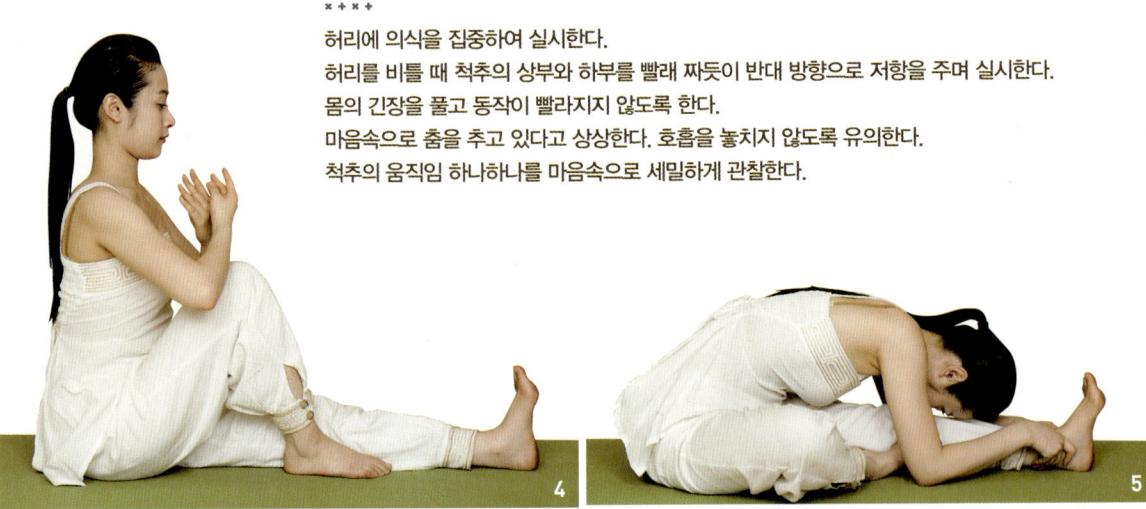

유연성을 강화하고
허리를 날씬하게 만드는 자세

1. 바닥에 다리를 펴고 편안히 앉아 두 손을 가슴 앞에서 X자 형태로 교차시키고 마음을 고요히 한다.
2. 숨을 들이쉬면서 오른쪽 무릎을 세우고 동시에 두 팔을 좌우로 넓게 벌린다. 왼쪽 발끝은 바짝 세운다.
3. 숨을 내쉬면서 몸을 오른쪽으로 틀어 오른손은 엉덩이 뒤쪽을 짚고 왼쪽 팔꿈치로 오른쪽 다리 바깥쪽에 대고 안쪽으로 힘껏 밀어줌과 동시에 고개를 최대한 오른쪽으로 돌린다. 시선은 몸 뒤쪽 바닥을 향하도록 한다.
4. 숨을 들이쉬면서 두 손을 가슴 앞에 X자 형태로 교차시킨다.
5. 숨을 내쉬면서 몸을 앞으로 자연스럽게 숙여 두 손으로 왼쪽 발목을 잡는다.
6. 숨을 들이쉬면서 다시 두 손을 가슴 앞에 X자 형태로 교차시킨다.
7. 숨을 내쉬면서 두 다리를 가지런히 앞으로 뻗고 몸을 앞으로 구부리면서 두 손으로 두 엄지발가락을 잡는다.
8. 숨을 들이쉬면서 2의 자세로 돌아오되 이번에는 왼쪽 무릎을 세운다.
2~8 동작을 좌우 교대로 6회 실시한다.

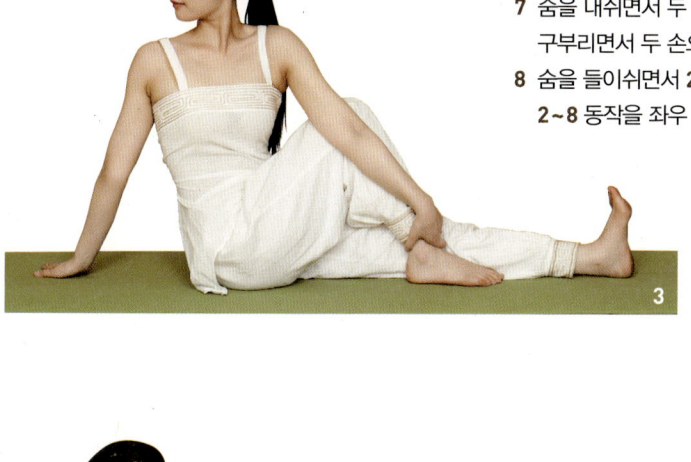

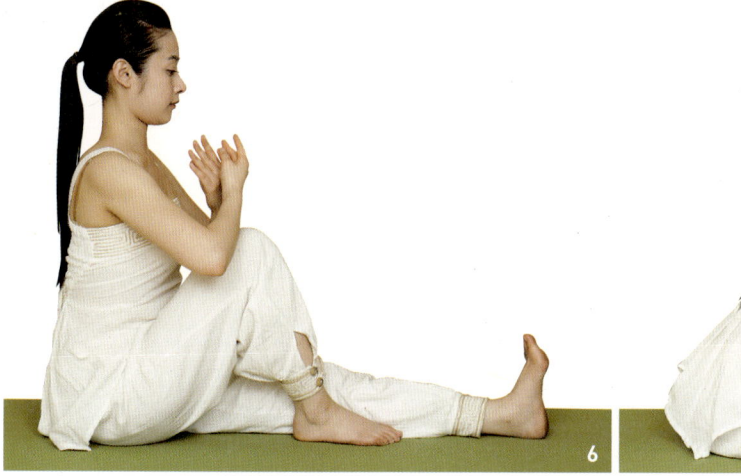

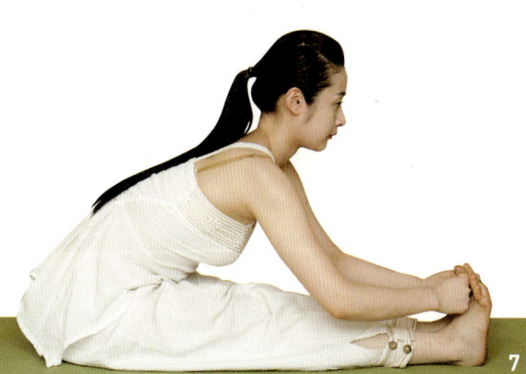

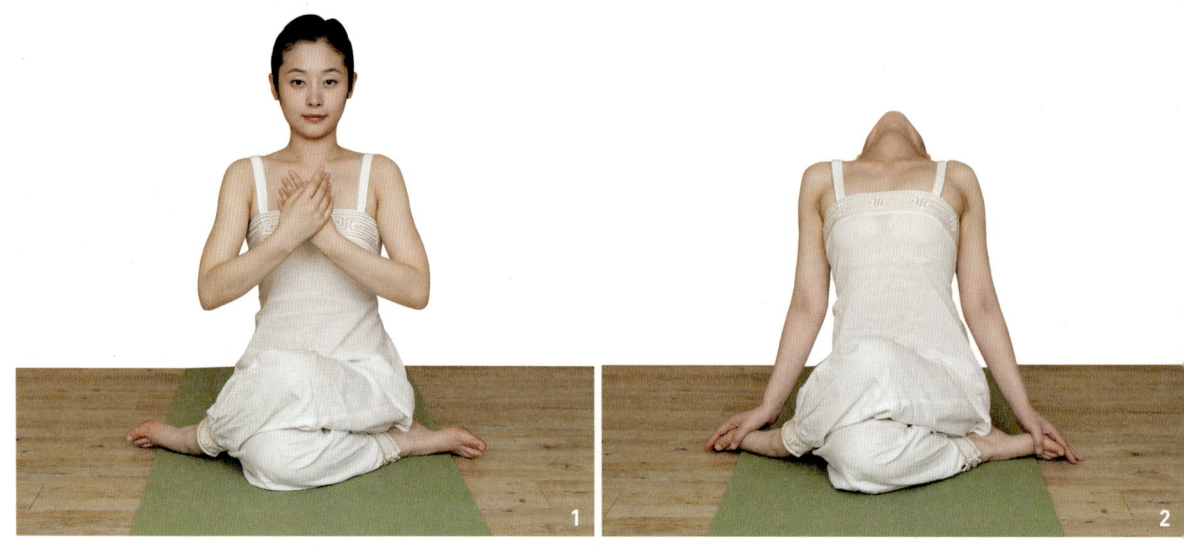

골반과 척추를 교정하여 요통을 없애는 자세

1. 두 무릎이 포개게 앉는다. 마음을 고요히 하고 호흡을 조절한다.
2. 두 손을 발바닥에 위에 가볍게 대고 숨을 들이쉬면서 상체와 머리를 뒤로 한껏 젖힌다.
3. 숨을 내쉬면서 가슴이 무릎에 닿도록 상체를 최대한 앞으로 숙인다.
   요추→흉추→경추 순으로 의식을 집중하면서 구부린다.
4. 숨을 들이쉬면서 상체를 일으킨다. 이 동작을 6회 반복 실시한다.
5. 그 다음으로 숨을 들이쉬면서 두 팔을 양 옆으로 넓게 뻗는다.
6. 숨을 내쉬면서 몸을 오른쪽으로 틀어 오른손은 엉덩이 뒤에 왼손은 왼발을 잡고 안쪽으로 밀어준다.
7. 숨을 들이쉬면서 5의 자세로 돌아오고 숨을 내쉬면서 왼쪽으로 돌린다. 5~7의 동작을 6회 실시한다.
8. 다리의 위치를 바꾸어 같은 방법으로 실시한다.

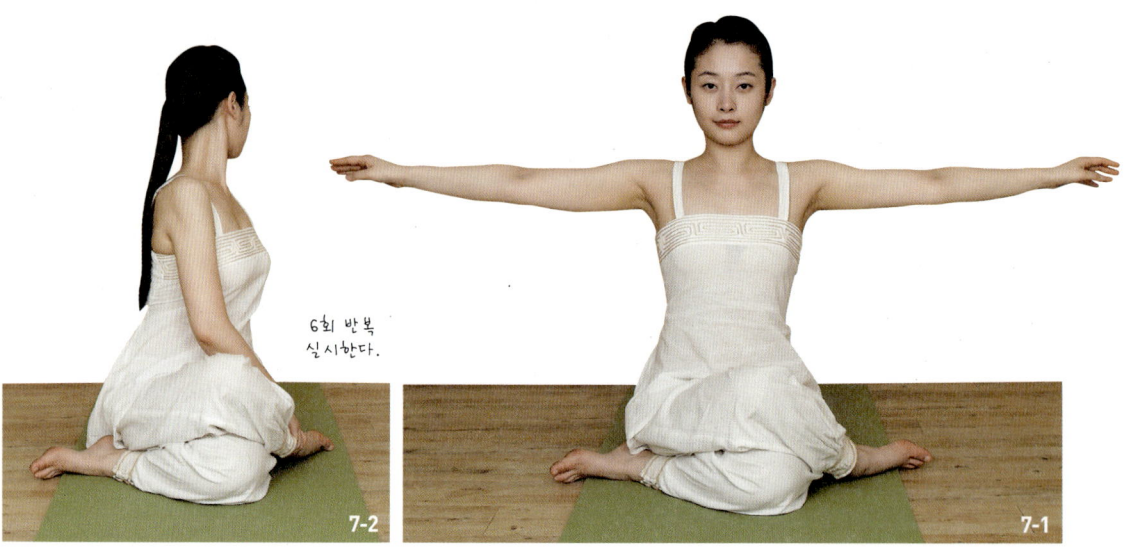

6회 반복 실시한다.

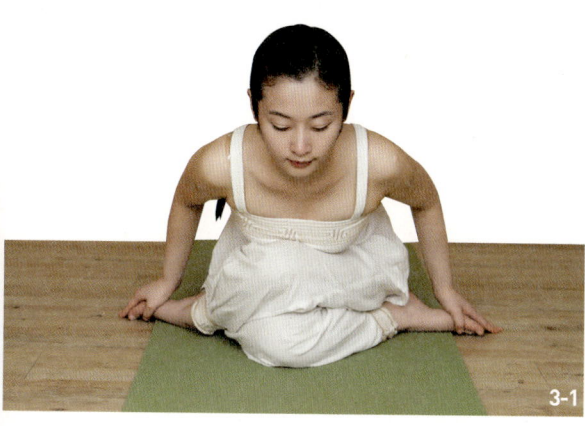

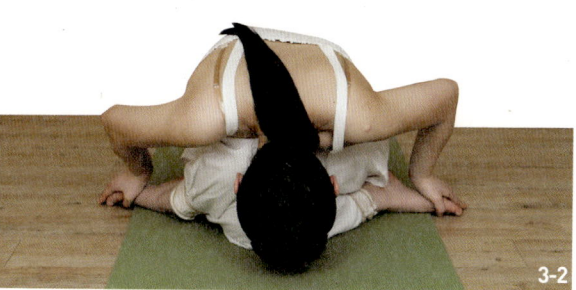

고관절을 이완시키므로 명상을 하기 위한 결가부좌 전에 준비운동으로 하면 좋다.
상체를 앞으로 숙일 때 목이 긴장하지 않도록 완전히 이완시킨다.
양쪽 중 불편을 느끼는 쪽을 더 많이 실시하여 좌우의 균형을 잡아 주도록 한다.
두 손바닥을 발바닥 위에 올려놓을 때 어깨가 긴장하지 않도록 세심히 살핀다.
상체를 앞으로 숙일 때 골반과 대퇴 부위를 잇는 고관절에 많은 자극을 주려면 몸무게를 이용하여 약간의 힘을 가하도록 한다.

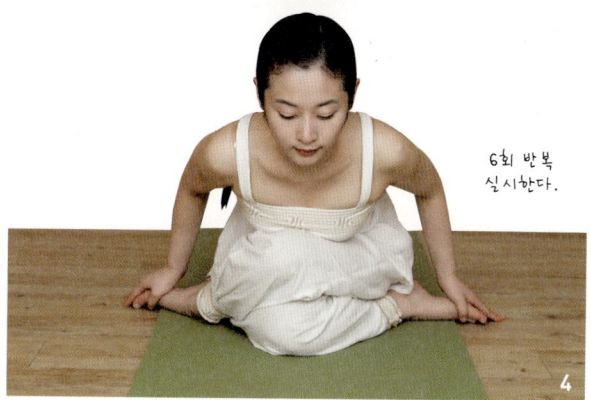

6회 반복 실시한다.

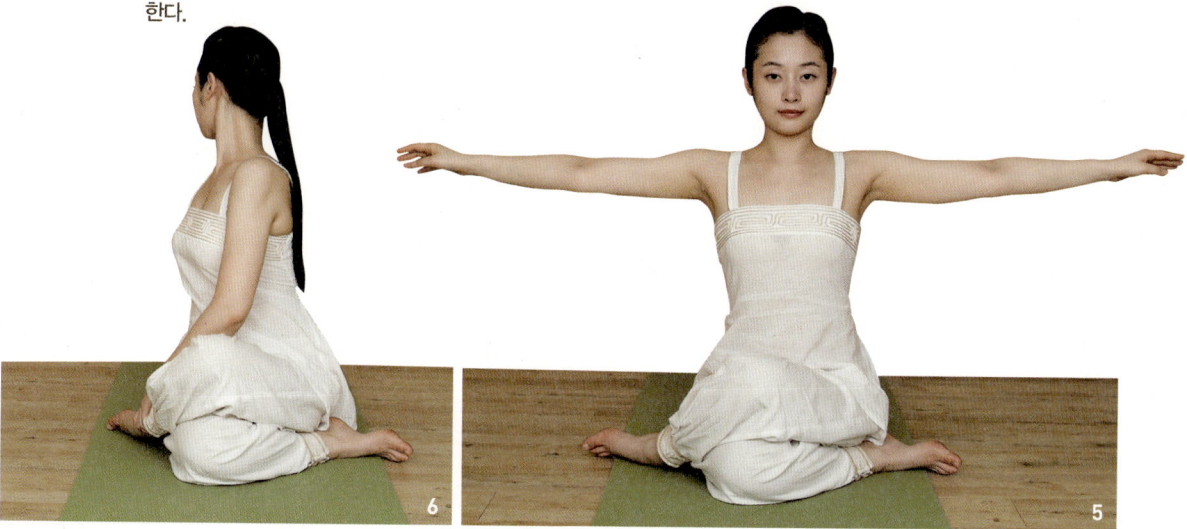

장기의 기능을 향상시켜
노화를 지연시키는 자세

인체가 노화되면 장기들이 제 기능을 발휘하지 못한다. 몸이 유연하지 못하고 관절의 가동 능력이 충분하지 않다는 것은 노화가 상당히 진전되어 있음을 단적으로 의미한다. 이 자세는 몸을 유연하게 하여 젊음을 유지하게 하는 데 탁월한 효과가 있다. 허벅지 안쪽을 자극하여 성선을 자극하고 정력을 강화시킨다. 피로를 해소하고 옆구리에 정체되어 있는 사기를 몸 밖으로 배출한다. 장의 기능을 활성화시켜 변비를 예방한다. 신장과 방광의 기능을 향상시켜 빈뇨증, 야뇨증, 요실금에 좋은 효과를 미친다. 허리의 군살을 제거하고 다리를 날씬하게 만든다.

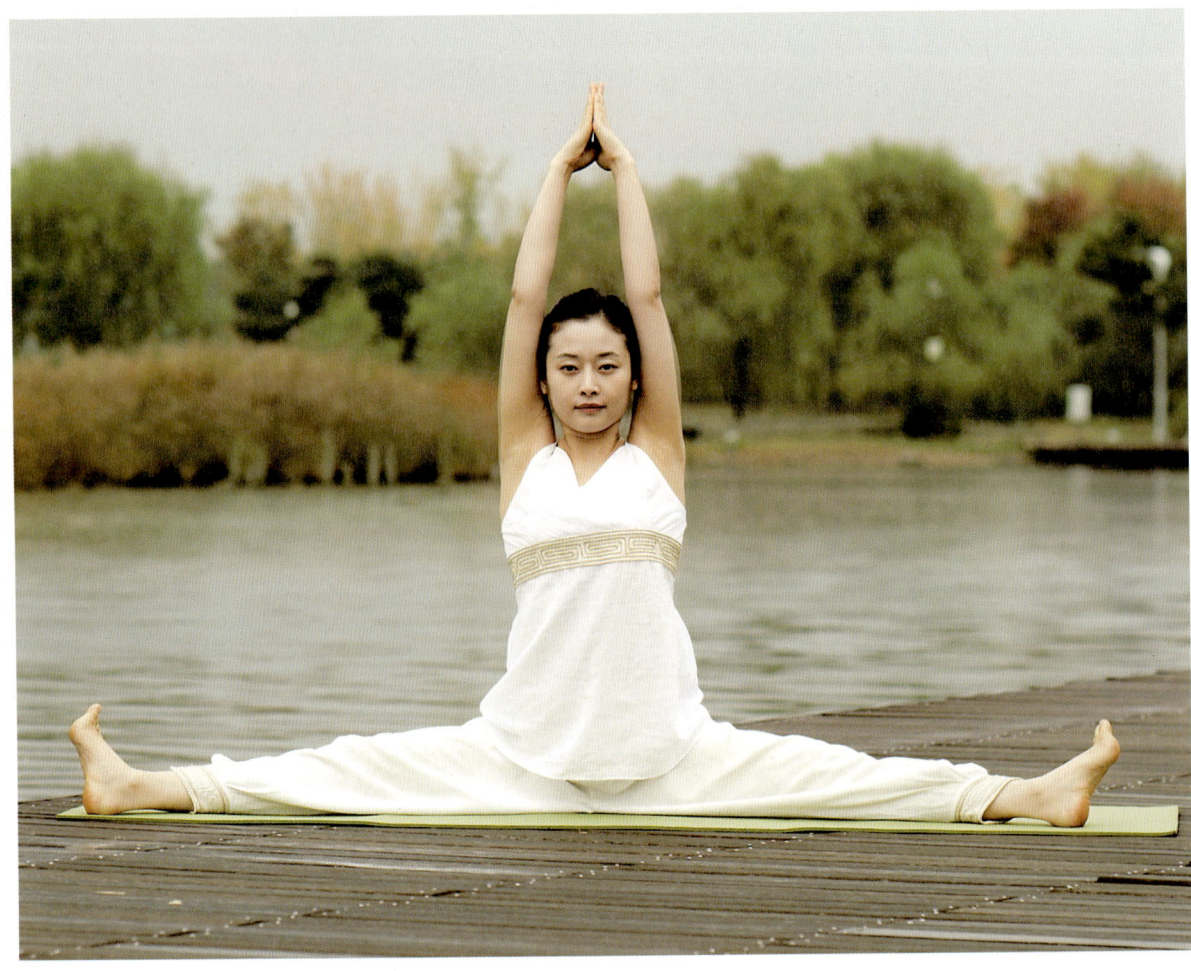

오장육부를 잇는 경락을
건강하게 하는 자세

날씬한 몸매를 만들어 주는 자세는 아니지만 임맥과 독맥을 비롯 12경락을 모두 열어 온 몸을 환희로 가득하게 한다. 전신을 부드럽게 움직여 몸 전체의 군살을 제거하고 몸의 평형성과 민첩성, 교정성을 높인다. 오장육부를 잇는 경락에 막힘이 없도록 자극하여 기혈의 흐름이 왕성하도록 한다. 또한 허리를 부드럽게 해 주고 몸 전체에 군살을 제거한다. 다리의 근육을 전체적으로 풀어 준다.

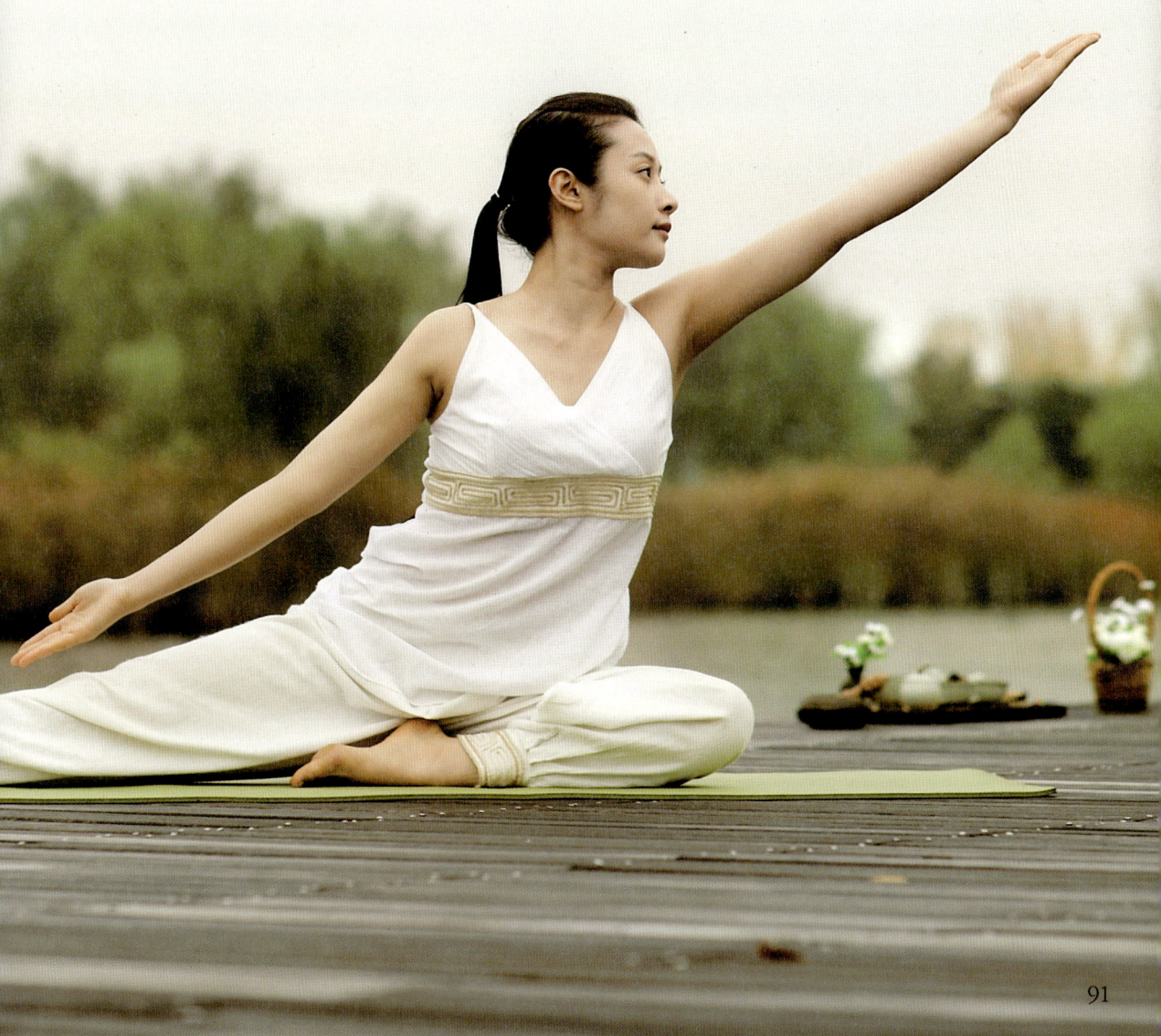

장기의 기능을 향상시켜 노화를 지연시키는 자세

1 바닥에 앉아 다리를 좌우로 최대한 넓게 벌려 주고 양 발끝을 세운 후 가슴 앞에서 합장을 하고 호흡을 조절한다.
2 숨을 들이쉬며 합장한 손을 하늘을 향해 뻗는다.
3 숨을 내쉬면서 몸을 왼쪽으로 90도 틀어 그대로 몸을 최대한 숙인다.
4 숨을 들이쉬면서 2의 자세로 돌아오고 숨을 내쉬며 오른쪽으로 숙여준다. 이 동작을 좌우 교대로 6회 실시한다.
5 동작이 모두 끝난 후 두 손으로 두 발끝을 가볍게 잡는다.
6 숨을 내쉬며 오른손을 머리 위로 크게 원을 그리면서 왼발을 향해 이동시켜 몸을 왼쪽으로 구부린다. 이때 시선은 계속 정면을 주시한다.
7 숨을 들이쉬면서 5의 자세로 돌아오고 숨을 내쉬면서 오른쪽으로 실시한다. 이 동작을 좌우 교대로 6회 실시한다.

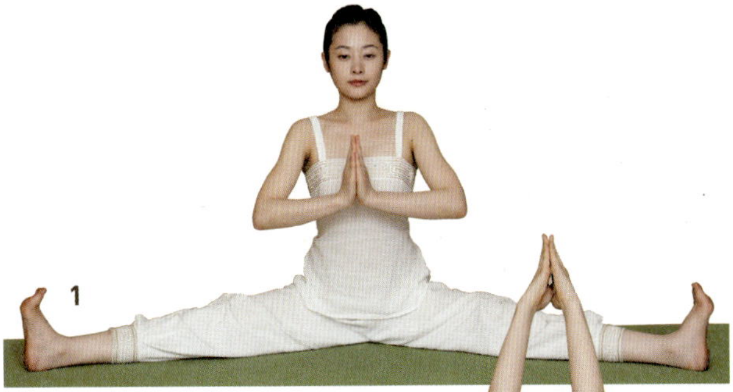

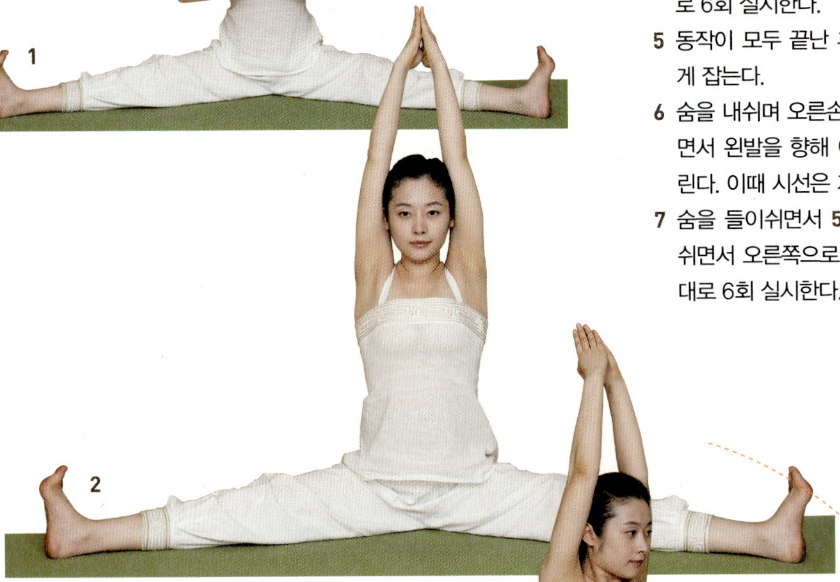

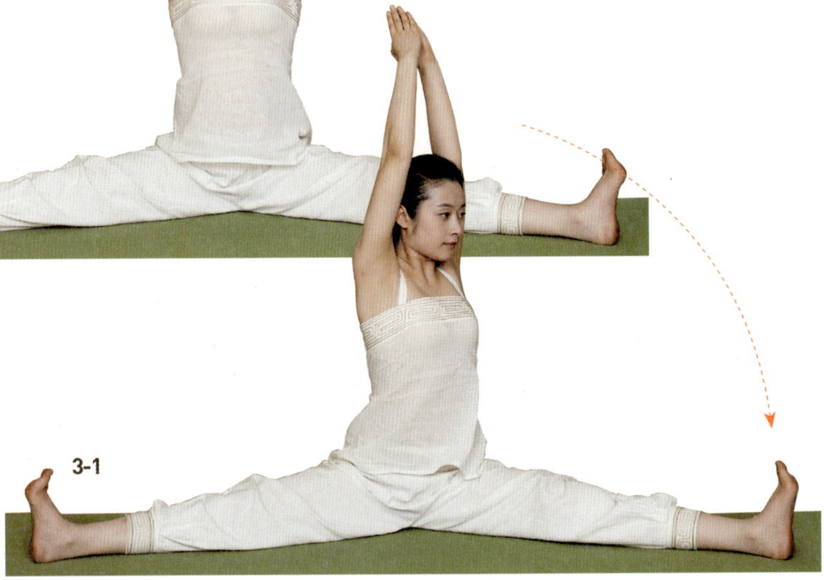

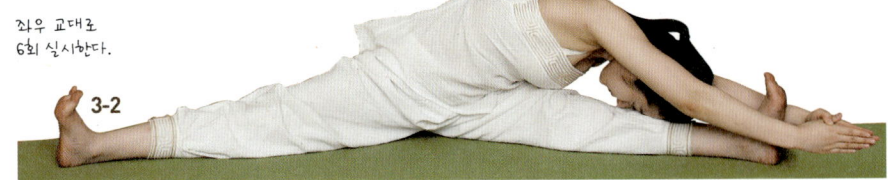

좌우 교대로 6회 실시한다.

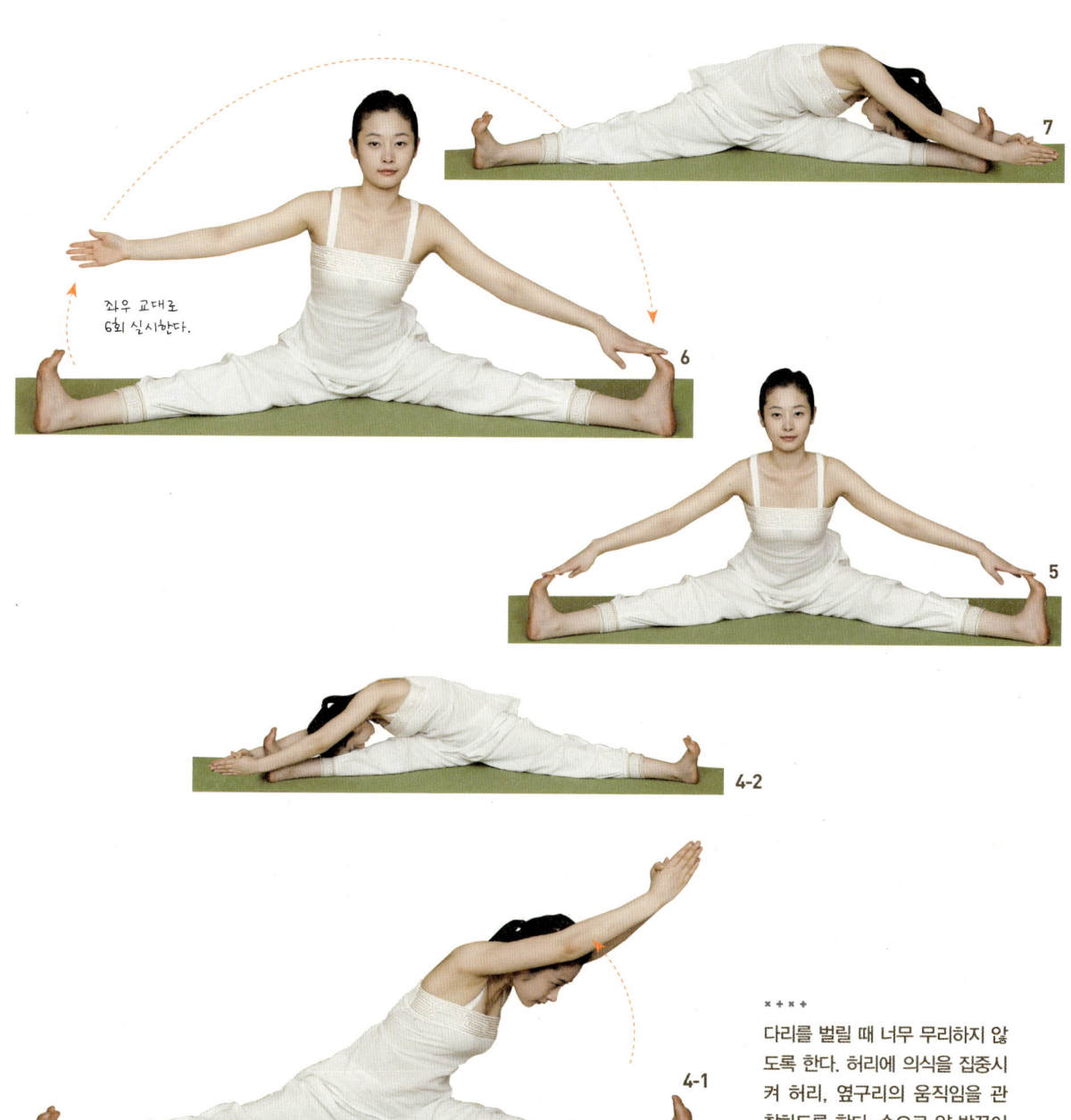

좌우 교대로
6회 실시한다.

※ ※ ※
다리를 벌릴 때 너무 무리하지 않도록 한다. 허리에 의식을 집중시켜 허리, 옆구리의 움직임을 관찰하도록 한다. 손으로 양 발끝이 잡히지 않으면 가능한 위치에 손을 올린다.

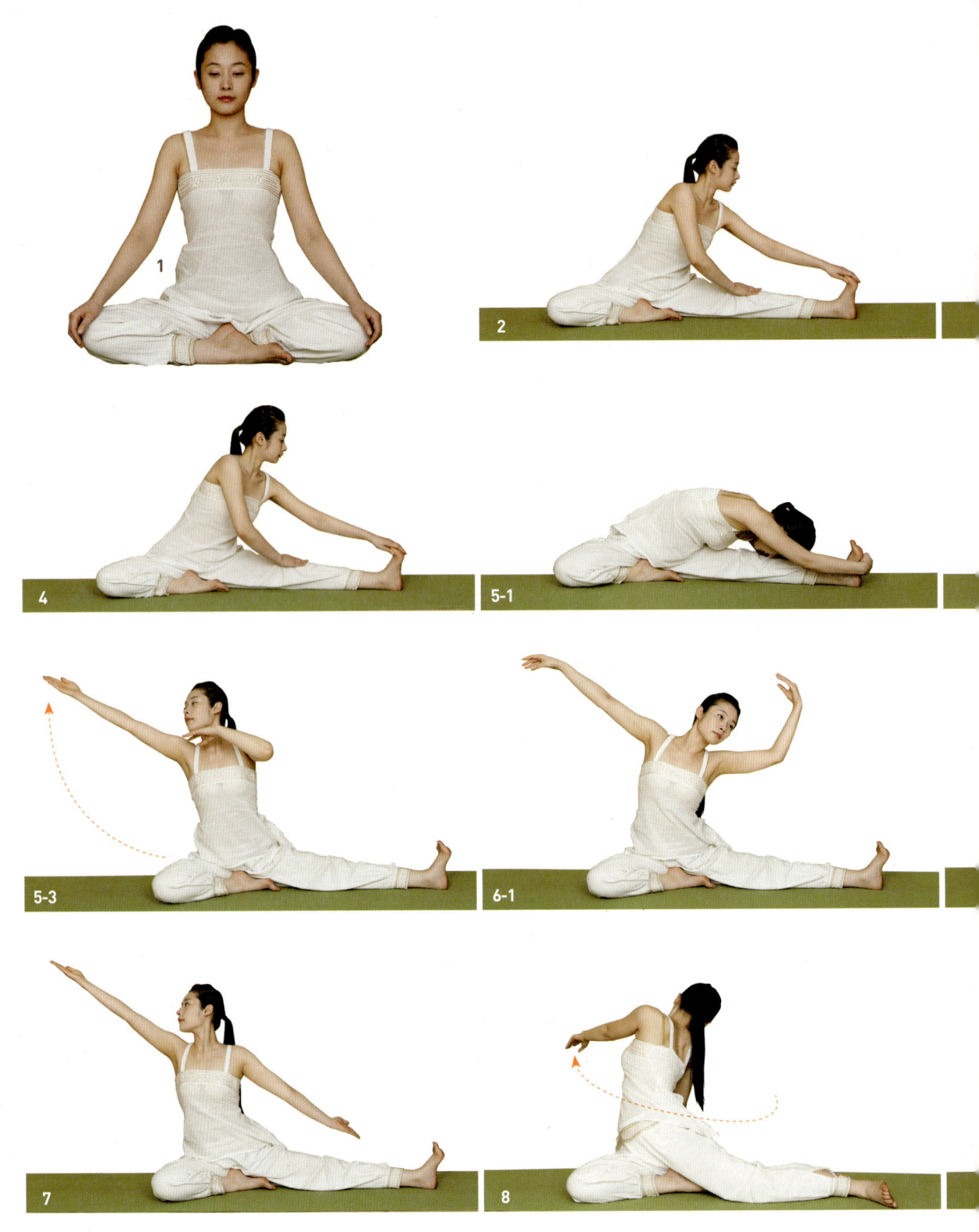

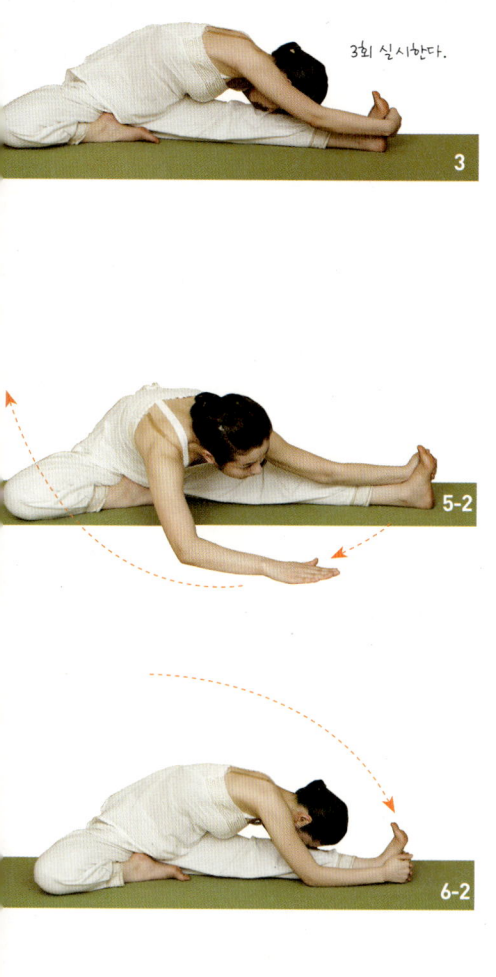

오장육부를 잇는 경락을 건강하게 하는 자세

1. 가부좌 자세에서 합장을 하고 마음을 고요하게 한다.
2. 왼쪽 다리를 쭉 펴고 발끝을 세운다. 왼손을 발끝 위에 갖다 대고 오른손은 무릎 위에 올려놓는다.
3. 숨을 들이쉬었다가 내쉬면서 왼쪽 다리 위로 상체를 구부리고 오른손을 쭉 뻗어 발에 닿도록 한다.
4. 숨을 들이쉬면서 2의 자세로 돌아온다. 이를 3회 실시한다.
5. 이 동작의 마지막인 상체를 구부린 자세에서 숨을 들이쉬면서 몸이 바닥에 닿을 듯이 하여 180도 회전한 후 오른쪽에 다다라 몸을 일으켜 오른쪽 앞으로 상체를 기울인다. 오른손은 손바닥이 위를 보도록 하여 쭉 뻗고 왼손은 턱 밑에서 손바닥이 밑으로 가게 하여 손목을 떨어뜨린다.
6. 숨을 내쉬면서 몸을 왼 다리 쪽으로 180도 틀어 내려 주며 두 손도 머리 위로 해서 몸을 숙여 왼쪽 발목을 잡는다.
7. 숨을 들이쉬면서 몸을 오른쪽으로 틀어 세워 오른손은 손바닥이 위로 가게 하여 위로 길게 뻗고 왼손은 왼쪽 종아리 위에 손바닥을 위로 가도록 쭉 뻗어 일직선이 되게 한다.
8. 숨을 내쉬면서 상체를 오른쪽으로 틀어 오른손으로 엉덩이 뒤를 짚고 왼손으로는 크게 원을 그리며 오른손 위에 포개고 얼굴도 한껏 돌린다.
9. 숨을 들이쉬고 내쉬며 두 팔로 원을 그리면서 5의 동작 전 자세로 돌아간다. 5~9의 동작을 6회 반복 실시하고 발을 바꾸어 같은 방법으로 실시한다.

※※※

의식을 허리에 집중한다.
춤을 추고 있다는 생각으로 몸을 부드럽게 움직인다.

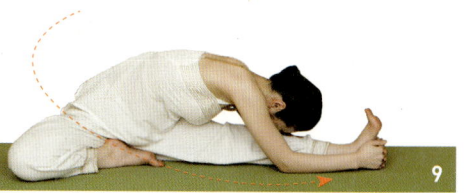

95

고관절의 유연성을 길러 주는
활쏘기 자세

유연성이 부족하더라도 몸을 적절하게 움직여 주면 자연 그대로의 상태로 돌아갈 수 있다. 모든 생명이 변화하면서 생명활동을 하고 있지만 변화에 창조적일 수 있는 것은 사람뿐이다. 여기에 의식의 변화를 주어 좀 더 적극적으로 인체를 경영하면 적은 노력으로 의외의 성과를 기대할 수 있다. 이 요가 자세는 고관절의 유연성을 회복하여 노화를 지연시키고 젊음을 되찾아 준다. 다리 뒤쪽을 부드럽게 하고 날씬하게 만들어 준다. 비뇨기, 생식기, 배설기 기능을 향상시키고 허리를 부드럽게 하고 신장을 강화한다. 장의 활동을 개선시켜 변비, 설사를 해결하는 데 도움을 준다.

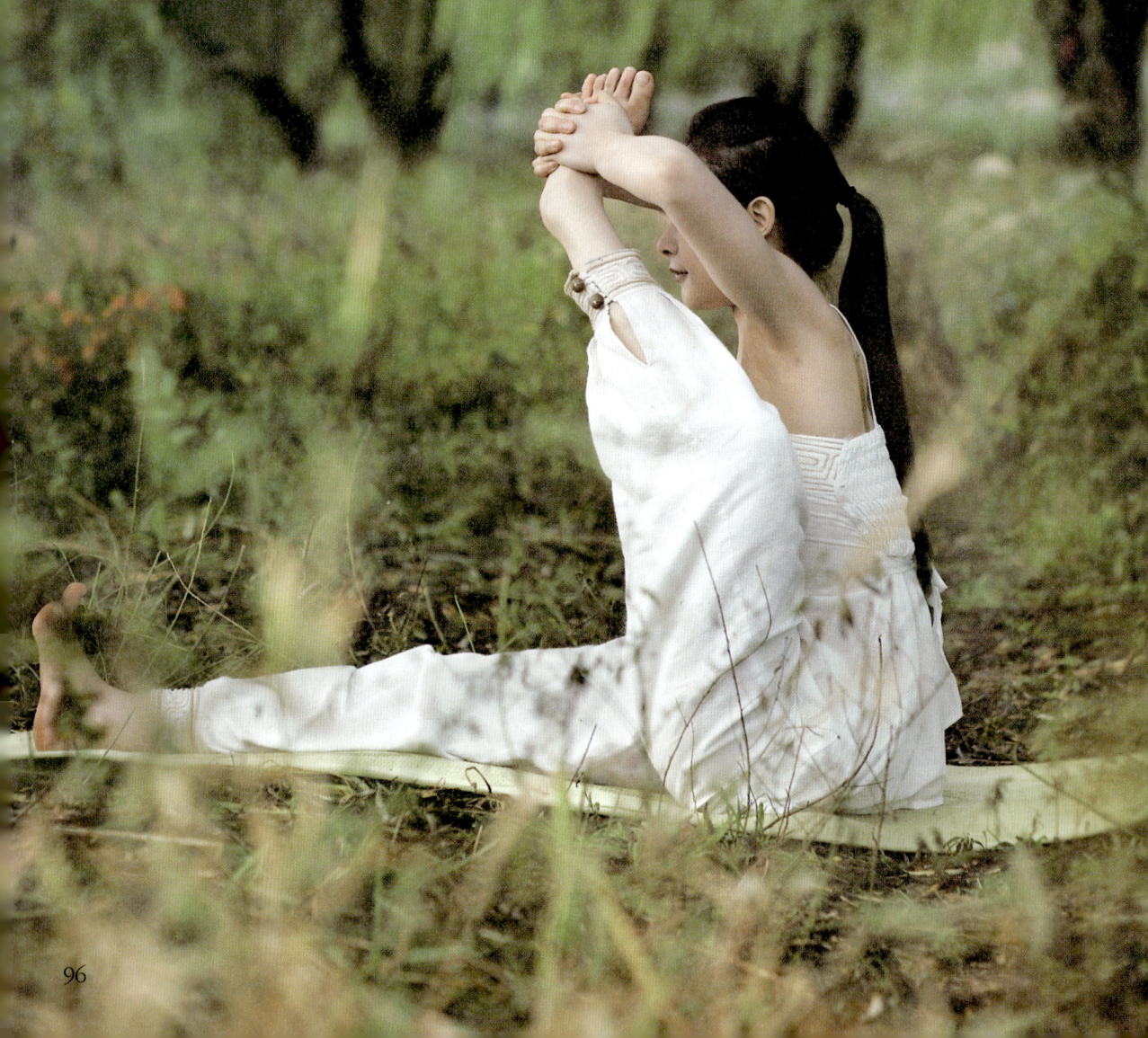

몸의 내력을 길러 신진대사를 촉진시키는 자세

큰 자세는 아니지만 에너지 소비량이 크고 근육과 신경의 긴장도가 다른 동작에 비해 커서 이완시켰을 때 상쾌하다. 이 자세는 몸과 팔 다리의 힘을 길러 주고 날씬하게 한다. 약해진 내장에 활력을 주어 제기능을 발휘하도록 하며 다발성신경염 등을 치료하는 데 도움을 준다. 또한 소화기 기능을 향상시키고 기침, 천식에 효과가 있다. 신경통, 근육통, 관절통에도 좋고 갑상선 기능을 조절하여 신진대사를 촉진시킨다.

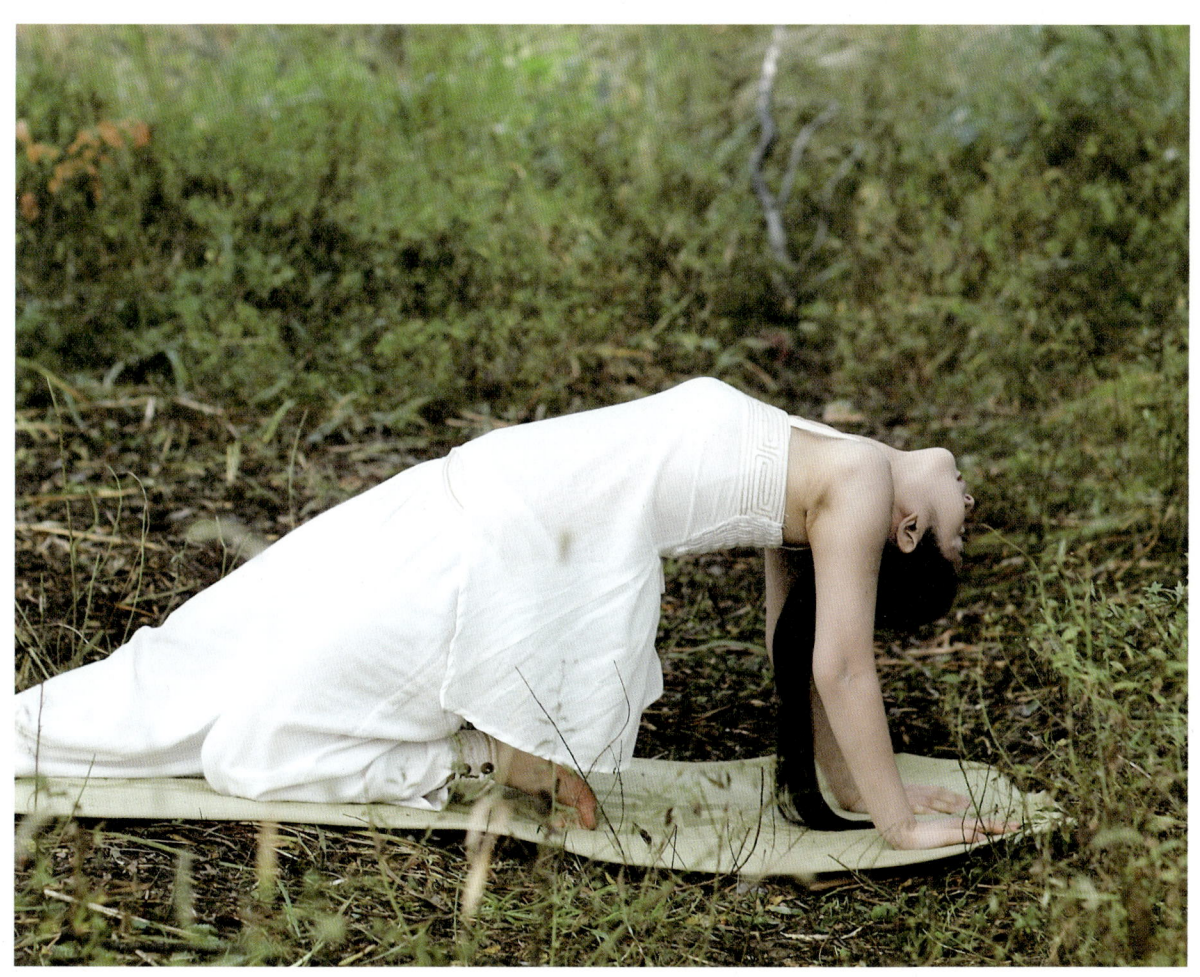

고관절의 유연성을 길러 주는 활쏘기 자세

1 두 다리를 쭉 펴고 앉아 호흡을 조절한다.
2 왼쪽 다리를 구부려 왼발을 오른쪽 허벅지 위에 올리고 두 손으로 감싸듯이 하여 잡는다.
3 숨을 내쉬면서 왼발을 앞으로 원을 크게 그리며 이마로 당긴다.
4 숨을 들이쉬면서 원래의 자세로 돌아온다. 이 동작을 3회 반복 실시한 후 발을 바꾸어 같은 방법으로 실시한다.
5 다음에는 2의 자세에서 숨을 내쉬며 왼쪽 귀로 잡아당긴다.
6 숨을 들이쉬면서 원래의 자세로 돌아온다. 이 동작을 3회 반복 실시한 후 발을 바꾸어 같은 방법으로 실시한다.

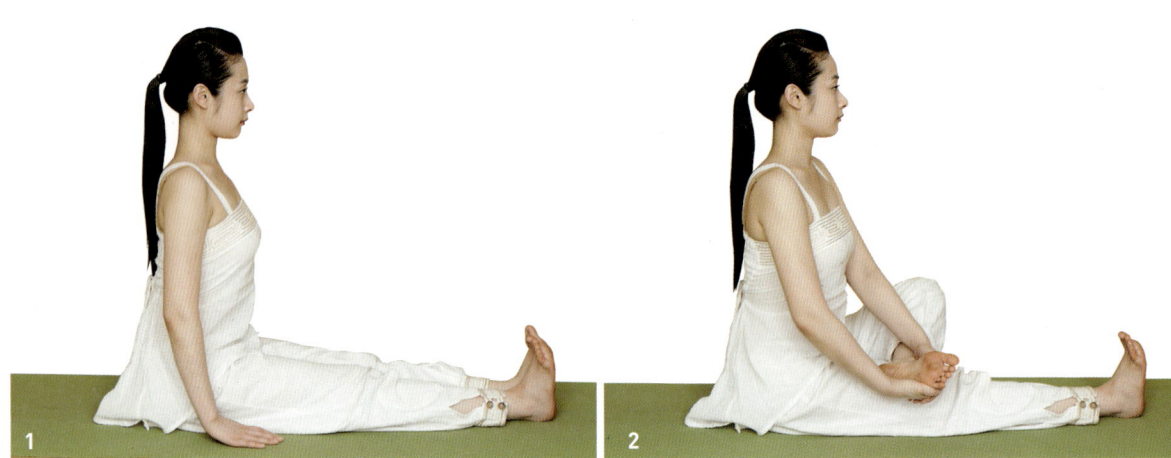

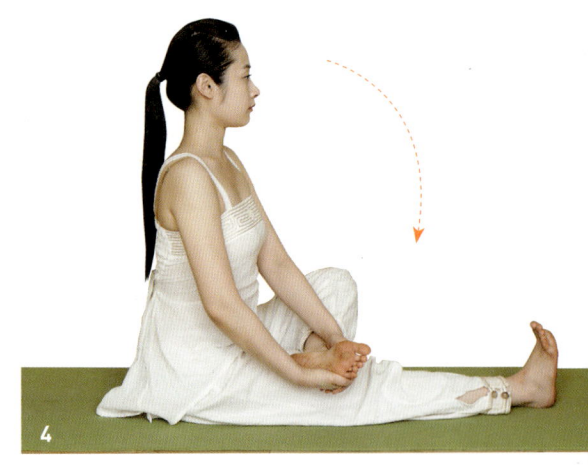

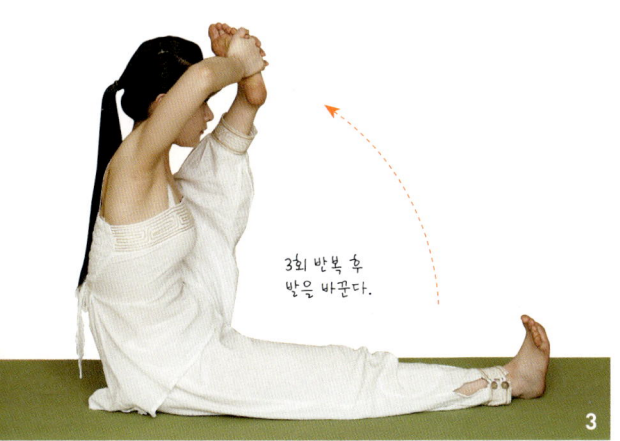

3회 반복 후
발을 바꾼다.

✽✦✽✦
얼굴은 계속 정면을 주시한다.
머리를 움직여 발에 갖다 대서는 안 된다.
발을 잡아당길 때에는 팔꿈치를 높이 들어 올리면서
실시하도록 한다.

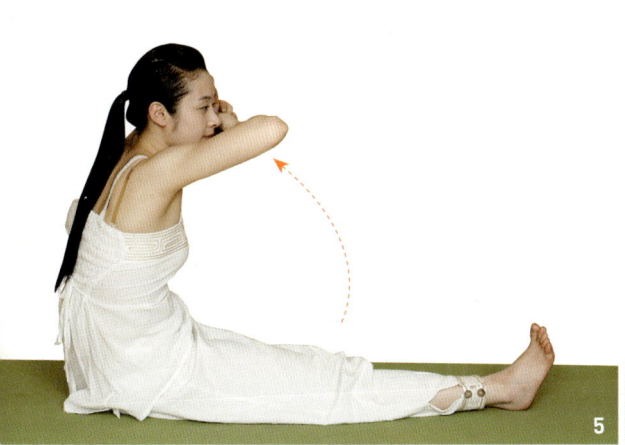

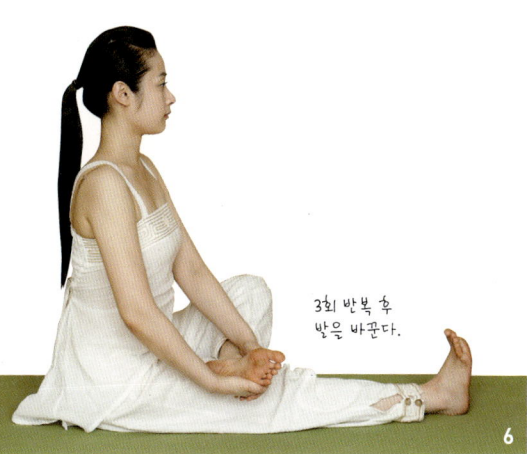

3회 반복 후
발을 바꾼다.

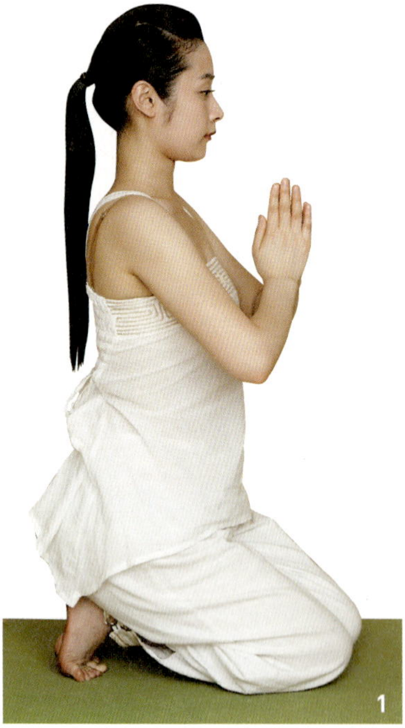

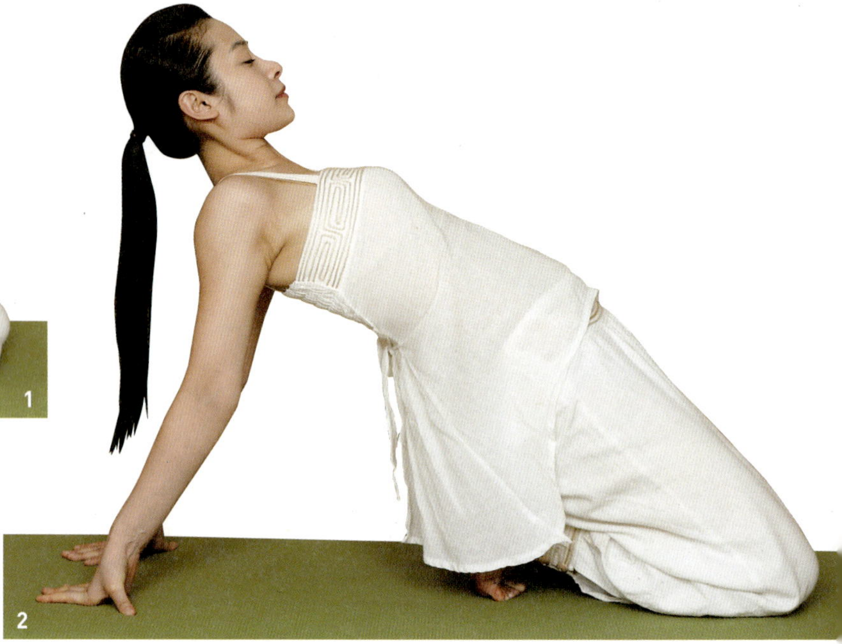

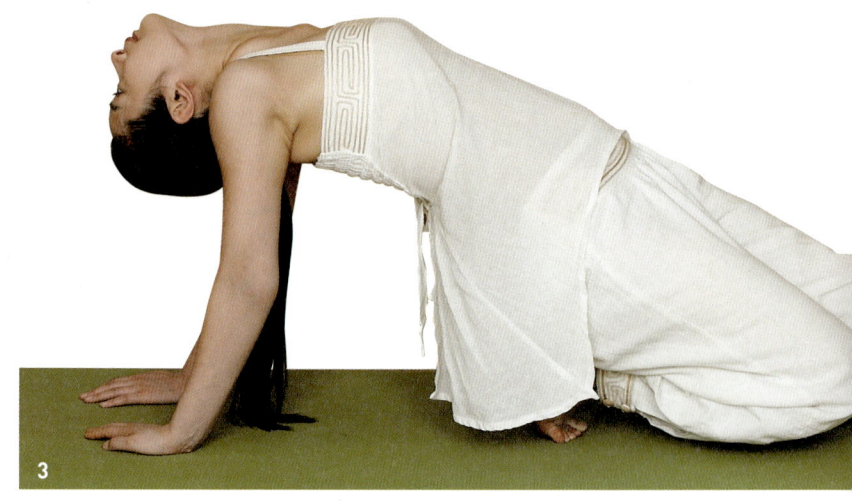

몸의 내력을 길러 신진대사를 촉진시키는 자세

1 무릎을 꿇고 대퇴부를 세운 자세에서 몸을 안정시키고 호흡을 조절한다.
2 몸을 뒤로 기울여 두 손을 엉덩이에서 멀리 짚는다.
3 숨을 내쉬면서 왼발을 힘껏 뻗어 주고 발끝을 구부려 바닥을 향하도록 한다.
  오른쪽 무릎은 바닥에 닿지 않도록 하고 두 손과 발끝으로 몸을 지탱한다.
4 숨을 들이쉬면서 뻗었던 발을 거두어 들여 두 무릎을 가지런히 한다.
5 숨을 내쉬면서 같은 방법으로 반대쪽 다리를 힘껏 뻗어 준다.
  이 동작을 좌우 교대로 6회씩 실시한다.

※ + ※ +

상체를 받치고 있는 두 팔에 힘이 가중되므로 손목을 다치지 않도록 주의한다.
발을 앞으로 뻗었을 때 반대쪽 무릎을 앞쪽으로 밀어주는 기분으로 대퇴부의 긴장도를 높인다.
고개를 뒤로 젖힐 때 턱을 위로 밀어 올리는 기분으로 목전경부 전체가 자극받도록 한다.

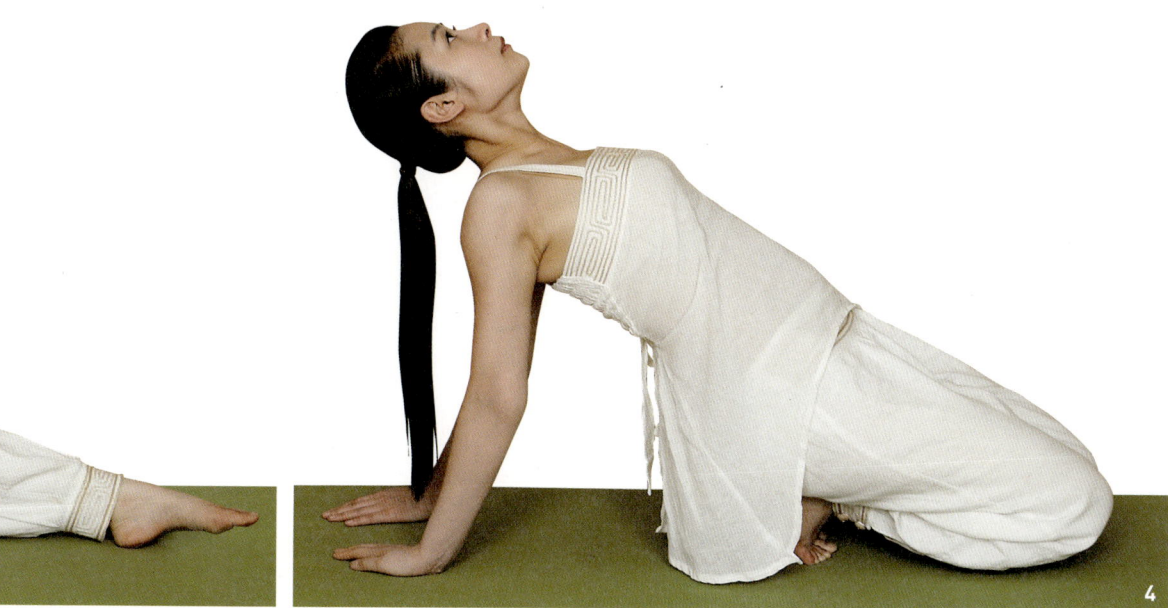

몸의 균형을 잡아 심장과 심폐기능을 강화하는 자세

허리와 옆구리를 부드럽게 다스리고 신장을 강화하는 자세이다. 임독맥과 방광경을 자극하여 몸 전체의 기혈 순환을 원활하게 하고 골반과 고관절의 유연성을 되찾아 준다. 또한 어깨와 팔의 이상 증상을 다스리고 내분비계통의 기능을 활성화시킨다. 늑골에 쌓인 사기를 배출하고 심폐기능이 원활하도록 한다.

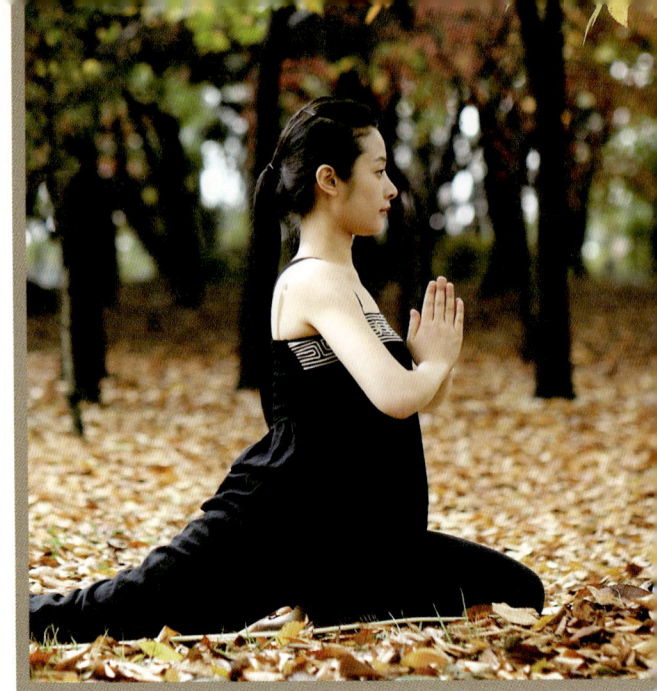

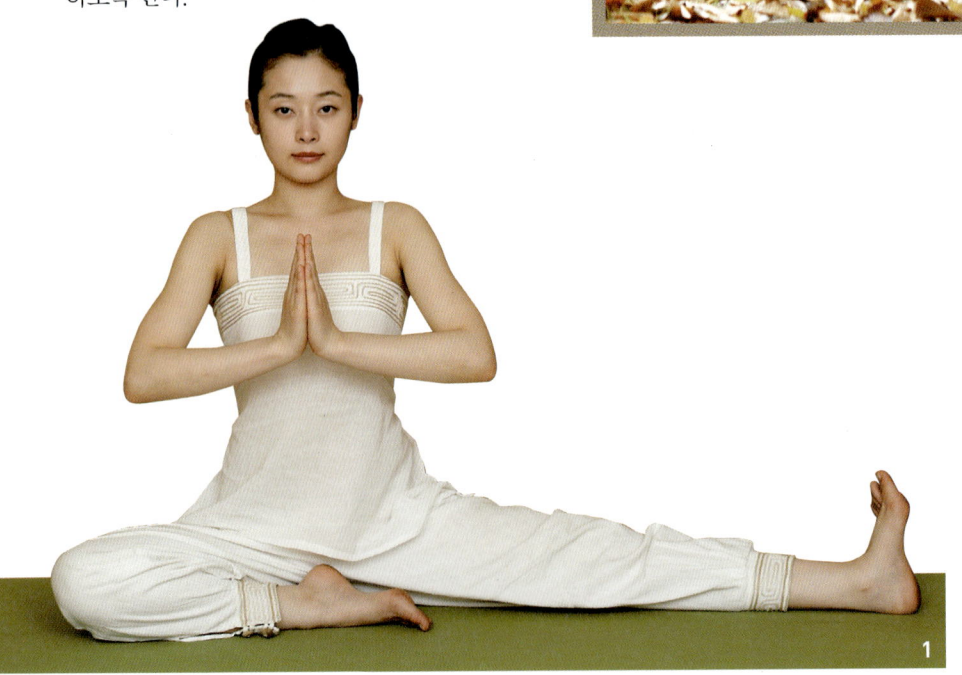

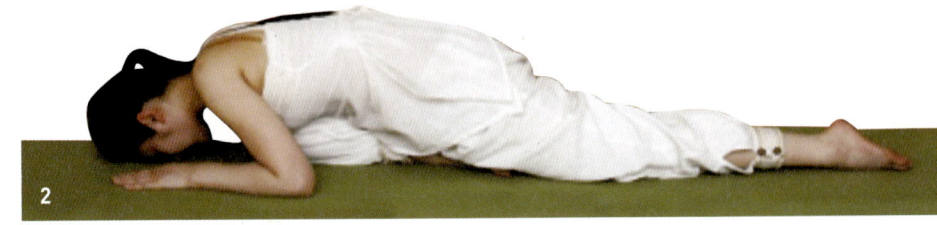

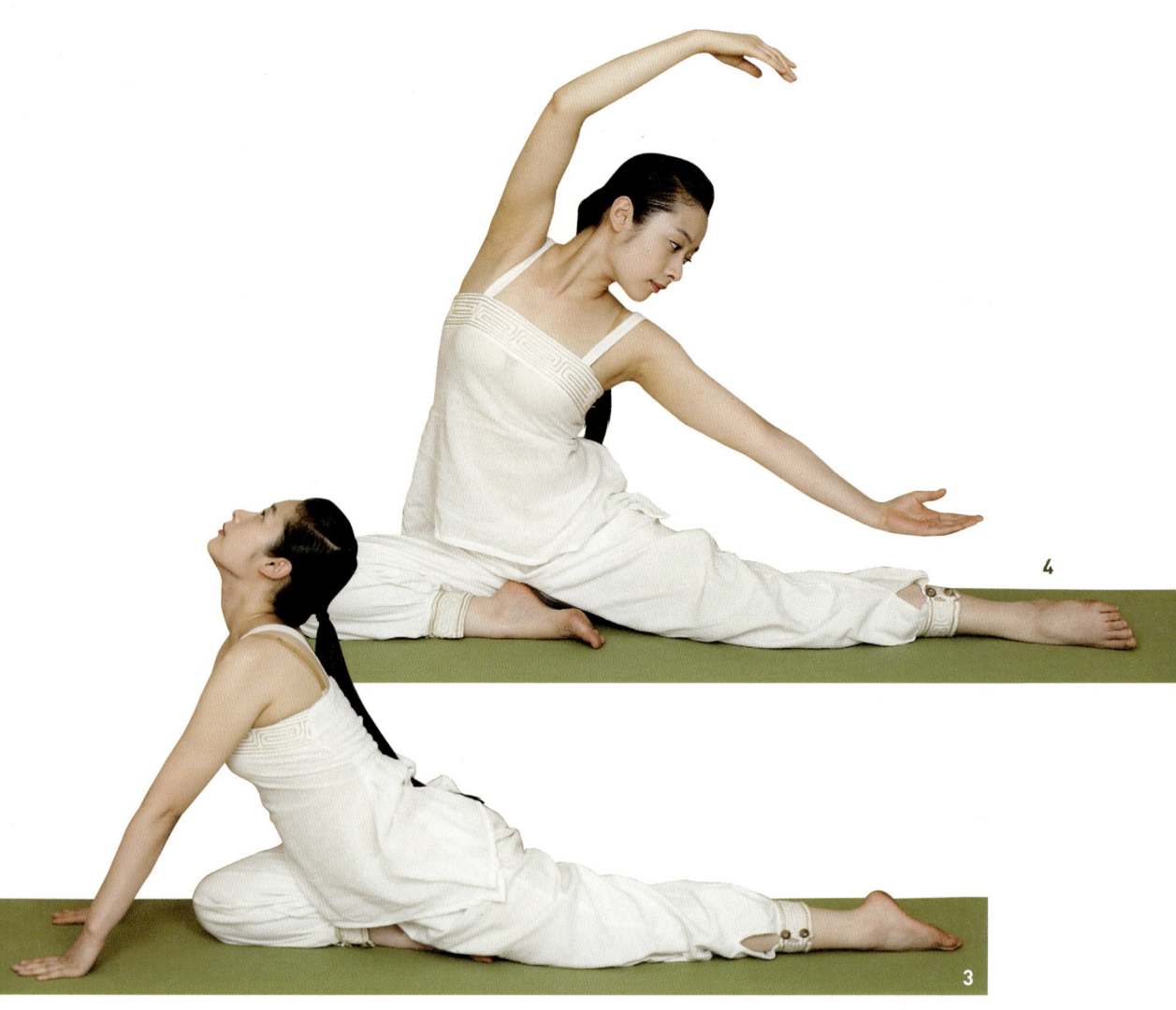

1 왼쪽 다리를 옆으로 펴주고 오른쪽 다리는 접어서 발뒤꿈치가 회음부에 위치하도록 한 후 합장을 하여 마음을 고요히 한다.
2 몸을 오른쪽으로 90도 틀어 오른쪽 무릎이 가슴에 닿도록 손바닥을 바닥에 대고 숙인다.
3 숨을 들이쉬면서 상체와 고개를 최대한 젖힌다.
4 숨을 내쉬면서 두 손으로 바닥을 밀치듯이 왼쪽으로 몸을 틀어 넘긴다. 종아리 10센티미터 정도 위에서
  왼 손바닥을 위로 향하도록 펴주고 오른손은 머리 위에서 팔꿈치를 구부려 이완시키되 손바닥은 밑으로 향하게 한다.
5 숨을 들이쉬면서 몸을 오른쪽으로 틀어 두 손을 바닥에 댄다.
6 숨을 내쉬면서 2의 자세로 돌아온다. 이 동작을 6회 반복 실시한 후 자세를 반대로 하여 같은 방법으로 실시한다.

이름부터 남다른
기분이 좋아지는 가게들

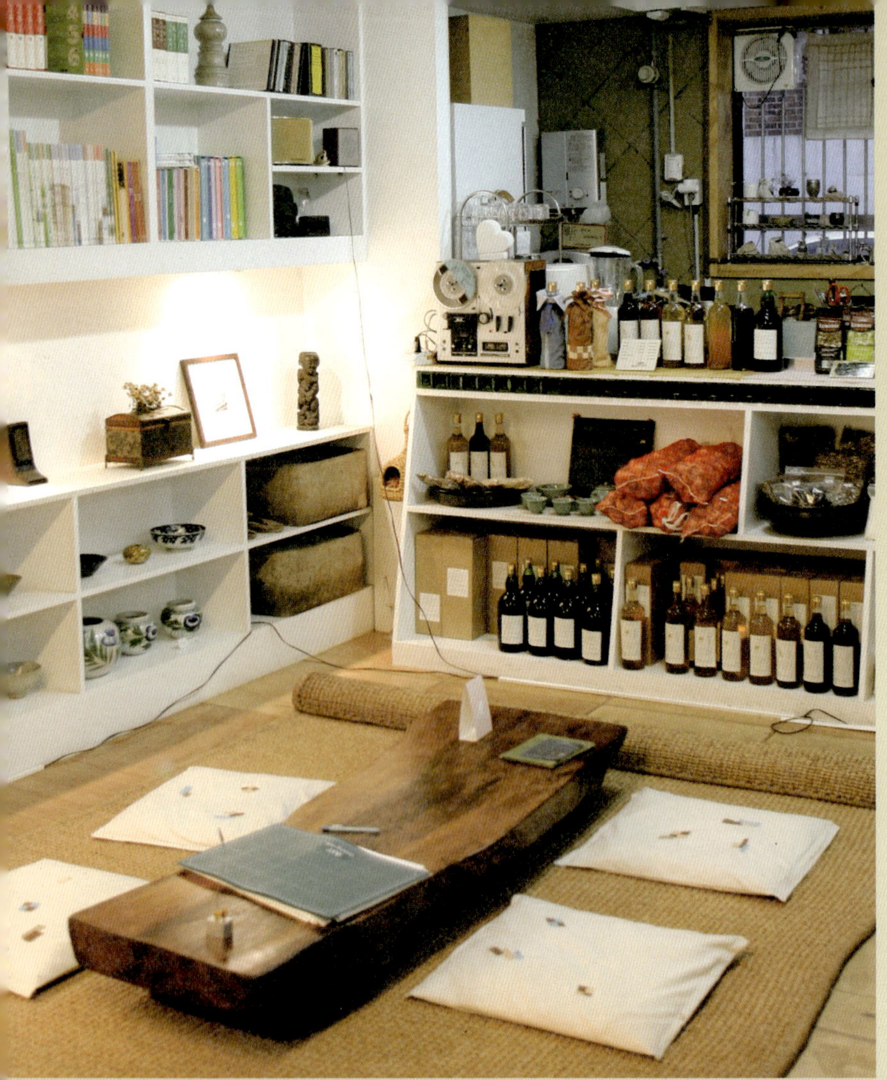

LOHAS Shop
기분 좋은 가게
&
문턱 없는 밥집

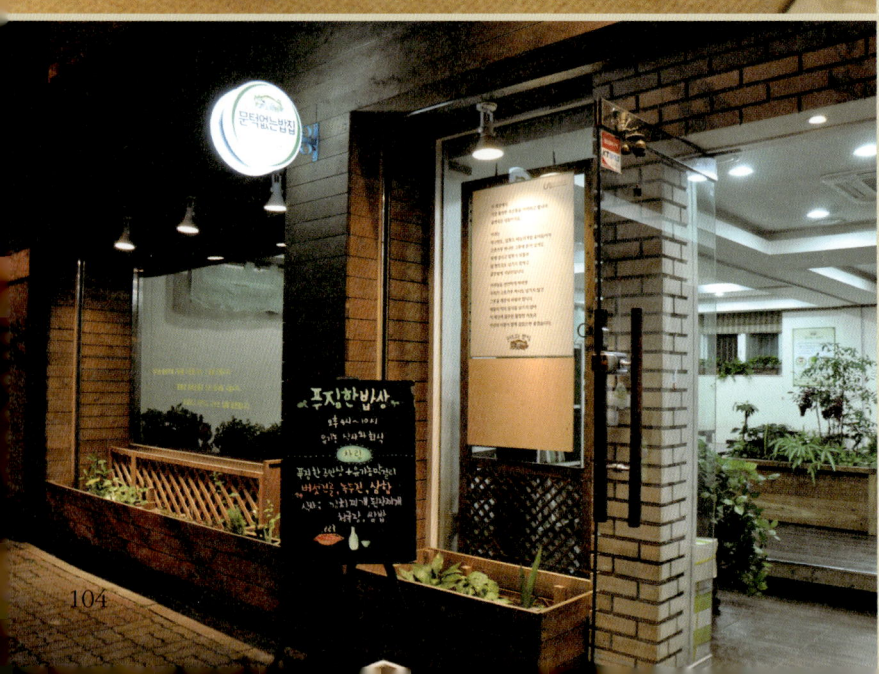

도심 한복판에서 지역민의 건강증진, 재활용 물품판매를 통한 자원 되살림, 취약계층의 일자리 제공이란 사회적 목적을 구체적으로 실천하고 있는 가게가 쌍둥이처럼 맞닿아 있다. 나눔과 비움, 생태적 되살림을 실천하는 문턱 없는 밥집과 기분 좋은 가게. 문턱 없는 밥집은 가까운 먹을거리(로컬푸드)와 제대로 지은 먹을거리(슬로푸드) 운동을 실천하는 식당이다. 이곳의 모든 식재료는 농약, 비료를 사용하지 않는 친환경 농산물을 사용하는데, 껍질째 조리함으로써 음식물 쓰레기를 줄이고 발생한 음식물 쓰레기는 지렁이 화분으로 퇴비화한다. 또한 믿을 수 있는 생산자와 직거래를 통해서 유기농가와 소비자들이 다국적 기업의 영향으로부터 벗어 날 수 있도록 노력하고 있다. 이곳의 수익금은 유기농 생산가를 돕고 지역 빈민들의 자활사업 기금으로 쓰인다.

기분 좋은 가게는 옷이나 소품 등을 기증받아 자원을 순환시키고 가능한 물건을 되살려 사용한다. 물건이 내 앞에 오기까지의 과정을 알기 어려운 우리에게 필요한 것을 자기 손으로 직접 만드는 리폼이나 옷 만들기와 같은 강좌를 열기도 한다.

나눔과 비움의 공간 '문턱 없는 밥집'

2007년에 문을 연 '문턱 없는 밥집'은 한마디로 유기농식당이다. 하지만 이 밥집이 많은 사람들에게 회자되는 이유는 비단 유기농식자재를 쓰기 때문만은 아니다. 이곳은 변산공동체를 이끌어온 윤구병 대표가 '누구나 문을 열고 들어와 부담 없이 좋은 음식을 함께 나눌 수 있도록 하자'는 취지로 문을 열었다. 어느 곳이나 어렵게 살고 있는 사람들이 있지만 농민들의 고생을 통해 도시의 빈민들까지도 평안해질 수 있다는 뜻도 담겨 있다. 남는 이문이 없음에도 다른 곳보다 몇 배나 더 값을 들여 국산 유기농산물을 식자재로 사용하는 것도 이와 같은 이유이다.

밥집 이름처럼 이곳은 맛있는 비빔밥을 즐기는 식도락가부터 점심값조차 부담스러운 청소 아주머니, 우유 배달원, 택배 기사 등이 자주 찾는 곳이다. 1천 원이란 부담 없는 가격에 유기농 비빔밥을 점심으로 제공하기 때문인데 밥집을 열었던 취지처럼 도시빈민들에게는 값을 낮춰 유기농산물을 부담 없고 쉽게 접할 수 있고 유기농가에는 유기농산물의 판로를 열어 주는 일거양득의 효과를 거두고 있다고 한다.

이곳은 다른 유기농 식당과는 운영방법이 다소 다르다. 일반 음식점이라면 황당하다고 생각될 법도 하지만 그것이 이곳의 매력을 더욱 배가시키고 있다. 우선 빈그릇 운동. 이곳에서는 큰 그릇에 유기농 재료를 이용해 만든 반찬과 잡곡밥을 원하는 만큼 덜어서 먹을 수 있는데, 양껏 먹어도 되지만 지켜야 할 '룰'이 있다. 밥 한 톨, 고춧가루 하나 남기지 않고 깨끗이 먹어야 하는 것이다. 불가에서 하는 발우공양과 비슷한데 밥을 먹고 난 뒤 한쪽에 마련된 숭늉으로 밥그릇을 닦아 새 그릇처럼 만든다. 이마저도 부족하면 반찬으로 나온 얇게 저민 무로 골고루 그릇을 둘러 처음 받은 그릇처럼 깨끗이 해야 한다. 조금이라도 남기면 벌금이 1만 원이다. 자신의 밥그릇이라 해도 닦아 먹는다는 것에 대해 꺼려하는 사람들이 많지만 우리나라 한 해 음식물쓰레기 처리 비용이 15조 원에 이르는 걸 감안하면 크게 확산돼야 할 운동인 듯싶다.

두 번째는 가격이다. 이곳의 점심은 유기농 비빔밥으로 다른 식당보다 2~3배 정도 비싼 식자재를

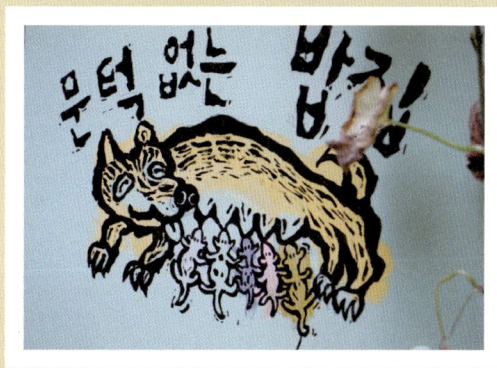

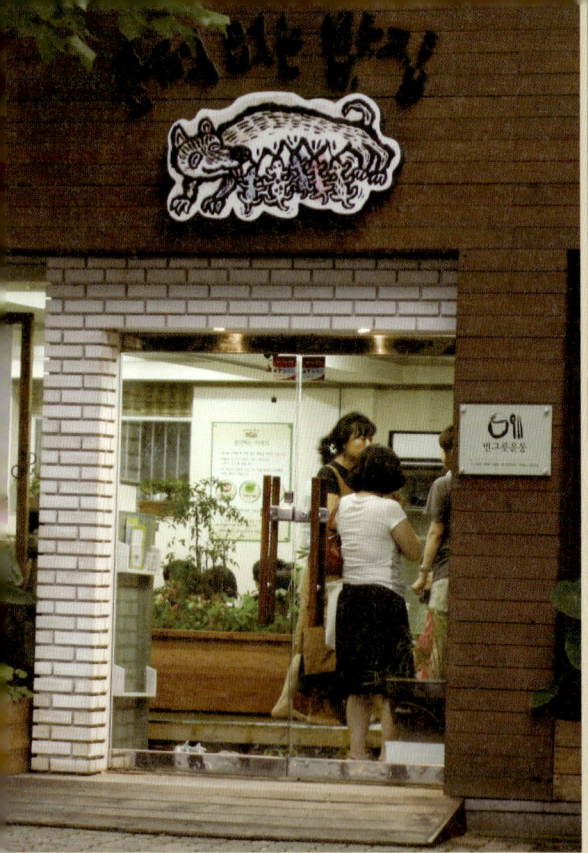
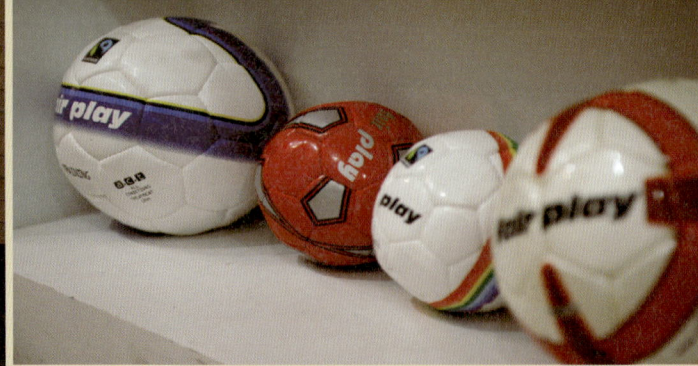
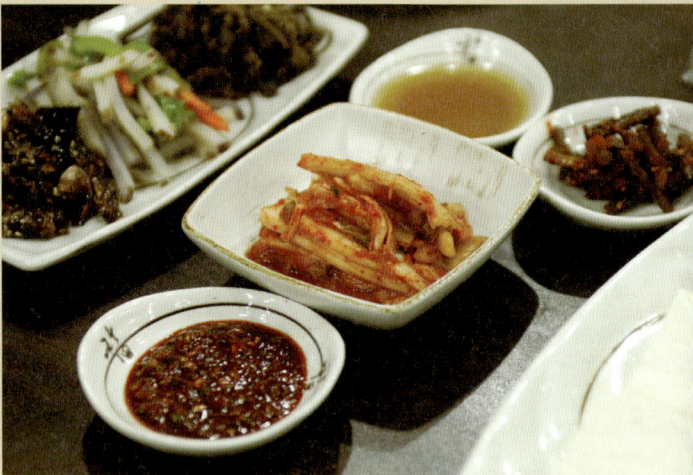

쓰고 있지만 형편에 따라 1천 원 이상 자율제로 지불한다. 점심이면 이 밥집 카운터에는 손님들이 직접 돈을 넣을 수 있도록 모금함 같은 통을 놓아둔다. 1천 원이란 가격표가 갖는 의미를 깊이 생각하고 양심껏 내면 된다.

하지만 점심과는 다르게 저녁 메뉴는 다채롭고 가격도 정해져 있다. 점심시간에는 1천 원 이상 내는 기부금 형식의 '문턱 없는 가격'이지만 저녁식사에는 요리 상차림이 있는 정상적인 식당으로 수지를 맞추는 것이다. 메뉴는 된장찌개, 김치찌개 등 식사 메뉴뿐만 아니라 회식 등이나 약주 손님을 상대로 삼합, 전골, 녹두전, 황태구이, 파전, 부추전, 도토리묵, 전통주 등 식단이 짜여 있다. 점심때와 마찬가지로 홍어나 황태처럼 구하기 힘들거나 값이 무척 비싼 몇 가지 수산물을 빼고는 모두 우리나라에서 생산한 유기농산물을 쓴다.

비록 돈을 내고 밥을 먹지만 주인과 손님의 구분이 따로 없는 곳. 팔아서 남겨야겠다는 욕심이 없고 낸 만큼 먹어야 한다는 시심을 찾아볼 수 없는 곳. 이것이 문턱 없는 밥집의 매력이다. 제대로 된 재료로, 먹을 만큼만 먹는 그 한 가지만으로도 굶고 있는 우리 이웃을, 깊은 병을 앓고 있는 생태계와 우리 자신을 지킬 수 있다고 믿게 만드는 곳이 바로 이곳이다.

착한 소비의 공간 '기분 좋은 가게'

따뜻한 차 한 잔과 책이 있어 여유로운 곳. 문턱 없는 밥집 바로 옆에 쌍둥이 가게처럼 보이는 기분 좋은 가게가 있다. 이곳은 나에게는 더이상 필요하지 않은 물건을 기증함으로써 나눔을 실천하고 그냥 버려질 뻔한 물건에 새로운 생명을 부여함으로써 자원을 순환시키는 되살림 공간으로, 문턱 없는 밥집과 마찬가지로 변산공동체가 제안해 문을 연 곳이다.

문을 열고 들어가면 산국화차와 녹차, 감식초 등 입안을 깔끔하게 해줄 북카페와 유기농산물을 비롯해 재활용 의류와 생활용품, 수공예품을 판매하는 매장이 아늑하게 자리하고 있다.

솔잎효소냉차, 녹차, 산국술 등 건강차와 술 같은 유기농산물이나 학생이나 숨은 장인들이 만든 수공예품과 같이 공이 많이 들어가나 유통망이 확보돼 있지 않은 물품들을 직거래로 도시인들에게 공급하는 역할을 한다. 모든 사람들이 와서 편히 쉬고 필요한 물건을 저렴한 가격에 구입할 수 있다.

되살림되는 거의 모든 상품들은 기증을 통해 들어온다. 또한 발생하는 수익은 어려운 농가와 도시 빈민들. 그리고 제3세계 이주 노동자들과 넝마공동체 등의 사회단체를 지원하는 데 쓰인다고 하니 편하게 들어와 차를 마시고 책을 읽고, 마음에 드는 옷을 고르면서 휴식을 얻는다면 그것만으로 착한 소비가 의미가 실현되는 곳이다.

제품을 판매만 하는 것은 아니다. 안 입는 옷으로 가방이나 치마를 만들어 보고 입지는 않으나 막상 버리기는 아까워 옷장에서 잠자고 있는 옷들을 꺼내 직접 리폼할 수 있도록 되살림 강좌를 열어 서툴지만 자기 손으로 만드는 과정의 즐거움을 주고 있다. 기증을 통한 되살림 운동, 리폼을 통한 재활용 등을 통해 생명을 부여함으로써 자원을 순환시키는 역할을 하고 있는 셈이다.

소비가 만연한 풍토를 되돌아 보는…

도시 사람들은 많은 것들을 소비하며 살아간다. 도시는 살 집이나 전기, 자동차뿐만 아니라 먹을거리, 의류, 생활재 등 모든 것이 구매 가능하기 때문이다. 하지만 소비가 많아질수록 자연에서 얻어야 하는 원자재도 많아지고 가난한 나라 이웃들의 고단한 노동도 많아진다. 한편 도시 사람들은 만드는 과정에서 오는 즐거움이나 괴로움은 모르기 때문에 쓸 만한 옷도 조금 입다가 유행이 지나면 버리고 먹을 수 있는 음식도 절반 정도 먹다가 버리기 일쑤다. 마포구 서교동 주택가에 위치한 문턱 없는 밥상과 기분 좋은 가게는 이러한 소비가 만연한 풍토를 다시 되돌아보게 한다. 소비가 익숙한 도시인들에게 먹는 것, 입는 것, 우리가 쓰는 생활용품 등이 어떤 사람들이 어떤 노동을 거쳐 우리 손에 도달하게 하는지 알게 하고 이들과 평화적으로 더불어 살 수 있도록 나눔과 비움의 미학을 실천하고 있는 기분 좋은 곳이다. 오늘 저녁, 문턱 없는 밥집에서 식사를 한 후 기분 좋은 가게에서 차 한 잔 마셔보는 것은 어떨까? 생각만 해도 기분이 좋아진다.

기분 좋은 가게 & 문턱 없는 밥상 서울시 마포구 서교동 481-2 태복빌딩 1층 (가게 02-324-4191, 밥집 02-324-4190)

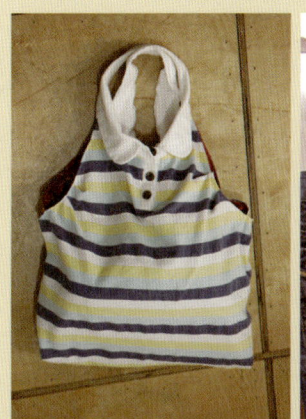
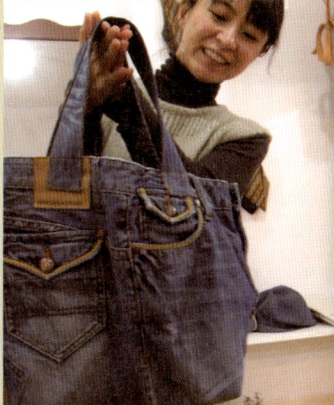
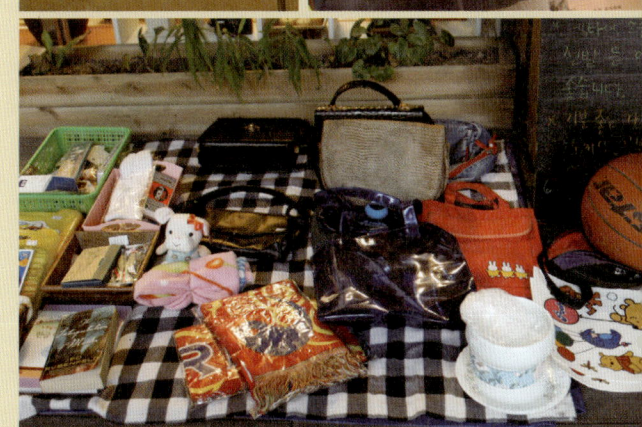

CHAPTER 04
서서 하는 요가 자세

몸에 병이 생기고 마음이 불편해지는 것은 자신의 잘못된 삶으로부터 비롯된다.
몸을 이겨내는 것도 자신의 몫이며 마음을 고요히 하는 것도 자신의 몫이다.
서서 하는 요가 자세는 보기에는 쉬워 보이나 몸의 균형이 맞지 않으면 수행이 쉽지 않다.
인내를 가지고 하루하루 꾸준히 하다 보면 날마다 새로워지는 자신을 만나게 될 것이다.

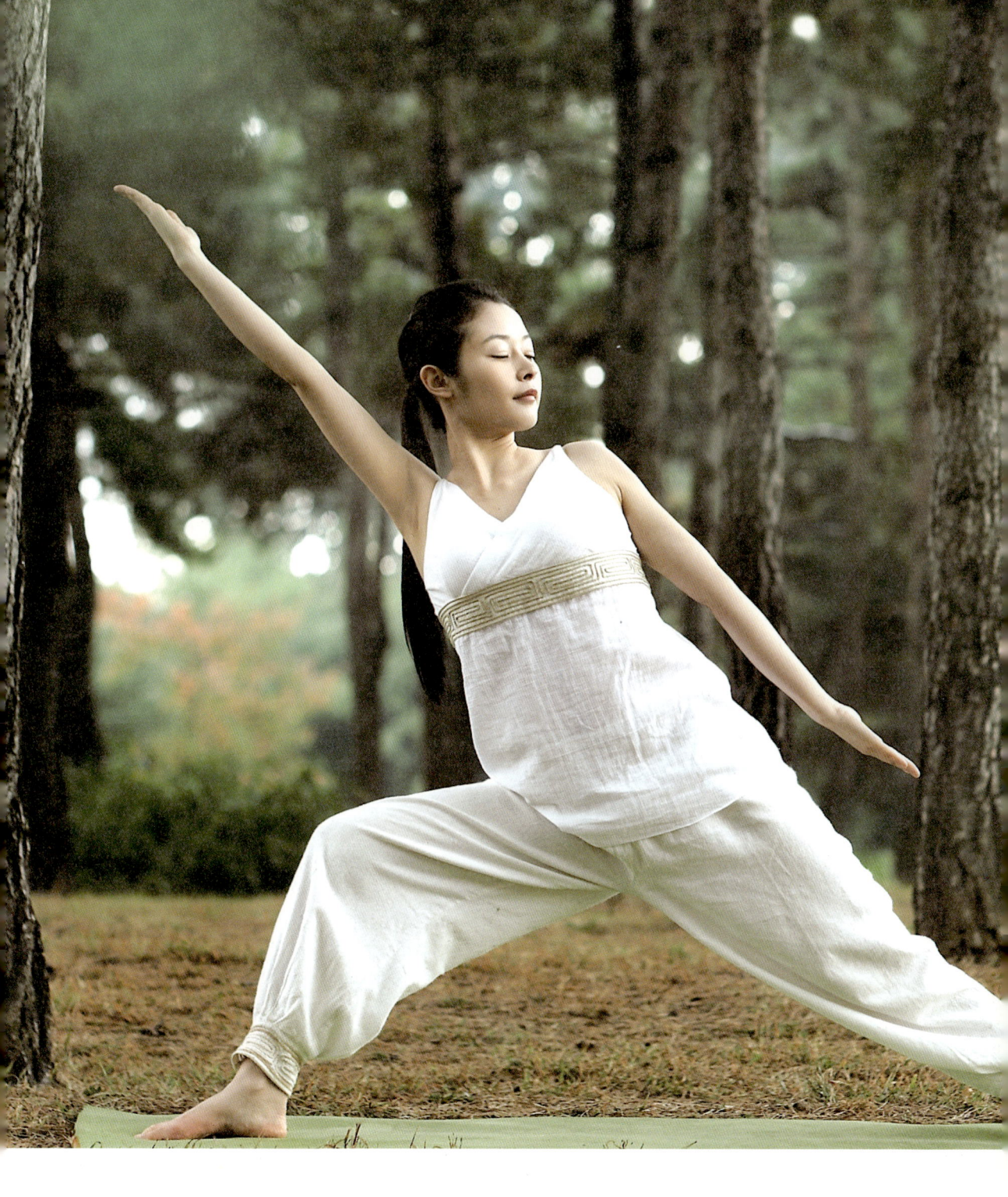

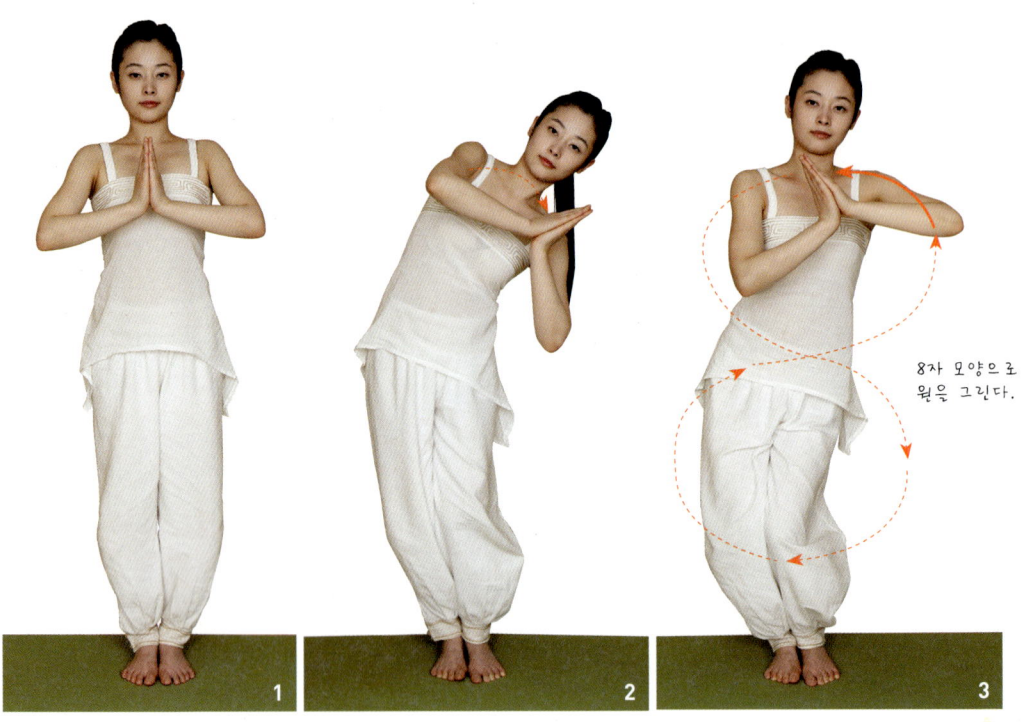

8자 모양으로 원을 그린다.

※※※
허리와 엉덩이를 좌우로 움직일 때 손의 위치와 반대 방향에 위치하도록 한다.
처음에는 동작을 작게 하고 숙달이 되면 크게 하도록 한다. 전체적인 자세는 균형 잡힌 상태에서 부드러워야 하며 속도도 완만하고 일정하게 유지되도록 한다.
손바닥 가운데 장심에 의식을 집중하면서 실시한다. 양 허벅지와 무릎이 서로 떨어지지 않도록 한다.

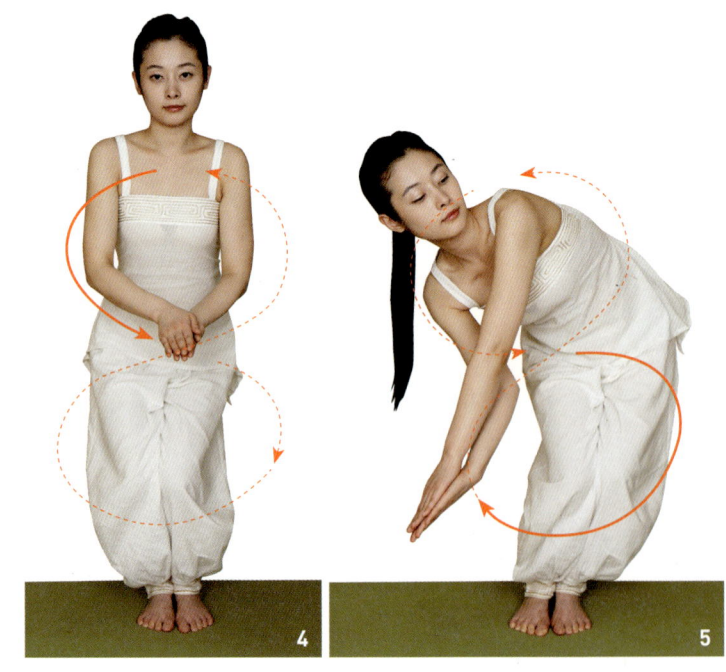

비만 해소에 탁월한 삼환공 자세

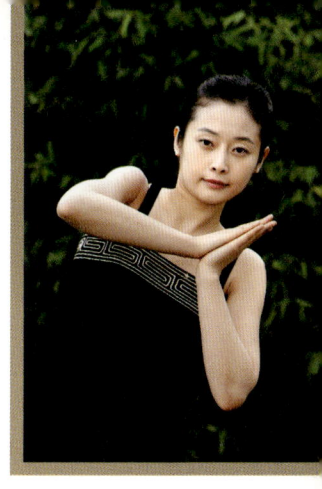

승천하는 용의 모양과 비슷하다 하여 '용유공'이라는 명칭이 붙여진 도가의 비전으로 몸을 비틀며 춤을 추는 듯한 모습으로 3개의 원을 그리며 동작하기 때문에 '삼환공'이라고도 불린다. 이 자세는 비만해소에 탁월한 효과를 나타낸다. 부드러운 동작 속에서도 에너지의 소비량을 높이고 각 부위의 관절을 비롯해 몸의 모든 근육을 적절하게 자극시켜 무릎 관절염, 요통, 어깨 결림, 팔다리 저림, 손목건초염, 발목의 이상을 다스리는 데 좋다. 만성간염, 만성위장병, 당뇨병의 치료에 도움을 준다.

1 두 발을 붙이고 편안하게 서서 합장을 하고 마음을 고요히 한다.
2 엉덩이를 오른쪽으로 밀어주며 허리를 왼쪽으로 구부리고 합장한 손끝이 왼쪽 위를 향하도록 하여 턱 밑에 놓는다.
3 얼굴 앞에서 오른쪽 방향으로 원을 그려 손이 턱 밑에 오도록 한다.
4 이어서 가슴 앞으로 해서 하복부 앞까지 반원을 그린다.
5 허리와 무릎을 구부리며 하복부에서부터 무릎까지 반원을 그린다.
6 이번에는 무릎에서부터 하복부까지 거슬러 올라가며 반원을 그려 원을 완성시킨다.
7 마찬가지로 하복부에서 가슴쪽으로 반원을 그려 원을 완성시킨다. 2의 자세에 오면 3개의 원을 완성하게 되는데 이 동작을 끊어짐 없이 부드럽게 이어지도록 9회 반복 실시한다.
8 진행 방향을 반대로 하여 같은 방법으로 실시한다.

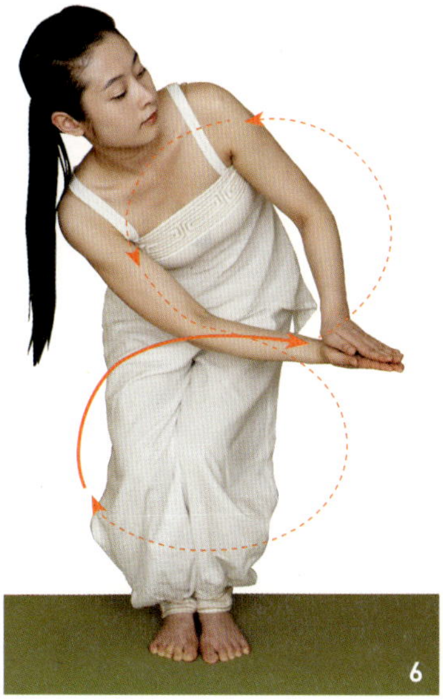

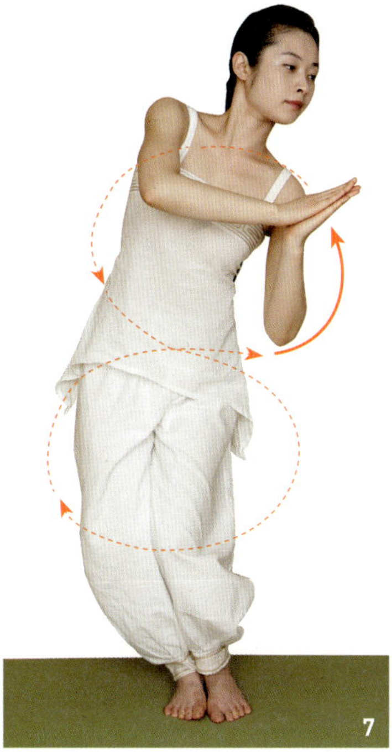

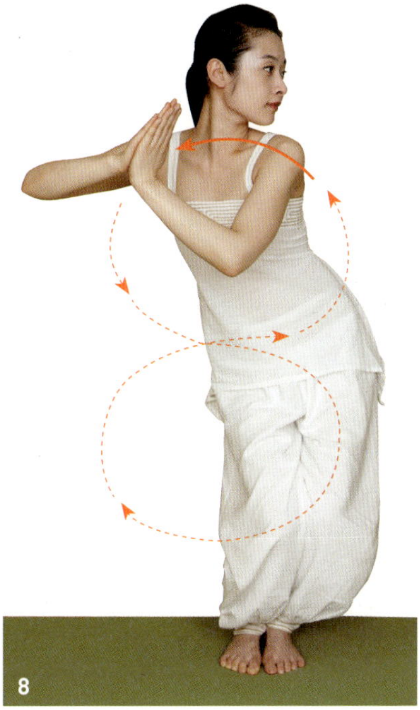

체내 노폐물을 배출시켜
강인한 체력을 길러 주는 자세

땀을 적당히 흘리는 것은 생리적으로도 매우 중요하다. 한선을 통해서 분비되는 땀은 기후의 변화에 적절히 반응을 하면서 체온 조절을 해 주고 모공을 통하여 체내의 노폐물을 몸밖으로 배출시키고 신체의 환경을 바르게 유지시켜 준다. 이 자세는 몸의 내력을 길러 주고 온몸의 사기를 몸 밖으로 배출시킨다. 팔다리의 기혈 순환을 원활하게 해 주며 간장과 위장을 비롯하여 소화기관의 기능을 향상시켜 변비를 해소한다. 생식기, 비뇨기 기능을 향상시키고 부인병 치료에 도움을 주며 심폐기능을 활성화시키고 전체적으로 군살을 제거하는 데 효과가 좋다.

간 기능을 좋게 하고
유연성을 키우는 자세

허리를 중심으로 움직임을 크게 하면 다리와 허리의 유연성이 회복되고 옆구리에 쌓여 있는 사기의 배출이 용이해진다. 또한 좌우로 방향을 바꾸어 가며 몸의 중심을 이동하면 평형성을 되찾고 내적 충만감이 가득해 진다. 다리의 힘을 길러 줌과 동시에 목과 어깨의 결림 및 이상을 해소한다. 가슴에 쌓인 사기를 배출시키고 심폐 기능을 향상시킨다. 무릎 관절염에 좋고 간 기능 향상에 도움이 된다.

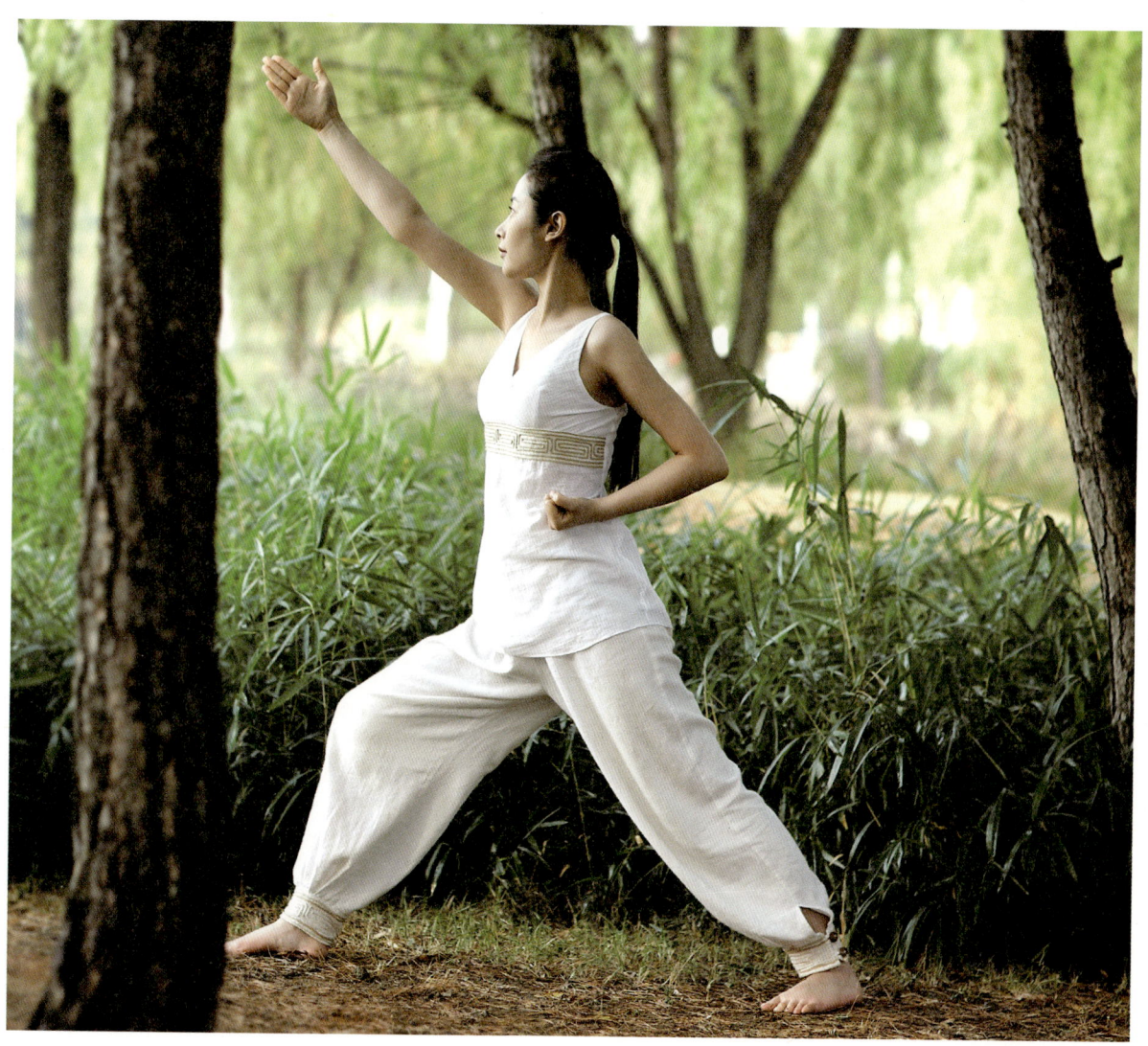

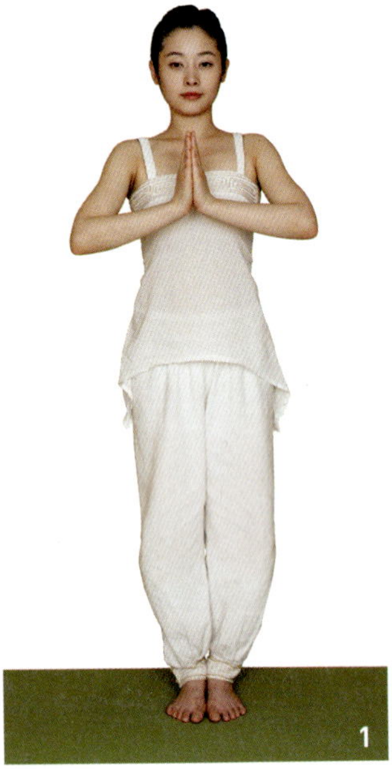

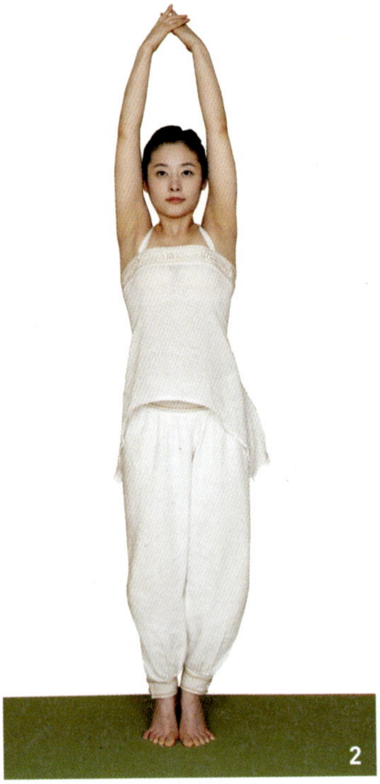

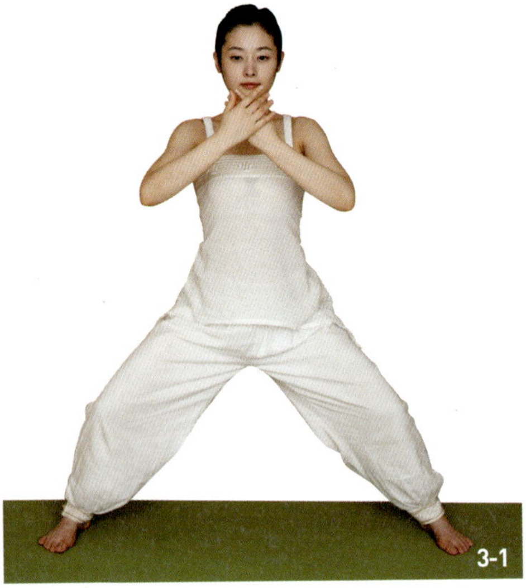

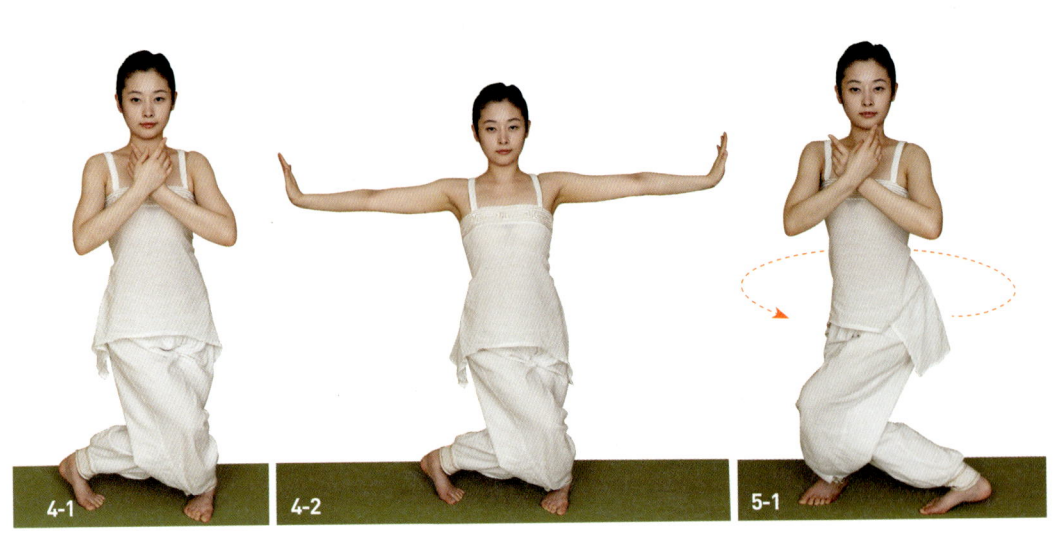

체내 노폐물을 배출시켜 강인한 체력을 길러 주는 자세

1. 두 발을 붙이고 편안히 서서 호흡을 조절한다.
2. 두 손을 머리 위로 쭉 뻗어 손등이 앞을 향하도록 X자로 겹쳐 준다.
3. 숨을 들이쉬면서 왼발을 어깨 넓이의 두 배로 벌려 무릎을 구부려 준다. 두 손을 겹친 채로 가슴 앞에 두었다가 숨을 내쉬면서 좌우로 벽을 밀듯이 힘껏 밀어준다.
4. 숨을 들이쉬면서 오른발을 왼발 바깥쪽으로 옮겨 주고 동시에 두 손을 가슴 앞에서 겹쳤다가 숨을 내쉬면서 좌우로 힘껏 밀어준다.
5. 숨을 들이쉬면서 왼쪽 방향으로 몸을 360도 회전시키면서 두 손을 가슴 앞에서 겹쳤다가 숨을 내쉬면서 좌우로 힘껏 밀어준다.
6. 숨을 들이쉬면서 몸을 오른쪽 방향으로 360도 회전시키면서 두 손을 가슴 앞에서 겹쳤다가 숨을 내쉬면서 좌우로 힘껏 밀어준다.
7. 숨을 들이쉬면서 오른발을 원래대로 옮겨 벌려 주고 두 손을 가슴 앞에서 겹쳤다가 숨을 내쉬면서 좌우로 힘껏 밀어준다.
8. 이번에는 왼발을 오른발 바깥쪽으로 옮겨 주고 같은 방법으로 실시한다. 3~7의 동작을 1회로 6회 실시한다.

※※※

다리가 꼬이지 않도록 발바닥에서 회전축의 위치를 잘 조절하여 균형을 잃지 않도록 한다. 몸을 회전시킬 때 팔의 동작이 끊어지지 않도록 유의한다. 호흡을 놓치면 쉽게 지치므로 마음을 집중하여 호흡이 부드럽게 이어지도록 한다.

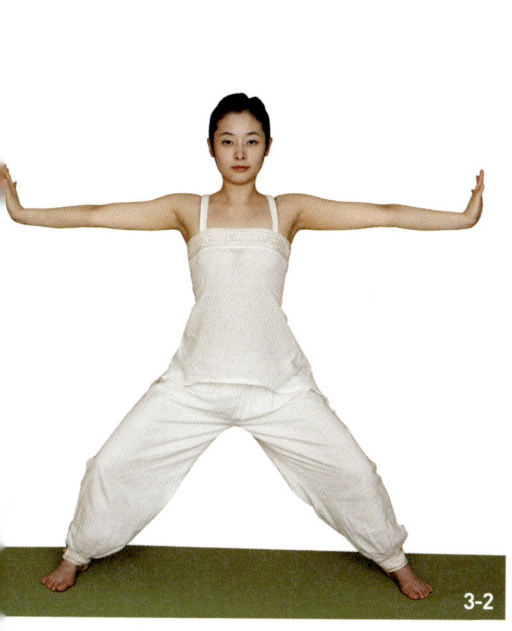

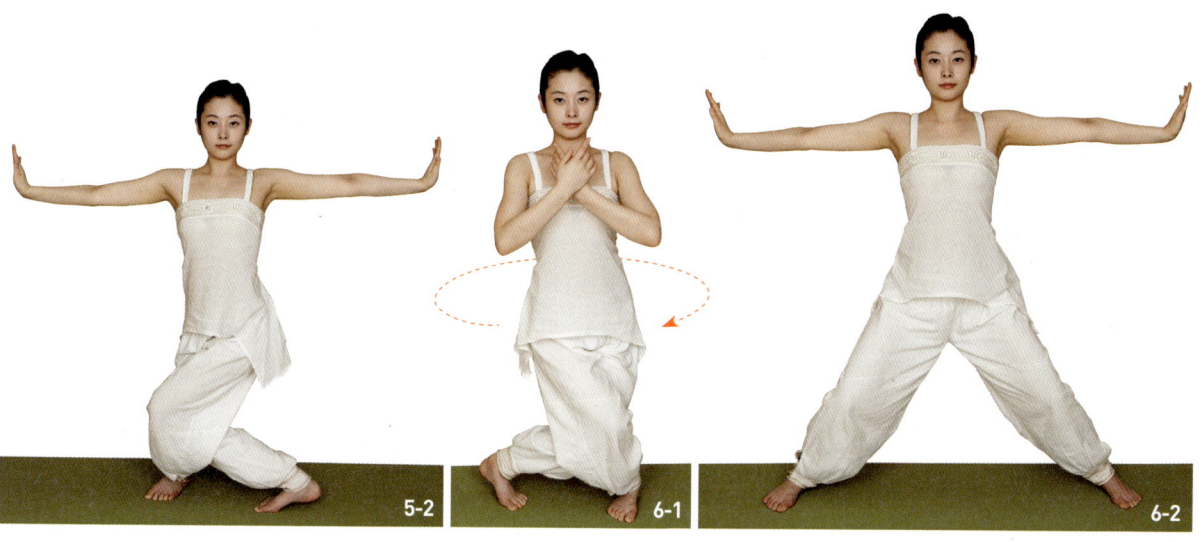

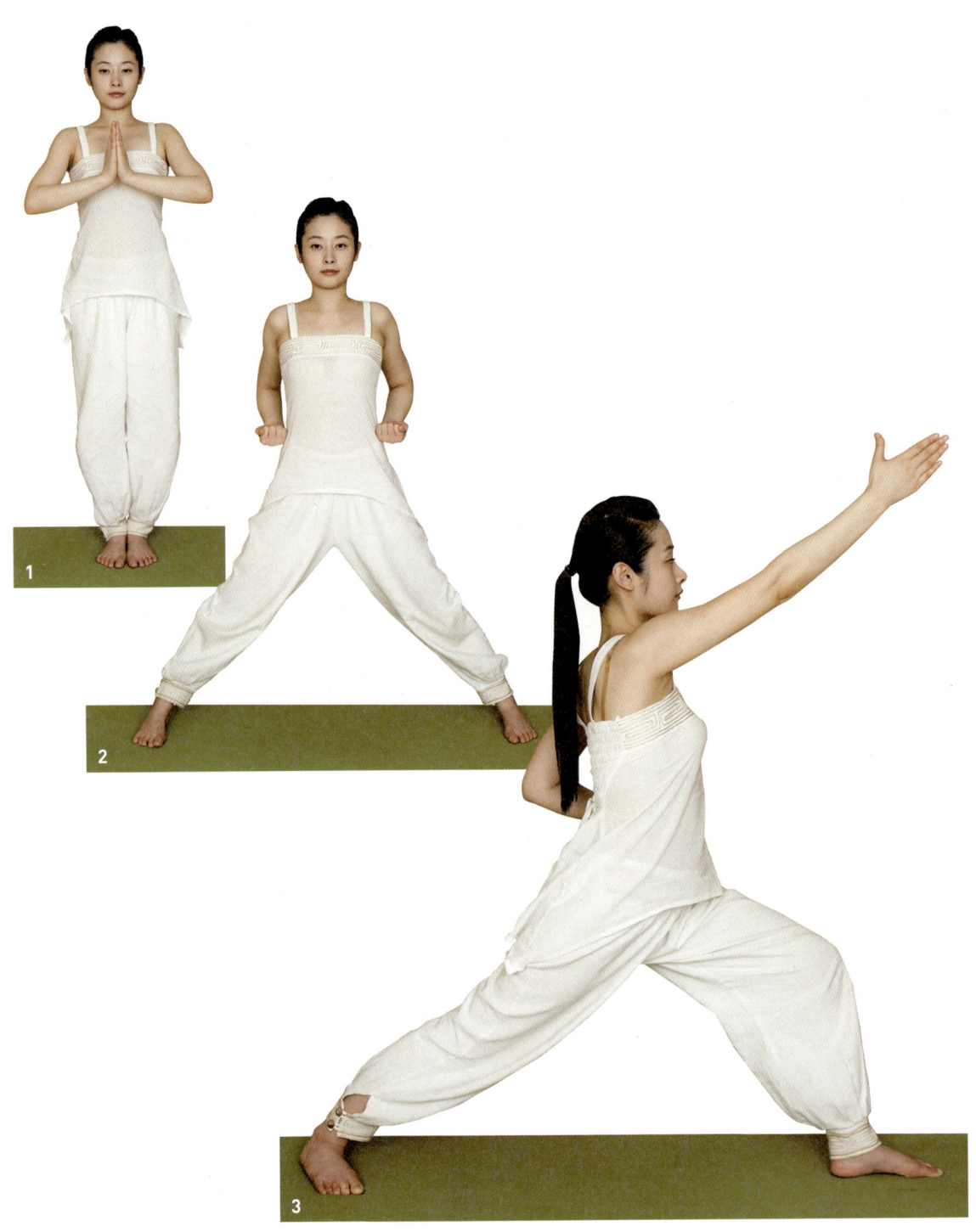

간 기능을 좋게 하고 유연성을 키우는 자세

1 자연스럽게 선 자세에서 합장을 하고 마음을 고요히 한다.
2 숨을 들이쉬며 왼발을 어깨 넓이의 두 배로 벌리고 두 손을 가볍게 쥐어 허리에 갖다 댄다.
3 숨을 내쉬면서 몸을 왼쪽으로 돌려주며 왼쪽 무릎은 구부리고 오른쪽 다리는 쭉 펴줌과 동시에 오른 손바닥을 펴서 올려 찌르고 왼쪽 팔꿈치는 뒤로 힘껏 잡아당기며 가슴을 활짝 열어 준다.
4 숨을 들이쉬면서 2의 원래 자세로 돌아온다.
5 숨을 내쉬면서 이번에는 반대 방향으로 실시한다. 이 동작을 좌우 교대로 9회 반복 실시한다.

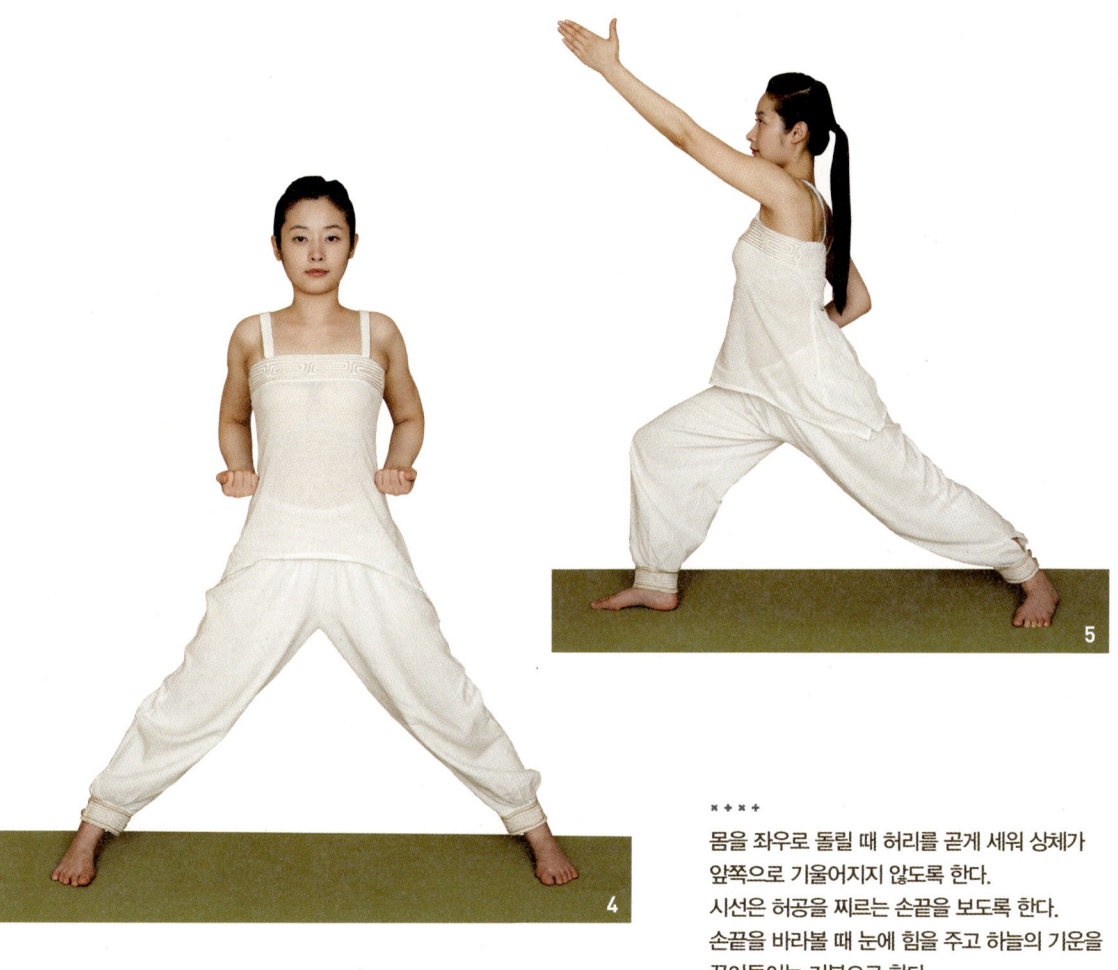

※ ※ ※ ※
몸을 좌우로 돌릴 때 허리를 곧게 세워 상체가 앞쪽으로 기울어지지 않도록 한다.
시선은 허공을 찌르는 손끝을 보도록 한다.
손끝을 바라볼 때 눈에 힘을 주고 하늘의 기운을 끌어들이는 기분으로 한다.

허리를 강하고 유연하게 하는 자세

허리는 신체의 중심으로 상체와 하체의 교량 역할을 한다. 몸의 에너지를 조화시키고 모든 운동생리학적 움직임을 이루어내는 데 구심점이 된다. 허리를 튼튼하게 유지해야만 나이가 들어서도 활동에 무리가 없다. 이 자세는 허리를 부드럽게 다스리고 허리와 등 그리고 가슴의 통증을 없앤다. 척추를 교정하고 어깨, 등, 팔의 결림을 해소한다. 소화기능을 향상시키고 장을 튼튼하게 하며 변비를 해소한다. 방광경을 다스려 비뇨기 계통을 강화시킨다.

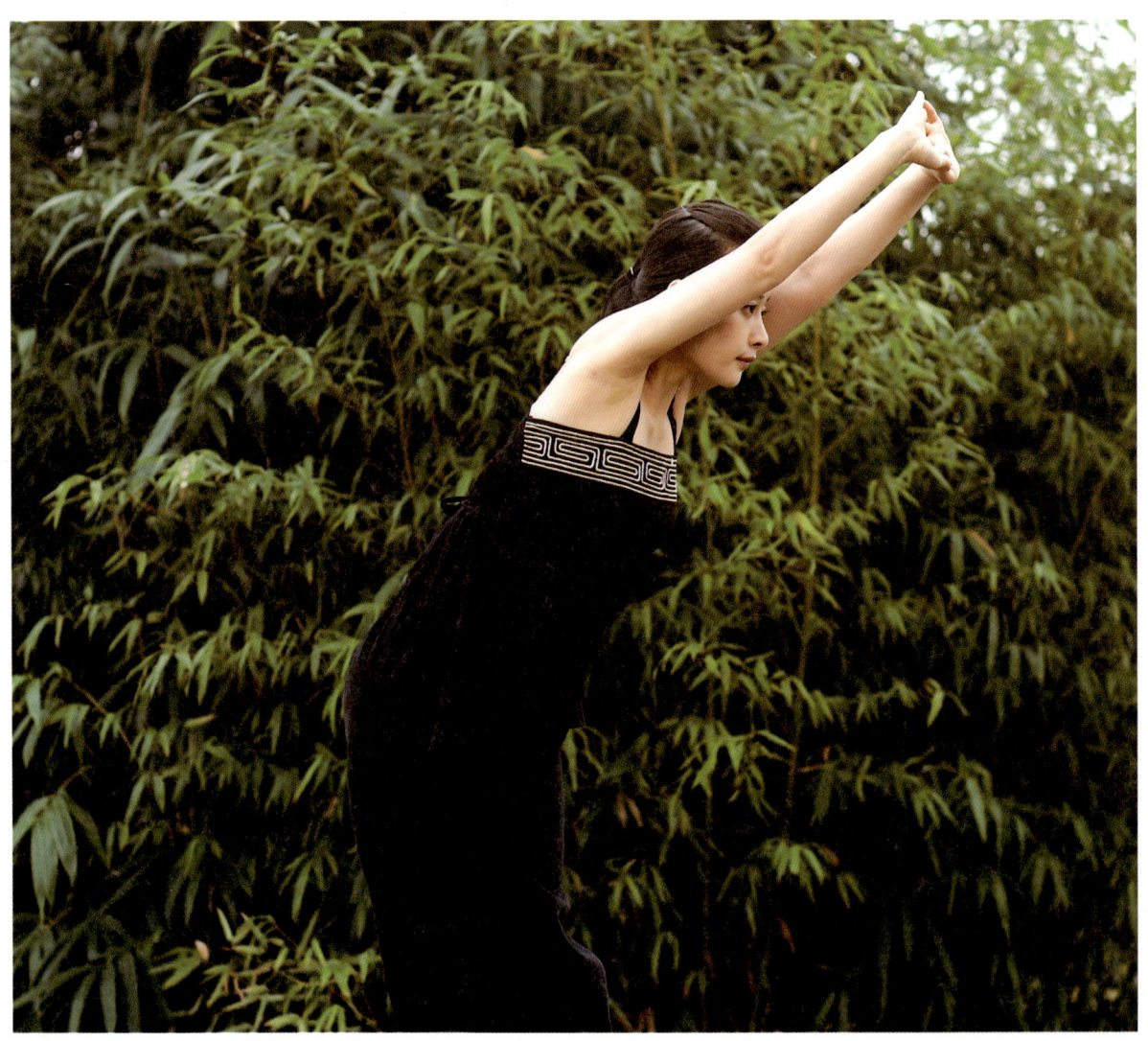

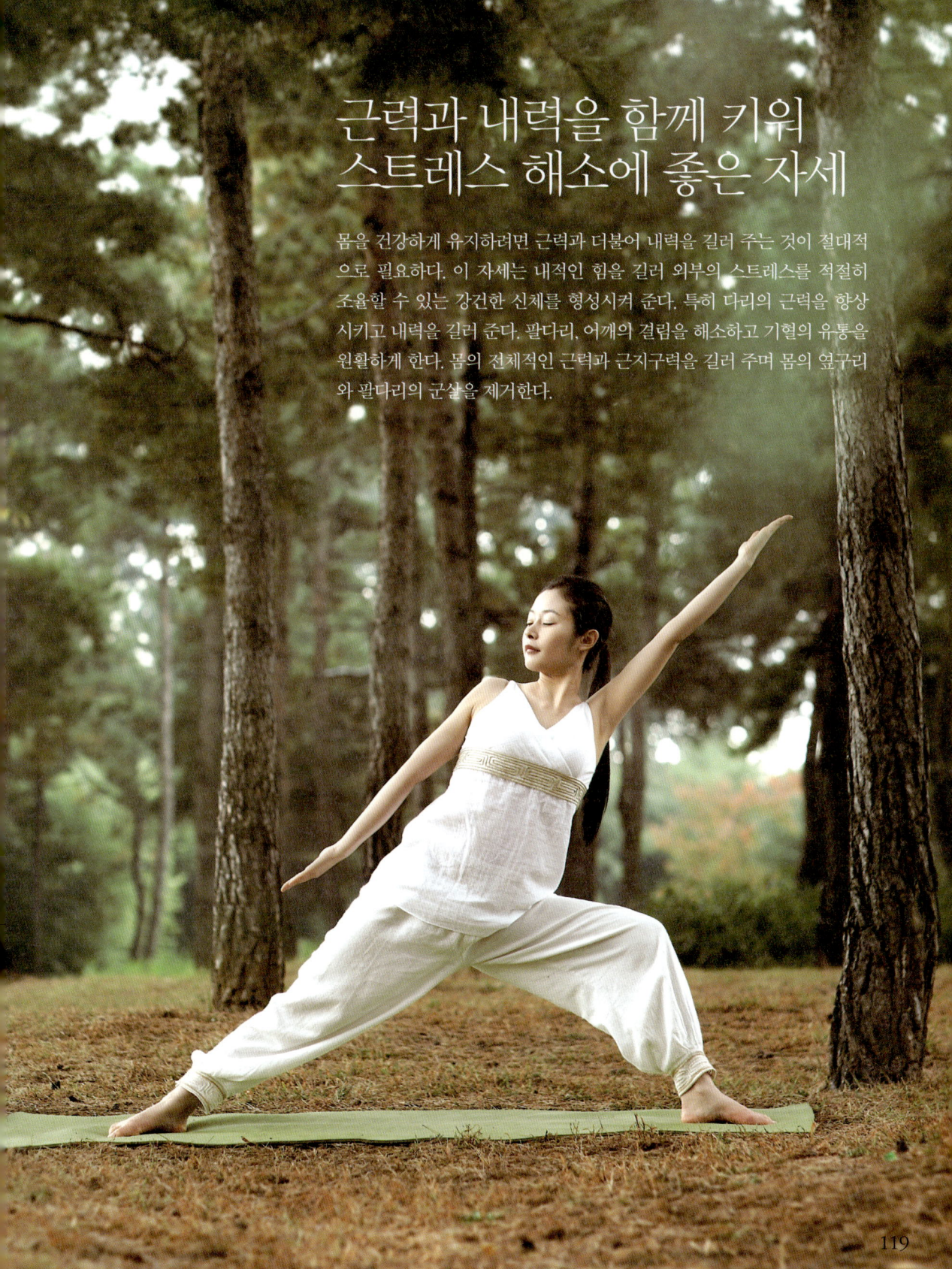

근력과 내력을 함께 키워 스트레스 해소에 좋은 자세

몸을 건강하게 유지하려면 근력과 더불어 내력을 길러 주는 것이 절대적으로 필요하다. 이 자세는 내적인 힘을 길러 외부의 스트레스를 적절히 조율할 수 있는 강건한 신체를 형성시켜 준다. 특히 다리의 근력을 향상시키고 내력을 길러 준다. 팔다리, 어깨의 결림을 해소하고 기혈의 유통을 원활하게 한다. 몸의 전체적인 근력과 근지구력을 길러 주며 몸의 옆구리와 팔다리의 군살을 제거한다.

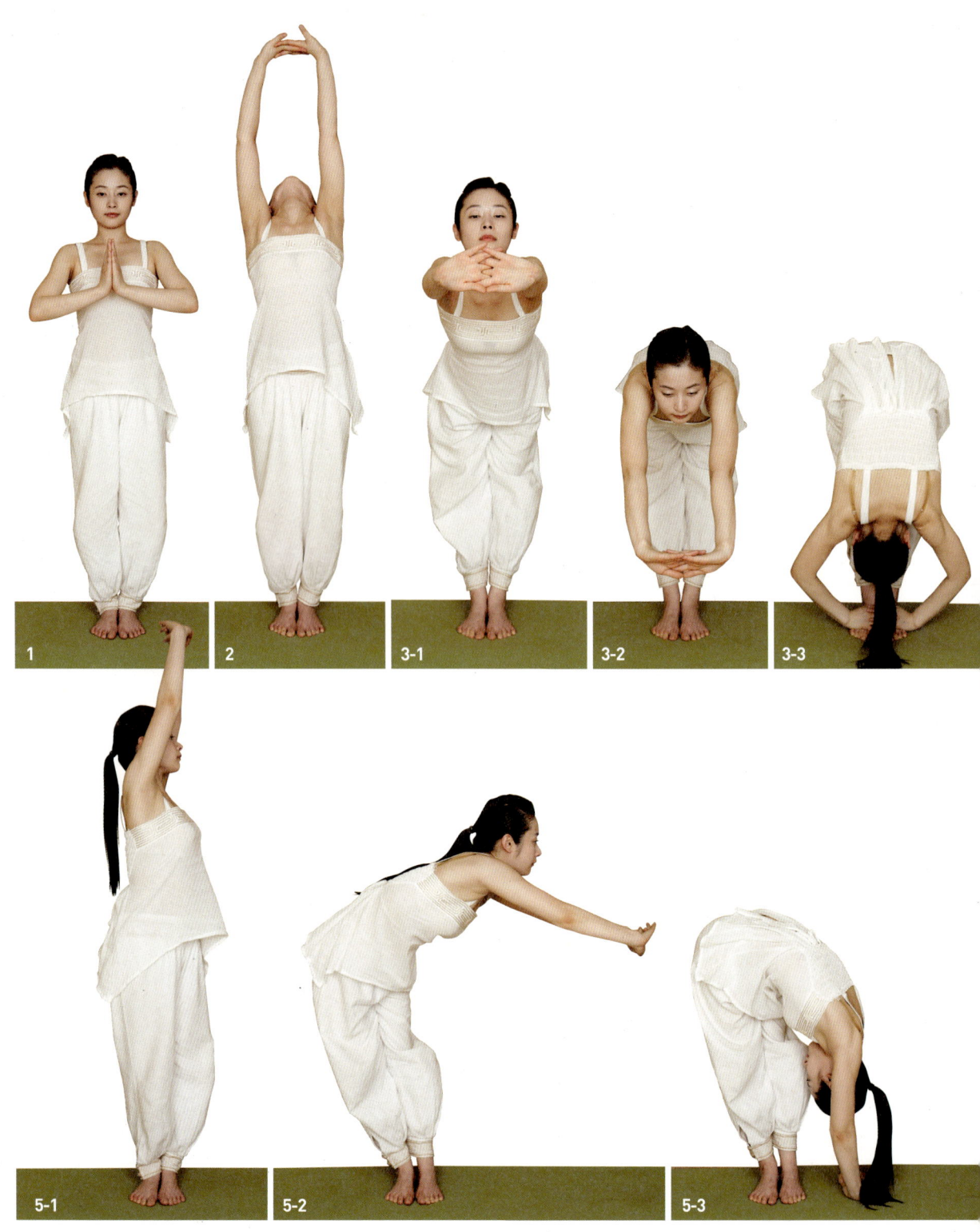

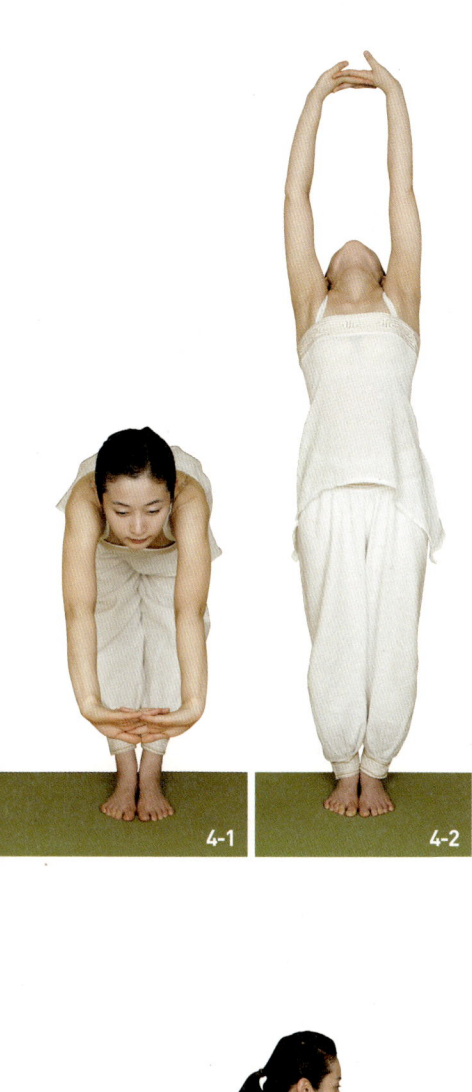

허리를 강하고 유연하게 하는 자세

1 두 발을 붙이고 합장을 하며 마음을 고요히 한다.
2 숨을 들이쉬면서 깍지 낀 손을 뒤집어 하늘을 밀어주듯이
  팔을 쭉 피고 시선 또한 손을 바라본다.
3 숨을 내쉬면서 허리를 구부려 깍지 낀 손을 바닥에 닿도록 한다.
  이때 상체를 편 상태로 손을 최대한 멀리 뻗으며 동작을 한다.
4 숨을 들이쉬면서 상체를 일으킨다.
5 숨을 내쉬면서 몸을 90도 왼쪽으로 틀고 동시에
  팔을 쭉 뻗으며 왼쪽 바닥에 손이 닿도록 몸을 숙인다.
6 숨을 들이쉬면서 몸을 일으켜 정면을 향했다가 숨을 내쉬면서
  오른쪽으로 실시한다. 이 동작을 좌우 교대로 9회 반복 실시한다.

※ ※ ※ ✦

고혈압이 있는 경우 머리를 아래로 숙이는 자세는 위험할 수 있으므로 되도록 삼가한다. 몸을 좌우로 틀면서 일으킬 때 용트림을 하듯이 동작이 부드럽게 이어지도록 한다.

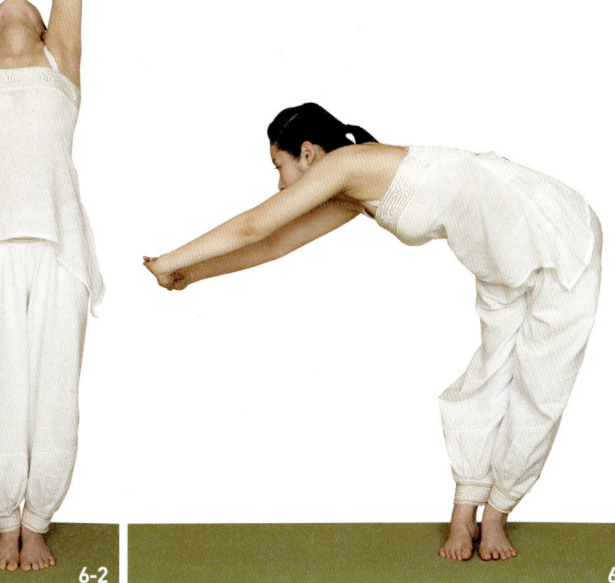

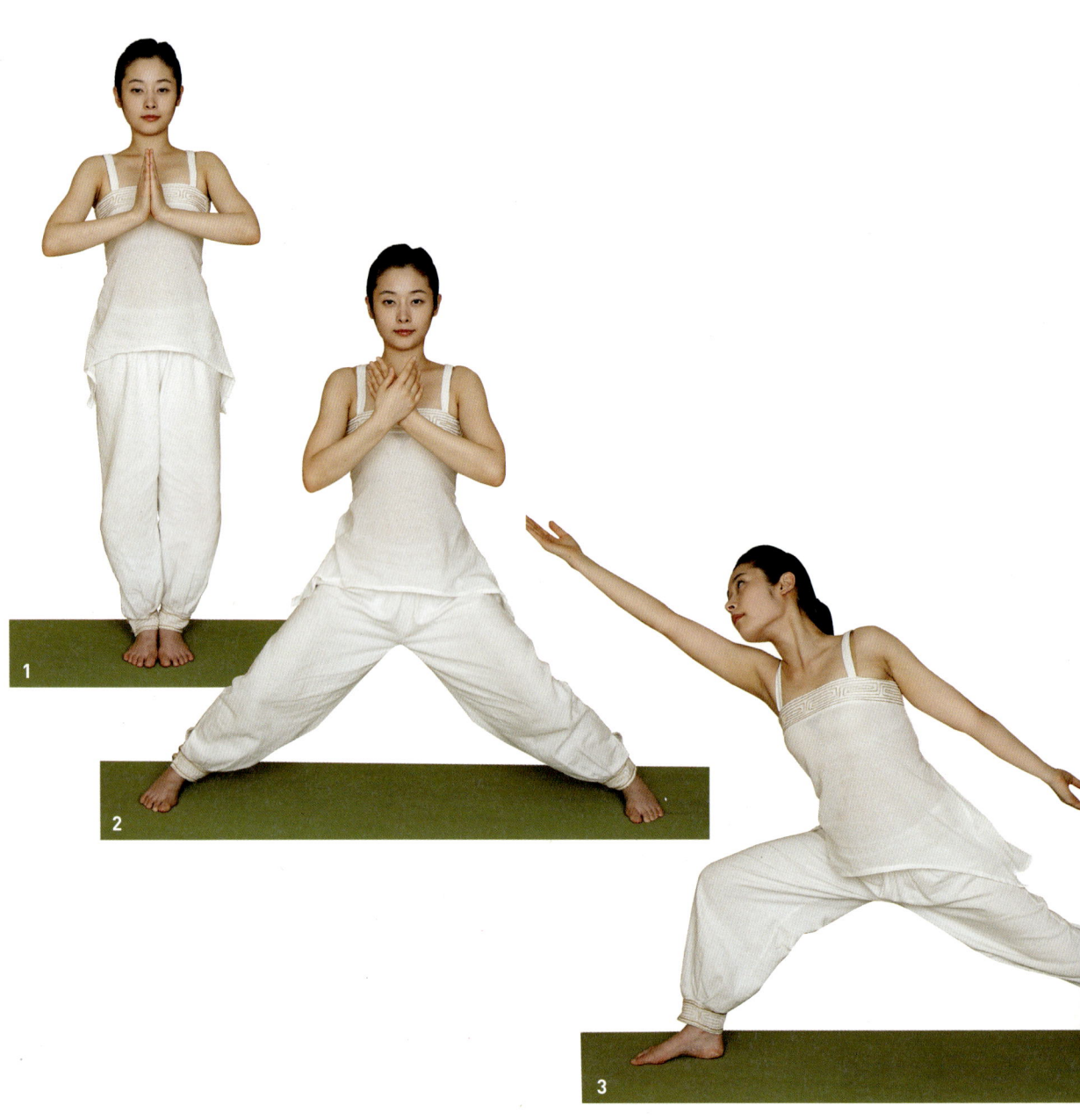

근력과 내력을 함께 키워
스트레스 해소에 좋은 자세

1 두 발을 붙이고 합장을 하며 마음을 고요히 한다.
2 숨을 들이쉬면서 두 발을 어깨 넓이의 두 배로 벌리며 무릎을 두 손 가슴 앞에서 X자로 겹친다.
3 숨을 내쉬면서 오른쪽 무릎을 굽히고 왼쪽 다리는 쭉 펴 주며 상체를 오른쪽으로 기울여
  몸의 중심을 오른쪽 다리에 싣는다. 이때 두 팔은 몸과 일직선으로 하여 손바닥이 위로 향하도록 한다.
4 숨을 들이쉬었다가 내쉬면서 왼손으로 큰 원을 그리듯이 움직여 오른손과 합쳐 합장을 이룬다.
5 숨을 들이쉬면서 2의 자세로 돌아온다.
6 다음에는 방향을 바꾸어 같은 방법으로 실시한다. 이 동작을 좌우 교대로 하여 6회 실시한다.

✽✽✦✦
두 발의 넓이는 자신의 체력에 맞게 조절하도록 한다.

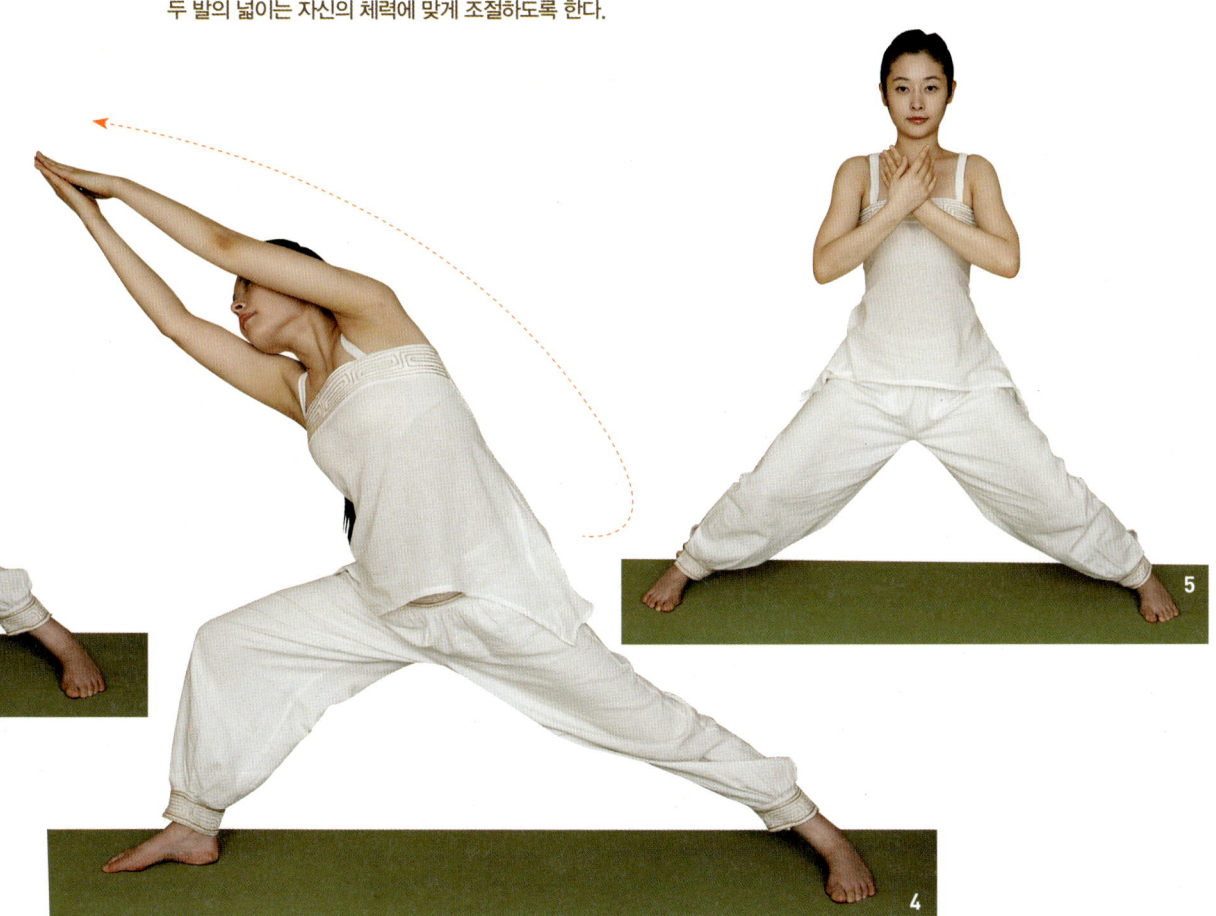

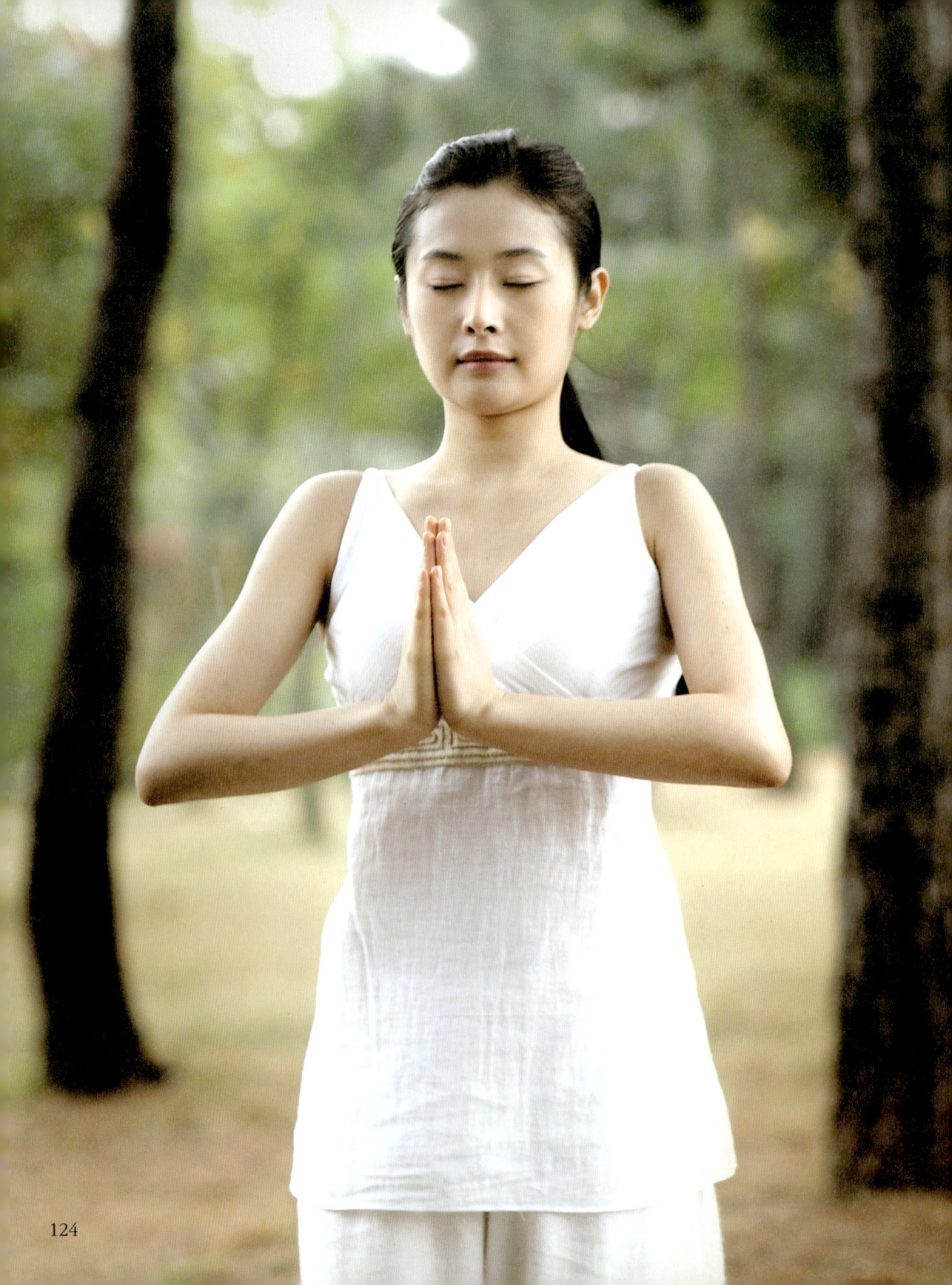

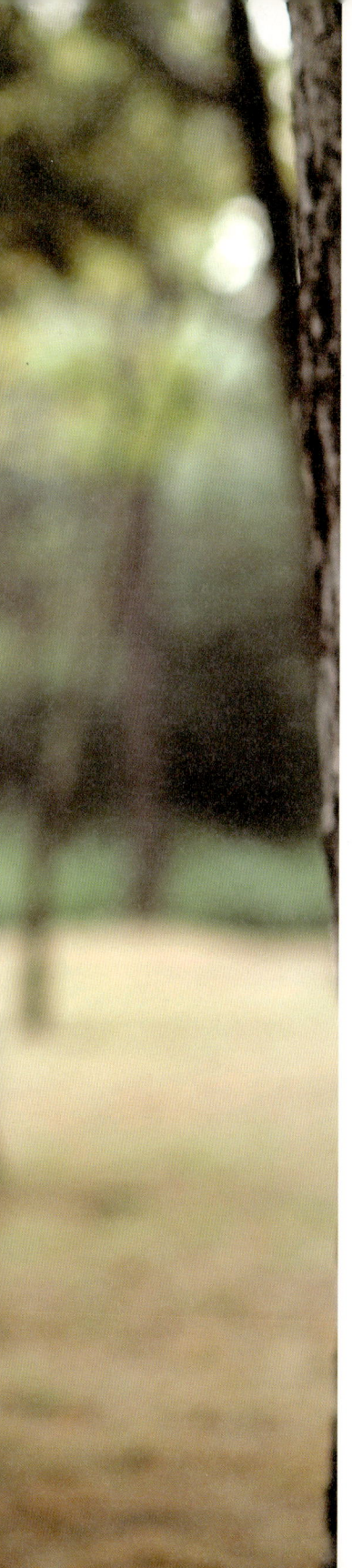

기의 균형을 잡고 머리를 맑게 하는 108배 자세

스스로를 낮출 때 스스로가 높아지며 스스로를 높이려고 하면 스스로 낮아지는 법이다. 절은 종교와 상관없이 상대방에 대한 예를 갖추는 생활건강법으로 삼을 수 있다. 굳이 애쓰지 않아도 자연스럽게 단전호흡이 이루어지며 신체 전반에 걸쳐 수축과 이완이 완벽하게 이루어져 쾌적한 몸과 마음을 지키는 데 도움이 된다. 이 자세는 다리의 힘을 길러 주고 무릎을 강화시킨다. 등과 어깨의 결림을 해소하고 좌우 기의 균형을 잡아주고 임맥과 독맥을 열어 기혈의 순환이 원활하도록 한다. 내장기능을 활성화시키고 변비를 해소하며 신장과 방광을 강화시킨다. 뿐만 아니라 자율신경기능을 조절하는 효과가 뛰어나 정신적인 안정감을 가져다준다. 영적 능력을 향상시킨다.

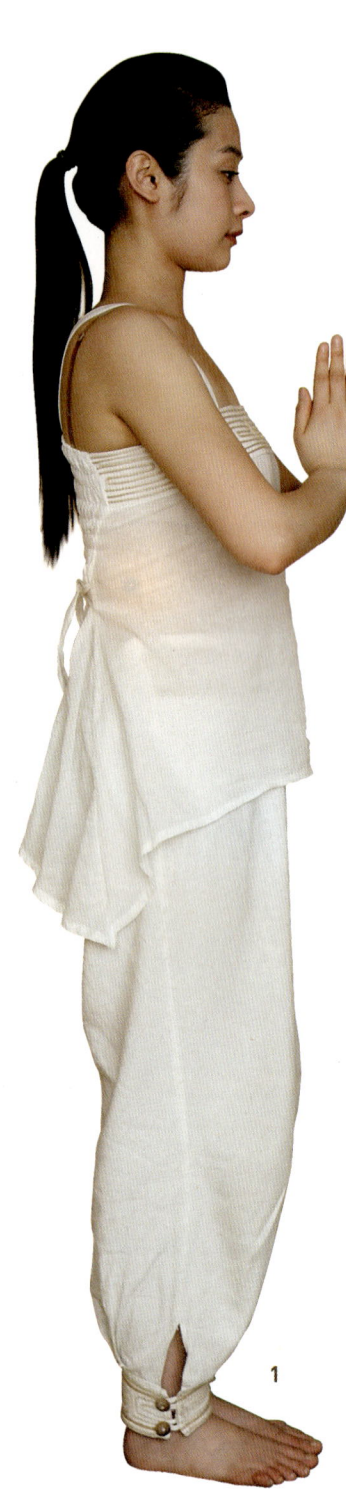
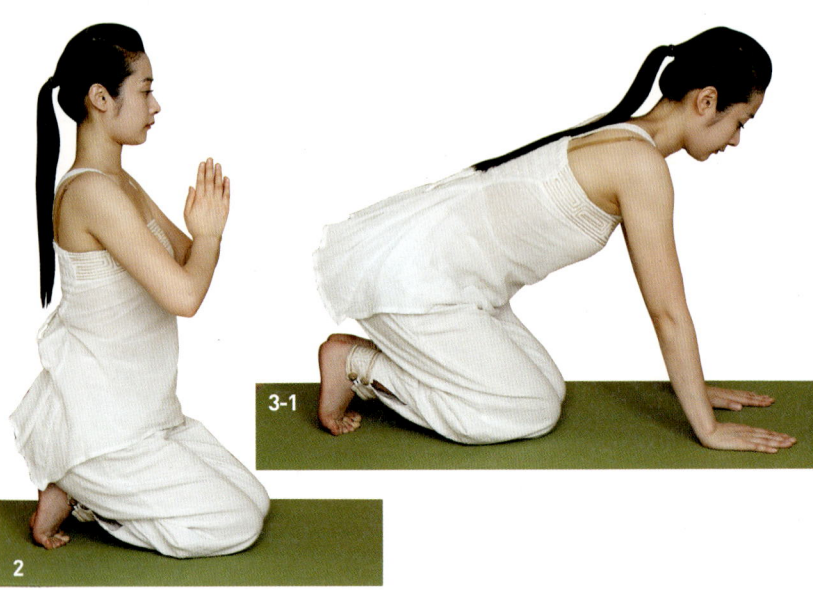

기의 균형을 잡고 머리를 맑게 하는 108배 자세

1 두 발을 붙이고 자연스럽게 서서 합장을 하며 마음을 고요히 한다.
2 숨을 들이쉬면서 두 무릎을 꿇는다.
3 숨을 내쉬면서 바닥에 엎드려 두 손바닥을 바닥에 대고
  팔을 쭉 뻗어 주며 이마를 바닥에 댄다.
4 숨을 들이쉬면서 2의 상태로 돌아간다.
5 숨을 내쉬면서 일어서서 합장한 상태로 호흡을 조절한다.
  이 동작을 9회 반복 실시한다.

※ ※ ※ ※
한 동작 한 동작을 하면서 호흡에 맞추어 천천히 실시하도록 한다.
균형을 잃지 않도록 의식을 집중한다.
절은 많이 한다고 좋은 것이 아니라
한 배 한 배 정성을 다하는 것이 더 중요하다.

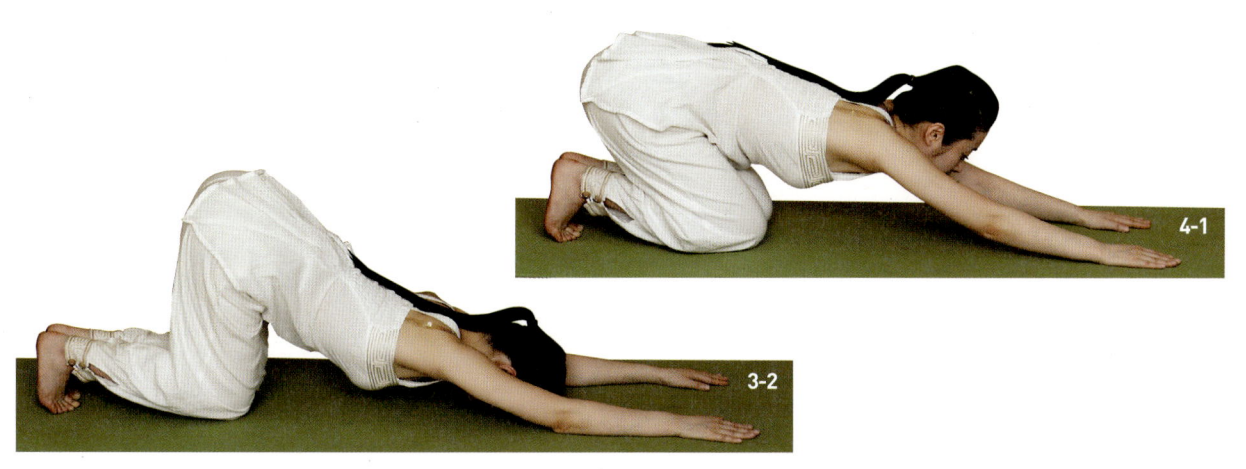

127

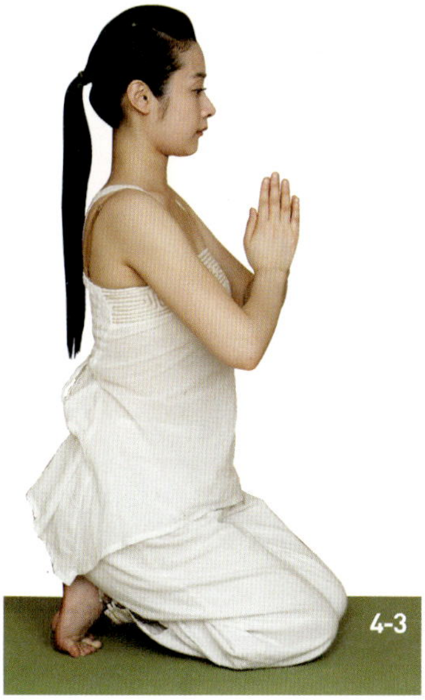

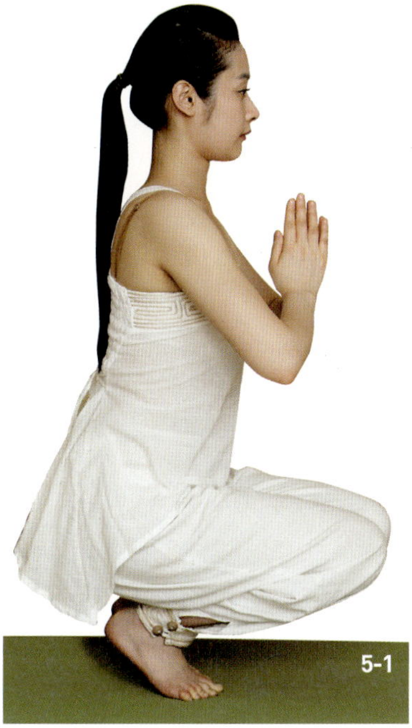

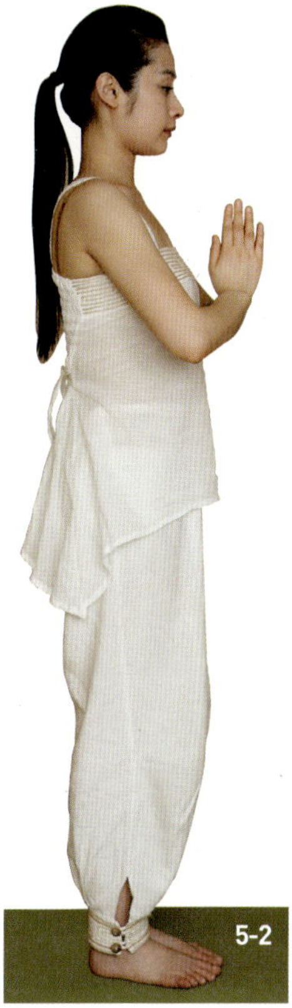

몸의 기운을 조절하는 움직이는 선

몸과 마음을 조율하여 자연과 하나가 되는 경험은 창조적인 삶을 영위할 수 있는 지름길이다. 음과 양을 조화롭게 하여 몸의 내적 환경을 가장 고요한 상태로 유지시키고 좌우 기의 분배를 고르게 하며 몸의 움직임에 마음을 담고 호흡과 하나가 되는 시간을 갖도록 한다. 이 자세는 가슴을 활짝 열어 하늘과 땅의 기운을 받아들여 몸 전체의 기혈을 조화롭게 한다. 몸과 마음을 고요히 하고 음양의 조화가 이루어지게 하며 팔과 어깨의 기혈이 원활해진다.

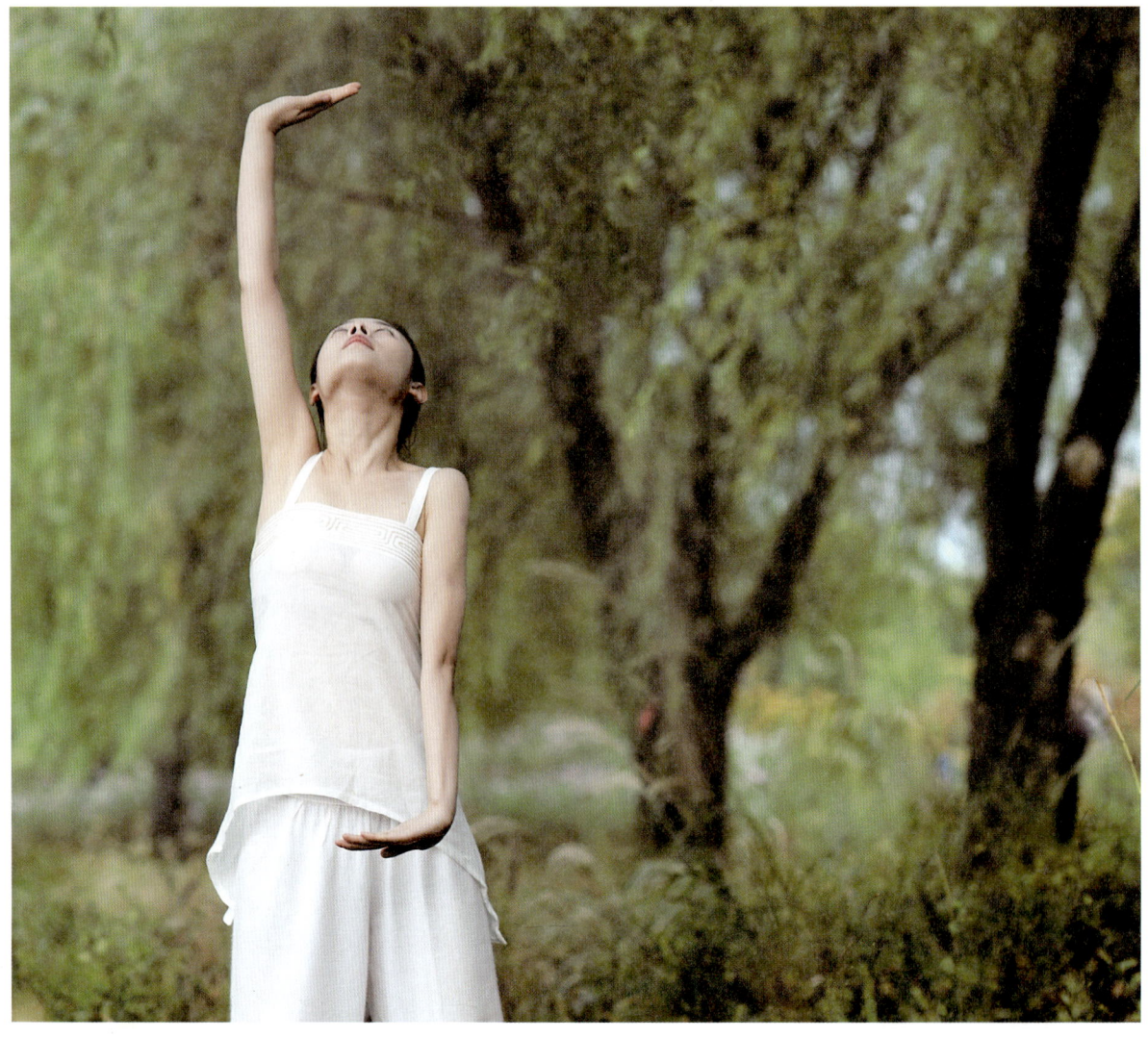

다리의 힘을 길러
내장에 활력을 주는 자세

팔과 다리는 가장 많은 모세혈관이 흐르는 곳이며 가장 많은 활동을 하는 신체 부위다. 그러므로 팔과 다리를 부지런히 움직이는 것만으로도 우리의 내장은 활력을 찾을 수 있다. 이 자세는 다리의 힘을 길러 주고 허리를 강하게 만들어 주는 요가 자세이다. 신장의 기능을 향상시키고 임맥을 열어 기혈의 소통이 원활하게 해 준다. 팔과 어깨의 결림을 해소하고 목의 질병을 해소한다.

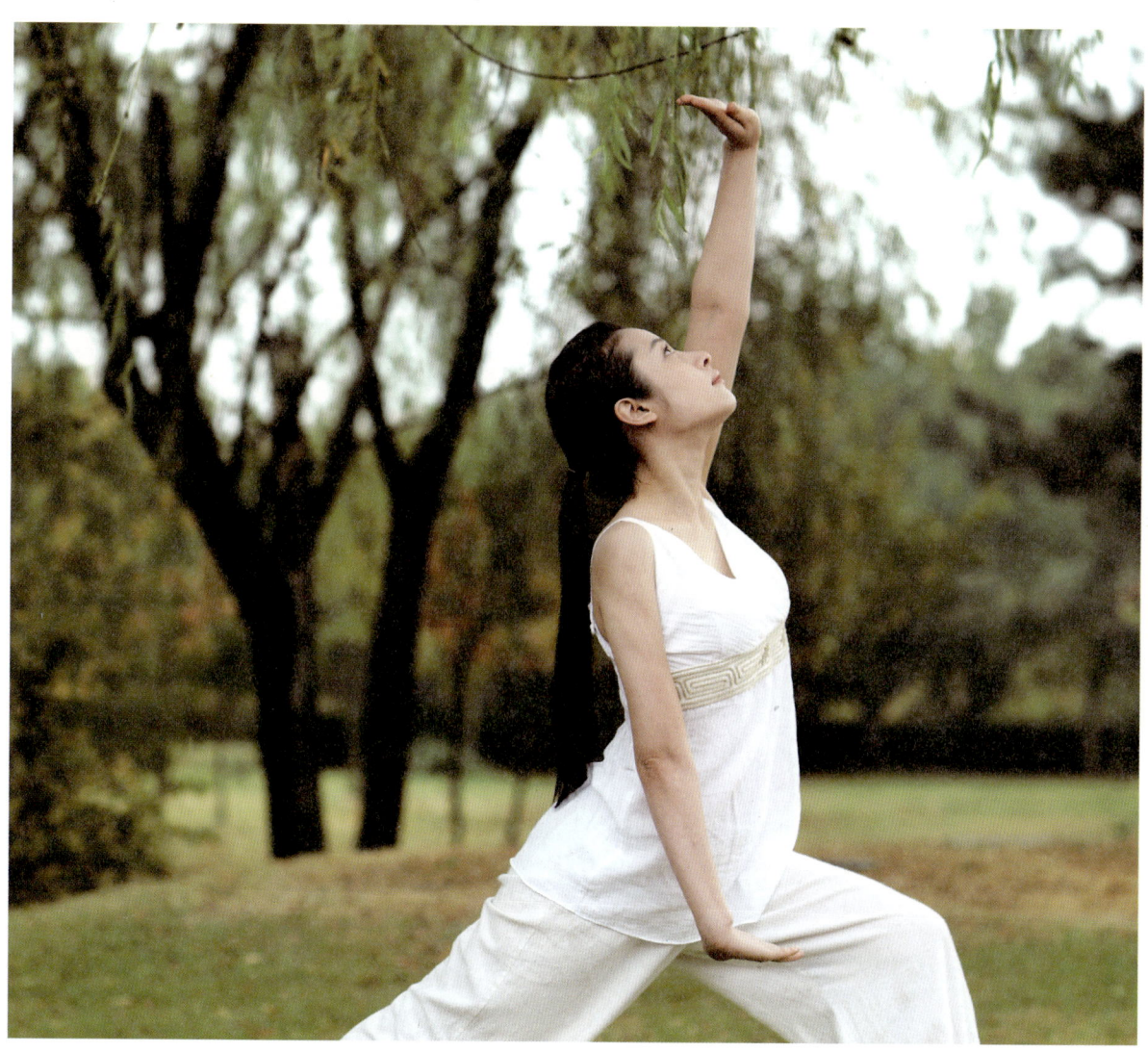

몸의 기운을 조절하는 움직이는 선

1 두 발을 붙이고 합장을 하여 마음을 고요히 한다.
2 두 발을 어깨 넓이의 두 배로 벌려 주고 두 손바닥이 아래를 향하도록 하여 좌우로 넓게 뻗는다.
3 숨을 들이쉬면서 왼손은 아랫배 앞에서 손바닥이 위를 향하도록 하고
  오른손은 머리 위에서 손바닥이 밑을 향하도록 하여 자연스럽게 둥그런 원을 만든다.
  동시에 무릎을 자연스럽게 구부린다.
4 숨을 내쉬면서 무릎을 피고 왼손은 허벅지 옆에서 땅을 누르고 오른손은 뒤집어 하늘을 힘껏 떠받친다.
  이때 시선은 하늘을 향하도록 한다.
5 숨을 들이쉬면서 좌우를 바꿔 3과 같은 자세를 취한다(무릎을 구부리고 오른손은 내리고 왼손은 올리기).
  좌우 번갈아 가면서 6회 반복 실시한다.

✳✳✳
몸속에서 음양의 기운이 조율되도록 의식을 집중한다.
무릎을 구부리고 펴줄 때 호흡과 동작에 조화와 균형이 이루어지도록 한다.

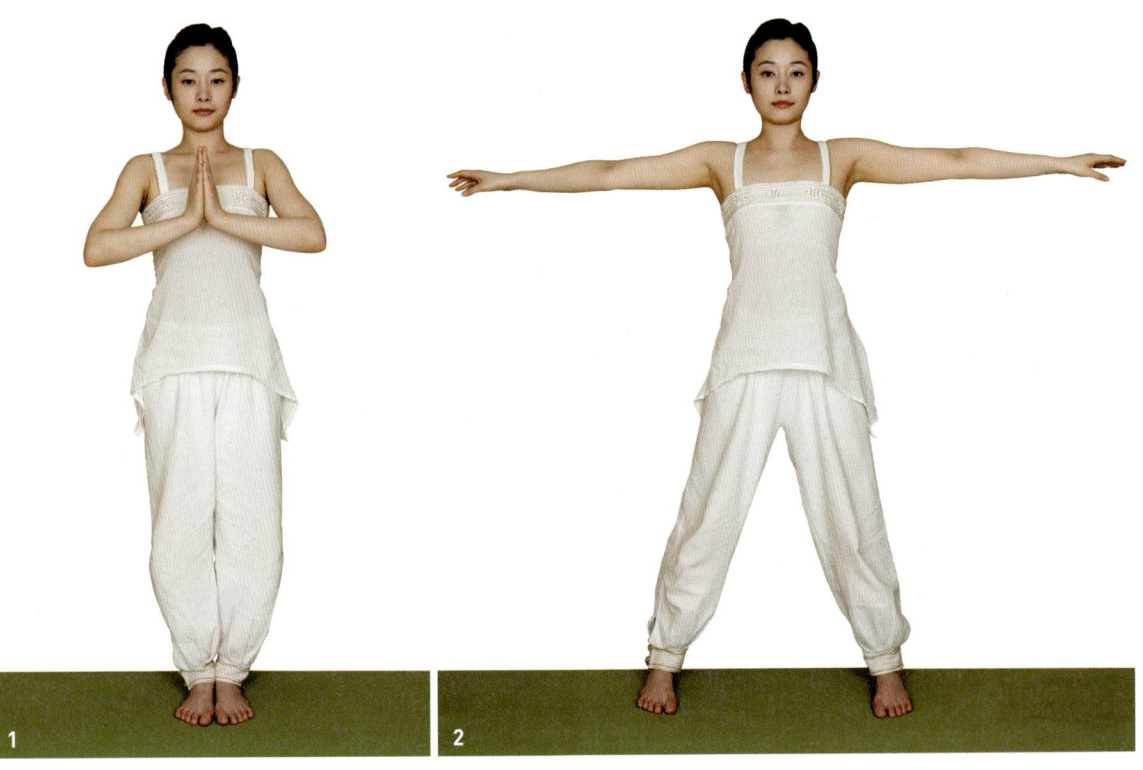

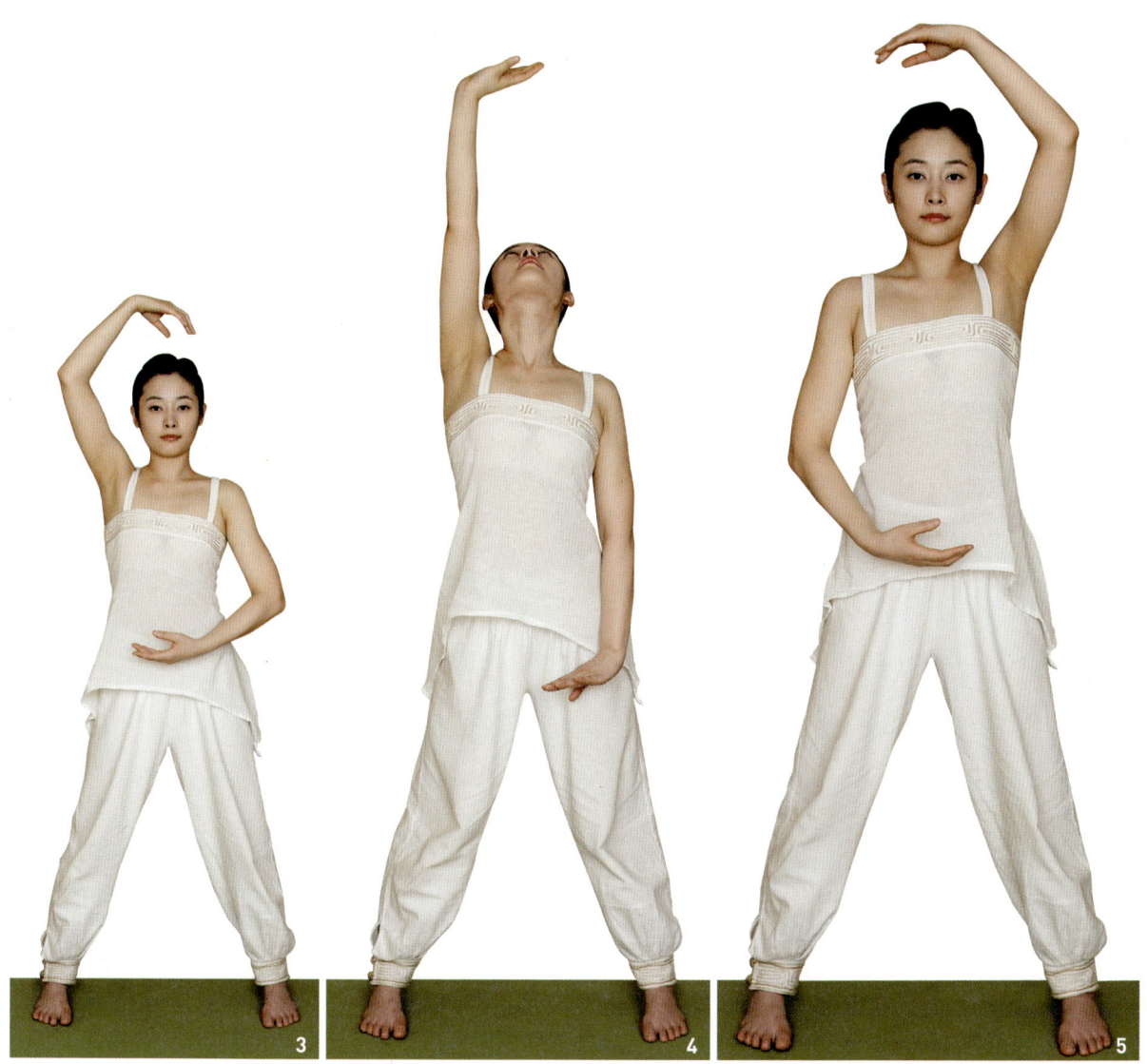

다리의 힘을 길러 내장의 활력을 주는 자세

1 두 발을 붙이고 합장을 하며 마음을 고요히 한다.
2 두 발을 넓게 벌리고 두 손바닥이 바닥을 향하도록 하여 좌우로 뻗는다.
3 숨을 들이쉬면서 왼 무릎을 구부려 몸을 왼쪽으로 옮기고
  두 손바닥을 왼쪽 귀 앞에서 X자로 포갠다. 이때 시선은 오른쪽을 향한다.
4 숨을 내쉬면서 상체를 왼쪽 방향으로 돌려 오른손으로는 땅을 누르고
  오른손으로는 하늘을 떠받친다. 이때 시선은 하늘을 향하도록 한다.
5 숨을 들이쉬면서 오른쪽으로 방향을 바꾸어 3 의 자세를 취하면서
  같은 방법으로 실시한다.

✱ ✱ ✱ ✱
자세가 흐트러지지 않도록 균형을 유지한다.
하늘을 떠받칠 때 시선은 하늘을 향하고 몸은 바르게 펴도록 한다.

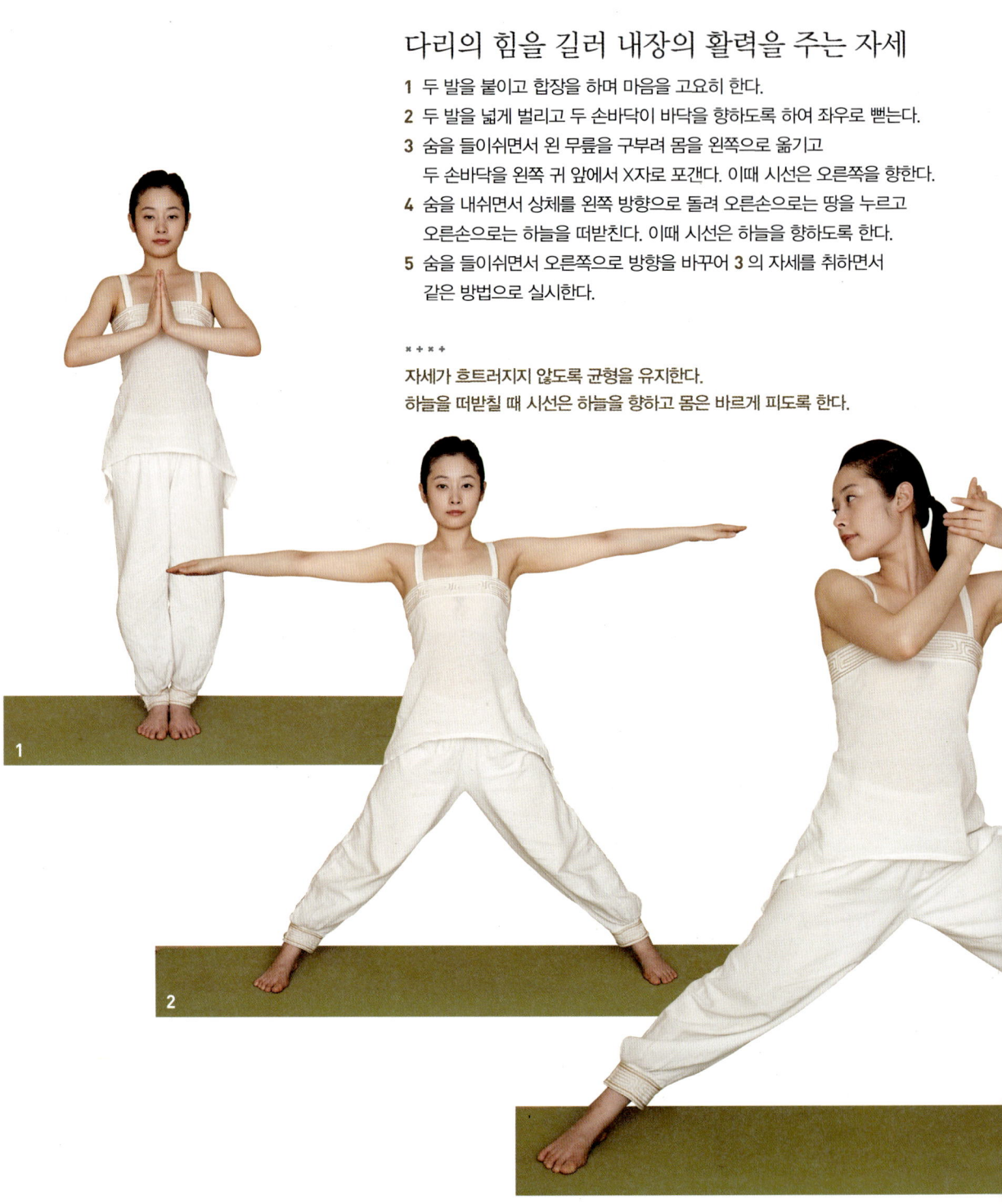

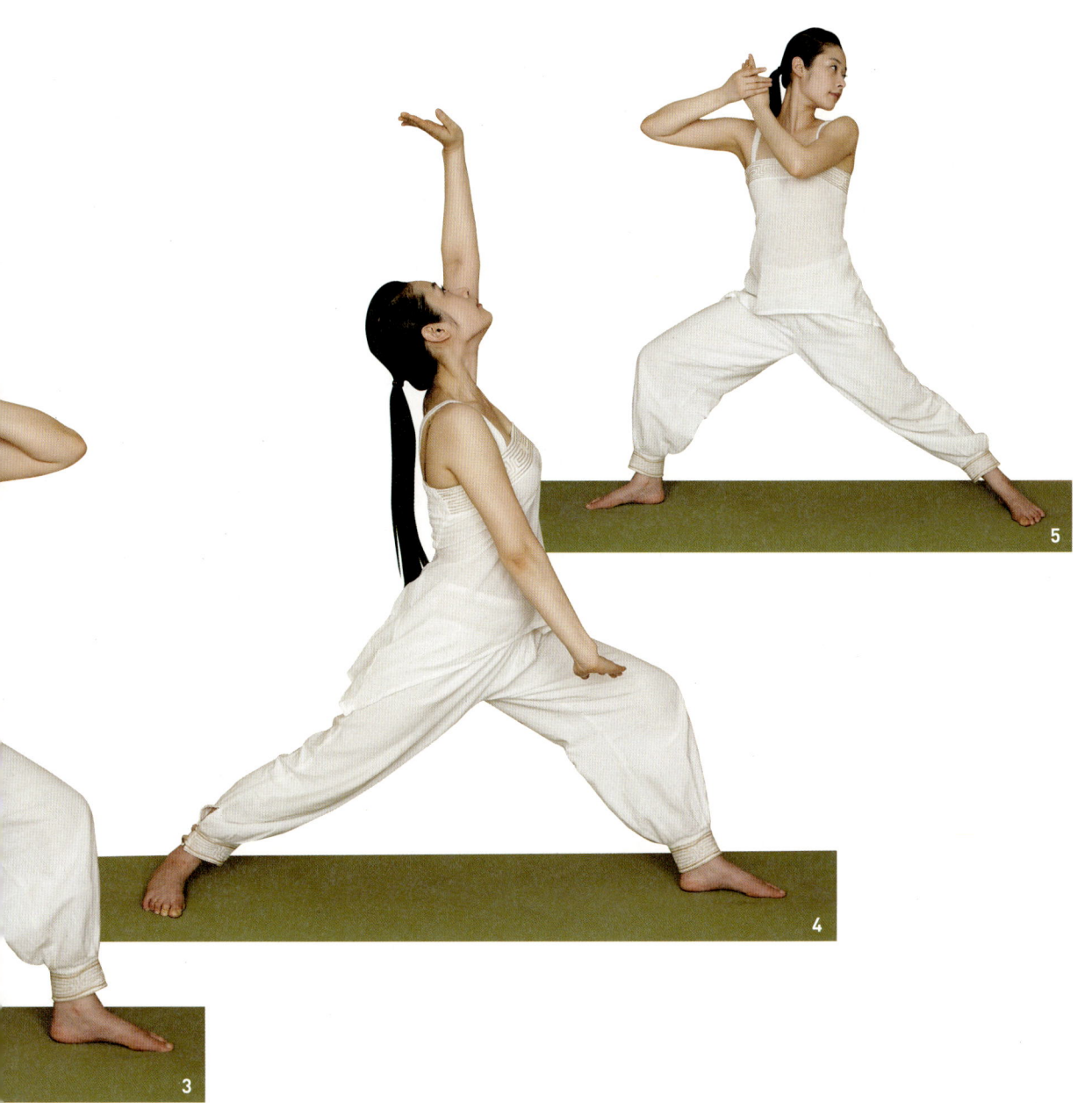

믿고 살 수 있는 친환경 매장

현재 국내 친환경 농산물의 인증은 국립농산물품질관리원에서 '저농약', '무농약', '전환기', '유기농' 네 종류로 구분하여 시행하고 있다. 저농약이란 유기합성농약과 화학비료는 기준 사용량의 2분의 1을 사용하되 제초제는 전혀 사용하지 않고 재배한 것을 말하며, 무농약이란 화학비료는 기준량의 3분의 1을 사용하되 유기합성농약과 제초제를 사용하지 않고 재배한 것을 말한다. 전환기란 무농약 재배를 시작한 후 유기농 인증을 받기 전까지 이행 기간 중 재배한 것을 말하고, 유기농이란 일정 기간 화학비료와 유기합성농약을 사용하지 않고 재배한 것으로 식품첨가물을 넣지 않고 유전자조작 식품이 아닌 것을 말한다. 이러한 상품을 파는 친환경 매장으로는 어떤 곳이 있는지 정리해 보았다.

● 생활협동조합

소비자가 조합원으로 가입하여 함께 운영하는 형태로 일정 출자금과 조합비를 납부해야 이용할 수 있다. 대부분 인터넷으로 주문할 수 있고 일주일에 1회 배송되므로 홈페이지를 참고한다. 곡물, 채소, 과일, 축산물, 장·양념 반찬 등의 기본 품목은 모든 생협이 비슷하지만 가공식품이나 생활용품 등은 생협마다 조금씩 다르다.

한살림
02-3498-3600 www.hansalim.or.kr

한살림은 한 집에서 살림하듯 더불어 살자는 뜻. 가입비 3천 원과 출자금 3만 원을 내고 조합원으로 가입하면 제품을 구입할 수 있다. 100퍼센트 국내산을 판매하는 것을 원칙으로 한다. 생명, 생태, 공동체를 가치로 한살림 운동을 전개한다.

- **매장** 서울·경기 11곳, 기타 지역 14곳
- **방법** 지역생협 조합원으로 가입한 뒤 출자금과 가입비 납부(지역마다 회원 가입 절차가 약간씩 다름)
- **배송** 지역매장별 주 1회 공급(주문 마감일 제도)
- **품목** 기본 품목 + 두부·어묵·묵 / 수산·건어물 / 떡·빵·잼 / 면·만두·피자 / 건강식품·꿀 / 차·음료·유제품 / 과자·빙과 / 화장품 / 생활용품

한국생협연대
1577-0178 www.icoop.or.kr

지역주민운동으로 출발한 부평생협을 모태로 1997년 경인지역생협연대를 출범한 뒤 현재 한국생협연구소를 비롯해 지역생협활동을 지원하기 위한 생협연합회와 유기농 도매시장을 운영한다.

- **매장** 서울 8곳, 경기 16곳, 기타 지역 41곳
- **방법** 지역생협 조합원으로 가입한 뒤 출자금과 조합비 납부(지역마다 조합비와 가입 절차가 약간씩 다름)
- **배송** 날마다 오후 11시 주문 마감 뒤 3일 내 배송
- **품목** 기본 품목 + 신선 가공식품 + 차 / 음료 / 수산물 / 건재 / 간식거리 / 건강식품 / 면·만두 / 친환경생활용품

두레생협연합회
02-3283-7290 www.dure.coop

'생협수도권연합회'를 모태로 출발. 2004년 '지역생명운동'이라는 새로운 정체성을 확립하고 '두레생협'으로 개칭했다. 생산이력시스템을 갖추고 있어 각 상품의 생산지, 생산자, 생산과정을 확인할 수 있다.

- **매장** 서울 12곳, 경기 29곳
- **방법** 지역생협에 가입한 뒤 출자금과 가입비 납부
- **배송** 지역 매장별 주 1회 공급(주문 마감일 제도)
- **품목** 기본 품목 + 가공식품 / 일일식품 / 차·음료 / 건강식품 / 생활용품 / 여름 기획 / 수산·건어물

정농생협
02-404-6247 www.jungnong.com

농민들의 모임인 정농회가 기반이 되어 운영되는 생활협동조합. 우리나라 조직적 유기농법 실천의 첫 출발점. 기존 4단계 인증을 넘어 물품에 따라 6~8단계로 기준 설정(비닐 멀칭, 퇴비의 질, 질산염, 종자, 경력 등을 종합적으로 고려)

- **매장** 서울 5곳
- **방법** 조합원으로 가입한 뒤 출자금과 가입비 납부(기본 교육 이수해야 함)
- **배송** 주 3회 공급(주문 마감일 제도)
- **품목** 기본 품목 + 두부·어묵 / 면·간식 / 가루음식·떡국 / 차·음료 / 건강보조식품 / 생활용품 / 화장품 / 천연염색 / 수산·건어물

콩세알을 심는 농부(풀무생협)
070-7764-9283 www.kongseal.com

6백여 명의 친환경 생산자가 주축이 되어 만든 온라인 유기농 유통매장. 오프라인 매장은 없다. 일반회원으로 가입한 뒤 이용할 수 있다. 생산지가 홍성군 홍동면 일대에 밀집되어 있다.

- **매장** 없음
- **방법** 일반회원으로 가입한 뒤 이용 가능
- **배송** 당일 오후 10시까지 입금 확인 뒤 2일 내 배송
- **품목** 기본 품목 + 가루식품 / 간식 / 면 / 차·음료 / 건강식품 / 환경생활용품

여성민우회생협
02-581-1675 www.minwoocoop.or.kr

한국여성민우회가 주체로 농업·환경·지역 살리기 활동을 펼쳐 왔다. 지역주민과 조합원을 대상으로 환경, 친환경 소비, 식품안전, 요리, 건강 등 강좌와 생산지 견학 및 요리, 노래, 책읽기, 영화, 생태목공 등 소모임, 생산자 1일 점장제, 여성생산자, 소비자 교류회 등을 운영한다.

- **매장** 서울·경기 12곳, 기타 지역 1곳
- **방법** 조합원으로 가입한 후 출자금과 가입비 납부
- **배송** 주 1회 공급(주문 마감일 제도)
- **품목** 기본 품목 + 우리밀제품 / 건강식품 / 환경생활용품 / 수산·건어물 / 차·음료

인드라망생협
02-576-1882 www.budcoop.com

도농 공동체운동을 통한 도시와 농촌의 친환경농산물 직거래를 구상하고 불교귀농학교를 수료한 동문들이 전국 각지에서 생산한 생산물을 공급한다.

- **매장** 전국 사찰 4곳
- **방법** 조합원으로 가입한 뒤 출자금과 가입비 납부
- **배송** 월요일 주문 마감 / 매주 목요일 발송
- **품목** 기본 품목 + 일일식품 / 간식 / 친환경생활용품 / 수산물 / 우리밀제품 / 건강식품

예장생협
02) 426-5801, 5803~4 www.yj-coop.or.kr

농촌과 도시, 자연과 인간이 함께 더불어 살아가는 건강한 세상을 이루기 위해 도시와 농촌의 크리스찬들이 손을 잡고 만든 생명공동체이다. 생활재를 받기 3일 전 오후 6시까지 인터넷이나 전화로 주문하면 지역별로 편성된 공급요일에 배송된다.

- **매장** 없음
- **방법** 조합원으로 가입한 뒤 출자금 납부
- **배송** 주 1회 공급(서울 및 수도권), 지방은 택배
- **품목** 기본 품목 + 신선식품 / 일반 가공품 / 수산물생선류 / 생활용품 / 여름생활재 / 선물용생활재 / 급식용

내 몸을 자연으로 되돌리는
참 쉬운 느림요가 30분

펴낸날	초판 1쇄 2009년 10월 5일
	초판 4쇄 2018년 3월 2일

지은이	송태영
펴낸이	심만수
펴낸곳	(주)살림출판사
출판등록	1989년 11월 1일 제9-210호

주소	경기도 파주시 광인사길 30
전화	031-955-1350 팩스 031-624-1356
홈페이지	http://www.sallimbooks.com
이메일	book@sallimbooks.com

ISBN 978-89-522-1265-8 13590

살림Life는 (주)살림출판사의 취미, 실용 브랜드입니다.

※ 저자와의 협의에 의해 인지를 생략합니다.
※ 잘못 만들어진 책은 구입하신 서점에서 바꾸어 드립니다.